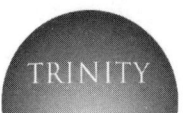

TRINITY

Monika Müller

Tantrisches Bewusstsein

Sexualität als Weg zu Heilung,
Ganzheit und Transformation

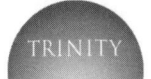

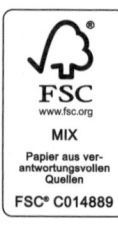

© 2011 Trinity Verlag in der Scorpio Verlag
GmbH & Co. KG, Berlin · München
Umschlaggestaltung und Motiv: David Hauptmann,
Hauptmann & Kompanie Werbeagentur, Zürich
Illustrationen im Innenteil: Gisela Rüger
Satz: BuchHaus Robert Gigler, München
Druck und Bindung: Pustet, Regensburg
ISBN 978-3-941837-23-2
Alle Rechte vorbehalten.

www.trinity-verlag.de

Inhalt

Der theoretische Hintergrund des hinduistischen Tantra 63

Die bewusst tantrische Beziehung

Transformation in eine ganzheitliche Welt

Anhang

Einleitung

Sie haben bereits gelegentlich einmal von Tantra gehört und können sich vorstellen, dass hierin eine Möglichkeit liegt, Ihrem Leben eine neue Richtung zu geben? Sie fühlen sich vielleicht auch in Ihrer Sexualität aus dem Gleichgewicht geraten und wissen nicht so recht, wie Sie damit umgehen sollen?

Oder Sie wissen bislang nur wenig über Tantra, empfinden aber eine grundlegende Unstimmigkeit und suchen nach neuen Wegen für Ihr Leben? Dann gehören Sie zu den Menschen, die spüren, dass wir auf dem Weg in ein neues Zeitalter sind – ein Zeitalter der Liebe und der Vollendung eines selbstbestimmten Lebens in einem freien Geist. Dann sind Sie bereit für den tantrischen Weg des Lebens.

Tantra!

Viele Menschen wissen oder spüren, dass wir am Beginn eines neuen Zeitalters stehen. Das erkennen wir nicht zuletzt daran, dass heute viel mehr Menschen reif sind, den »tantrischen Weg« zu gehen. In den letzten 30 Jahren meines Lebens habe ich eine Vielzahl unkonventioneller Lebenserfahrungen machen können, die mir genau dieses bestätigt haben. Die Notwendigkeit, von der alten Lebensweise des Tantra zu lernen und ihr Wissen und ihre Weisheit dem Leben unserer heutigen Welt anzupassen, scheint größer zu sein denn je. Aber warum ist das so?

Die in unserer westlichen Welt gelebte Spaltung von Körper und Geist hat unseren Kopf zum »großen Diktator« unseres Körpers werden lassen. Das hat uns eine Vielzahl von Krankheiten und letztlich tiefe Ängste beschert. Doch darüber hinaus haben wir auch unser Zuhause, den Planeten Erde, völlig ausgebeutet: Und das schafft Grund genug, noch mehr Angst zu haben! Zudem haben wir unsere Intelligenz auf den Intellekt und unsere Wahrnehmungen auf vorrangig *einen* unserer fünf Sinne, den Gesichtssinn, beschränkt. Unsere Sexualität hat sich dadurch noch weiter eingeschränkt; Pornografie ist eine logische Folge davon.

Wir haben uns in unserem westlichen Leben sehr weit von unserem eigentlichen Wesen entfernt. Die meisten Menschen wissen gar nicht, wer sie sind. So ist – neben dem alltäglichen Funktionieren – die Frage nach der eigenen Identität, nach einer persönlichen Wichtigkeit und nach einer sozial anerkannten Rolle zur zentralen Lebensaufgabe geworden. Auf der Suche danach, wer wir wirklich sind, gehen wir viele Irrwege, besonders in dem Bereich des Lebens, mit dem wir die meisten tiefen Wünsche und Sehnsüchte verbinden. Doch Irrwege gehören dazu und geben Hoffnung. Das zeigen uns tantrische Einsichten. So zitiert zum Beispiel der anerkannte indische Tantriker Bhattacharya seine Lehrerin: »Eine Perversion hat immer eine korrekte Version!« Tantra versteht den Menschen als ein multidimensionales Wesen; Irrwege wurden dabei immer als Chance verstanden, durch sie den richtigen Weg zu finden. Somit waren Fehler keineswegs schlimm. Sie waren sogar willkommen, um in der Reflexion darüber dem wirklichen Weg des Selbst näherkommen zu können.

Doch was bedeutet der tantrische Weg?

Der Begriff »Tantra« entstammt der altindischen Sprache des Sanskrit und bedeutet »Erweiterung«, »die Essenz des Lebens leben«, »Vereinigung der Gegensätze« »(ineinander) verweben«. Dieser Begriff beinhaltet den Charakter von Weite sowie Einheit. Dem Sankrit liegt, ganz im Gegensatz zu den westlichen Sprachen, die praktisch gelebte Philosophie der Einheit zugrunde. Das macht es unmöglich, den Begriff Tantra eindeutig in eine unserer westlichen Sprachen zu übersetzen. Denn deren philosophische Grundlagen liegen in Dualität, Aufspaltung und Analyse des Bestehenden.

Den tantrischen Weg zu gehen bedeutet also, im Leben durch die eigene Lebensenergie mit der Energie von allem Lebendigen verwoben zu sein – und natürlich ganz besonders mit jenem oder mit jenen Menschen, mit dem oder denen wir uns zutiefst verbunden fühlen. Wie Sie Ihre eigene Lebensenergie ausfindig machen und bewusst leben können, das erfahren Sie in diesem Buch.

Während bis vor nicht allzu langer Zeit die Führung eines Gurus, eines Yogis oder einer Yogini die einzige Möglichkeit war, auf einen tantrischen Lebensweg zu gelangen, ist dies heute dank zahlloser Webseiten und Tantra-Zentren auf der ganzen Welt vielen Menschen – bei echter Überzeugung – möglich. Sie müssen sich heute auf der Suche nach bewusst gelebter Einheit mit der universellen Energie nicht mehr völlig aus Ihrem bisherigen Umfeld entwurzeln. Damit besteht auch nicht mehr – so wie früher – die Schwierigkeit, sich nach der Rückkehr in den ursprünglichen Lebensbereich wieder zurechtzufinden. Sie können Ihr Leben im Hier und Jetzt auf einen sinnstiftenden Weg führen.

Fünf Fähigkeiten für einen tantrischen Lebensweg

Jeder kann die Essenz oder Wesenheit des Lebens – Tantra – leben, wenn er entschlossen dazu ist. Grundlegend für den tantrischen Lebensweg sind dabei fünf Fähigkeiten:

» Willenskraft,
» Mut,
» Liebe zum Leben,
» Humor,
» Vertrauen.

Jeder von uns hat diese Kräfte in sich; allerdings sind sie den meisten nicht oder nur schwer zugänglich. Natürlich ist es einfacher, den »tantrischen Weg« einzuschlagen, wenn diese Eigenschaften bereits bewusst gelebt werden, doch nur wenige sind schon so weit. Doch wo immer Sie sich auf diesem Weg befinden: Sie können sicher sein, dass jeder Schritt, den Sie zur Weiterentwicklung einer dieser Fähigkeiten unternehmen, es Ihnen ermöglicht, diese fünf ineinander verwobenen Talente in sich wachzurufen.

Willenskraft verbinden wir oft mit dem Tun unangenehmer Dinge. Sie sind notwendig, um ein als notwendig erachtetes Ziel zu erreichen. Doch eine solche Überwindung ist keineswegs Bestandteil von Tantra. Eine Willenskraft, die Sie innerlich – »vom Bauch heraus« – antreibt, ist etwas ganz anderes. Sie ermöglicht Ihnen, mit universeller Energie in Berührung zu kommen. Sie stattet Sie mit der nötigen Ausdauer und Beharrlichkeit aus, um letztlich Freude und die Schönheit des Lebens genießen zu können. Und darum geht es im Tantra: von Freude erfüllt zu sein! Dann wird das Leben zu einem kosmischen Fest.

Damit Sie diese positive Willenskraft zur Grundlage Ihrer Handlungen machen können, werden Sie *Mut* brauchen. Besonders wenn Freunde und Familie in bester Absicht versuchen, uns in ihre Welt einzuschließen, bedeutet es ein Wagnis, den inneren Meister zu suchen, anstatt Modeströmungen zu folgen oder dem Überfluss von Waren und Dienstleistungen zum Opfer zu fallen. Der tantrische Pfad führt zuallererst nach innen, und es geht nicht ohne Mut, diesem ureigenen Weg zu folgen.

Um diesen eigenen Weg zu finden, stellen Sie sich an entscheidenden Punkten der Wahl vor, kurz vor dem Tod zu stehen und auf das Leben zurückzublicken. Dann stellt sich die Frage: Was müssen Sie im Rückblick auf Ihr Leben – bezüglich dieser Entscheidung – gelebt haben, um dieses Leben auf der Erde loslassen können? Dies ist eine der besten Entscheidungshilfen, wenn nicht die beste, die ich kenne.

Wenn Sie sich die Zeit genommen haben, Ihre Vergangenheit zu reflektieren, so haben Sie sicherlich verstanden, wie wichtig es ist, Schmerz loszulassen und sich von dem »verwundeten Kind« in sich selbst zu befreien. Mut sowie beständige

Wachsamkeit in der Gegenwart helfen Ihnen, mit Ihrer Vergangenheit umzugehen. Selbstbeobachtung, gepaart mit dieser Wachsamkeit, lässt Sie sich selbst und Ihren inneren Meister, der Ihnen immer häufiger in Form einer klaren inneren Stimme begegnet, kennenlernen.

Ihr inneres Selbst leistet Ihnen in diesem Befreiungsprozess Unterstützung. Zuerst wird es schwierig sein, zwischen Ihrem wirklichen inneren Selbst und all den anderen Stimmen, die über Jahre hinweg einen ständigen inneren Dialog geformt haben, zu unterscheiden. Diese fremden Stimmen sind ein Konglomerat von Meinungen und Wertsystemen, die uns von den Eltern, Lehrern, aber auch von Gleichaltrigen und Freunden auferlegt worden sind. Sie haben einen tief greifenden Einfluss, dessen wir uns kaum bewusst sind. Oft haben sie die eigene Stimme weitgehend verstummen oder leise werden lassen. Doch nun werden Sie diese wesentlich öfter klar wahrnehmen können.

Sobald Sie mithilfe Ihres inneren Selbst begonnen haben, die Erfahrung neuer und vielleicht zunehmend konstruktiver Wege im Umgang mit Problemen zu erleben, hilft Ihnen die dabei entstehende Neugierde, Ihr »freies inneres Kind« zu finden. Dessen spontanes Erleben erleichtert es bedeutend, die sozialgesellschaftliche Anpassung, die Sie in Ihrer Kindheit erfahren haben, zu hinterfragen und loszulassen. Der Mut, zu *sein*, eröffnet Ihnen den Zugang zu Ihrem »freien inneren Kind«, das keineswegs ein kleiner Dummkopf, sondern ein sehr kreatives Wesen ist. Wenn Sie Ihr eigenes Selbst mit dieser ureigenen Kreativität leben – und nicht ein verwirrtes und verwirrendes Bild von sich selbst –, stimuliert dies wiederum Ihren eigenen

Willen und stärkt Ihre Bereitschaft, diesem Weg zu folgen. Die Weisheit Ihres »inneren freien Kindes« lässt Sie Ihre Liebe zum Leben entdecken, auch wenn sie noch so verborgen war.

In dieser Liebe zum Leben ist der Wunsch, die Essenz des Lebens zu leben, auf natürliche Weise verwurzelt. Wenn Sie nun Ihrem inneren freien Kind erlauben, Ihre Lebensliebe zu erwecken, wird Kreativität zum natürlichen Zustand. Lassen Sie Ihr inneres freies Kind mit seiner unbekümmerten und unbegrenzten Neugierde spielen und entdecken Sie so das Leben! Haben Sie erlebt, wie kleine Kinder diese Entdeckungsreise beginnen? Sie spielen erst einmal mit dem, was ihnen am nächsten ist: ihrem Körper. Haben Sie schon einmal darüber nachgedacht, dass das Sexualorgan Ihres Körpers das einzige Organ ist, dessen Funktion Kreativität ist?

Dieses freie Spiel, frei von den Resten der alten Unterdrückung des wunderbaren »Tempels« unseres Spirits – eine der tantrischen Bezeichnungen für Körper – wird Sie darin unterstützen, Schwere, Stagnation und Wiederholungen alter schmerzlicher Gefühle durch Leichtigkeit, Freude und Lachen zu ersetzen. Sie werden beginnen, die Welt in einem »anderen Licht« wahrzunehmen. Dank dieser Liebe und dem damit verbundenen Respekt gegenüber dem Leben kommt es Ihnen dann gar nicht in den Sinn, eine andere Person besitzen zu wollen, so wie es in heutigen Liebesbeziehungen in der Regel der Fall ist. Stattdessen wird sich Ihre Liebe öffnen, universell werden und mehr Energie ausstrahlen. Sobald Sie diese Stufe erreicht haben, erblüht in Ihnen die volle Wertschätzung des Lebens. Und Ihre soziale Umwelt wird entsprechend auf Sie reagieren!

Ohne Optimismus ist kein Ziel erreichbar. Da Sie nun

durch das Wiederfinden Ihres inneren freien Kindes den Licht-
blick der Leichtigkeit in Ihrem Leben bekommen haben, wird
Humor die Luft erfüllen. Sie empfinden eine Art tiefes Lebens-
Lachen. Es macht Sie fähig, über sich selbst und über so manche komische Situation, die Sie in Ihrem Leben manchmal auch
selbst erzeugt haben und wegen derer Sie sich vielleicht sogar
geschämt haben, zu lachen. Es eröffnen sich Ihnen dadurch
neue Dimensionen. Es wird einfacher, sich selbst zu beobachten, die eigenen Handlungen zu betrachten und weitere Veränderungen vorzunehmen. Der strenge Ernst Ihres bisherigen
Lebens weicht der überraschenden Einsicht, wie genau vergan-
gene und gegenwärtige Umstände wohlverwoben ineinander-
passen. Sie erkennen, wie Sie zu bestimmten Zeiten bestimmte
Rollen, wie in einer Art »Theater«, angenommen und gespielt
haben, so, wie es von Ihnen erwartet wurde – und dies, obwohl
Sie es gar nicht wollten.

Den Lauf Ihres Lebens betrachtend wird das Zusammenspiel des Gesamten in einer Art Überblick offensichtlich – und
ebenso seine Logik. Wenn Sie an diesem Punkt nicht in Lachen
ausbrechen, mögen endlose Tränen der Erleichterung Sie befreien. Sie erkennen jetzt, dass Sie jederzeit bewusst entscheiden können, ob Sie eine Rolle annehmen oder ablehnen, ob Sie
eine Handlung tun wollen oder nicht. Sie sehen nun auch die
große Linie des Lebensplans Ihres Spirits und können dementsprechend Ihr aktuelles Leben mehr und mehr umstellen. Und
vielleicht wundern Sie sich, warum es so lange gedauert hat, bis
Sie hier angekommen sind.

Ohne *Vertrauen* kann die Reise ins Unbekannte nicht unternommen werden. Zumindest ein Stück Vertrauen in die Kraft

des Lebens musste bereits in Ihnen vorhanden sein, als Ihr
Wunsch nach einer Verbesserung Ihres Lebens entstand. Jetzt
haben Sie entdeckt, dass Sie der Ihnen ursprünglich geschenk-
ten Lebenskraft vertrauen können. Das schafft Beruhigung. Ihre Atmung ist tiefer geworden und fließt bis in Ihr Zentrum. Sie
wissen nicht, wie es geschehen ist, aber Sie sind sich jetzt der
enormen Energie in Ihrer Mitte stärker bewusst. Sie nehmen
auch immer deutlicher wahr, wann die Energie für Ihre Handlungen aus Ihrer inneren Mitte, aus Ihrem Bauch, kommt – und
wann nicht. Der Satz, »Tantra bedeutet, die Wesenheit des
Lebens zu leben«, nimmt für Sie allmählich eine persönliche
Bedeutung an.

Tantra bedeutet,
die Wesenheit des Lebens zu leben

Auch Ihre Wahrnehmungsfähigkeit menschlicher Kommunikation wandelt sich. Schwingungen und deren Wellenlängen, die
menschliche Kommunikationsformen mitliefern, waren Ihnen
bislang nicht bewusst, auch wenn Sie gefühlsmäßig unbewusst
darauf reagiert hatten und oft nicht verstehen konnten, was
denn eigentlich »Sache« war. Sie werden immer aufmerksamer
gegenüber dem, was in Worten mitschwingt. Ihr vertieftes Erleben macht Ihnen allmählich bewusst, wie oft gehörte oder ge-
lesene Worte »leer« sind. An die Stelle Ihrer früheren Abhängigkeit von Worten und des Sich-Verlassens auf die verbale
Sprache tritt mehr und mehr das Vertrauen in Ihre zunehmende Fähigkeit, fühlbare Vibrationen richtig wahrzunehmen und
zu deuten.

Lange Zeit vor dieser Einsicht sind Ihnen bereits die Medien, wie z. B. das Fernsehen, viel weniger wichtig geworden. Sie mögen sie sogar als Hindernis empfinden. Vermutlich haben Sie das Fernsehen sogar des Öfteren verärgert abgeschaltet und sehen letztes Endes nur noch sorgsam ausgewählte Sendungen. Sie haben gelernt, die »Spreu vom Weizen« zu trennen.

Mittlerweile ist es für Ihr Ego sicherer geworden, Grenzen zu überschreiten und den Weg zu Ihrem ureigenen Selbst zu finden. Dieser Prozess vollzieht sich in Ihrem Inneren, ohne dass er von der Mehrheit der Menschen in Ihrem Umkreis wahrgenommen wird. Sie können bei Ihren Gedanken und Handlungen nun entscheiden, ob sie aus Ihrem Ego und/oder aus Ihrem wahren Selbst kommen. Je mehr Sie sich auf die »wahre Materialität Ihres Lebens«, Ihren Körper, eingelassen haben, desto tiefgreifender spüren Sie, wie wenig Ihr Ego, das Ihnen lediglich erlaubt, sich von anderen abzugrenzen, mit Ihrem Selbst zu tun hat. Sie haben im Prozess der Selbstfindung ein tief natürliches Selbstvertrauen entwickelt, das eine grundlegende Befriedigung mit dem Leben an sich hervorbringt. Es erlaubt Ihnen ganz selbstverständlich, insgesamt mitfühlender zu sein.

Niemand kann durch einen so tief greifend lebensverändernden Prozess hasten. Gestehen Sie sich zu, diese außergewöhnliche Reise, die Sie in Ihrem Leben nur ein Mal machen und bei der Sie unterwegs gar nicht wissen, wo Sie sich gerade befinden, zu genießen. Lachen Sie inmitten all der Tränen der Befreiung. Lernen Sie wertzuschätzen, was Sie tun. Sie sind auf einem Weg, der keineswegs alltäglich ist und der sich uns gerade in unserer gegenwärtigen Zeit bietet. Er bedeutet eine komplette Transformation Ihres Da-Seins.

Keiner kennt am Beginn eines Weges alle Wegstrecken! Sie haben bislang schon viele dieser Strecken hinter sich gebracht, und nun geht's weiter. Sie besitzen bereits mehr von Ihrer ursprünglichen Lebensenergie und mehr Optimismus. Während die ersten fünf Fähigkeiten in Ihnen wieder lebendig wurden, wuchsen Selbstannahme und Selbstliebe und schenkten Ihnen ein gesundes Selbstwertgefühl. Sie brauchen nun keine sozialen Masken mehr aufzusetzen, um von anderen und generell von der Außenwelt akzeptiert zu werden. Sie sind mit sich selbst viel mehr in Einklang. Das macht Sie im Wesentlichen unabhängig von Außenbestätigung.

Sich dem Fluss des Lebens hingeben

Sie sind nun dort angelangt, wo die Bereitschaft, sich dem Fluss des Lebens hinzugeben, allmählich selbstverständlich wird.

Sobald ein Mensch ernsthaft gewillt ist, sich dem Fluss des Lebens hinzugeben, stellte sich in der Regel bald eine Situation im Leben ein, in der er ein absolutes Loslassen erfährt. Ein solches »Nicht-mehr-anders-Können«, als komplett loszulassen und mit dem Fluss des Lebens zu fließen, kommt gewöhnlich in einer Situation auf, die nicht vorhersehbar war oder völlig anders verlief als geplant. Es ist gleichsam so, als würden Sie »vom Fluss des Lebens gefunden«, auf den Sie sich einlassen und dem Sie sich hingeben können. Mit der Haltung: »Was weiß ich denn schon! Das Leben ist mit Sicherheit so viel mehr, als ich bis jetzt erfahren habe, schließlich leben Milliarden von Menschen anders als ich! Es gibt also sicherlich noch vieles, was mir zusagen könnte«, haben Sie eine Offenheit erreicht, die dem tantrischen Leben zugrunde liegt.

Hingabe in tantrischer Weise bedeutet ein Sich-Hinge-
ben an die größere Einheit, an das Universum und seine
– immer in Bewegung stehende – Energie, von der wir
ein Teil sind. Als Einheit in sich selbst – als Mikrokosmos – können wir Menschen, auch Sie, mit der Wahrnehmung unserer fünf Sinne energetisch über uns selbst
hinausgehen und in unserem Körper Wissen über den
Makrokosmos gewinnen.

Das griechische Wort Kosmos bedeutet übrigens zweierlei:
Universum und »alle Menschen«. Und das tantrische Wissen
umfasst beides. Hingabe bedeutet dann den bewussten und erweiterten Seins-Zustand, der von jener – materiellen – Illusion
freigeworden ist, dass unsere Körperhaut uns von allem anderen und allen anderen abgrenzt. Als Mikrokosmos im Makrokosmos zu leben ist selbstverständlich für einen Tantriker, der
kein Ende der Entdeckungsreise kennt. Die Kosmologie der
Maya-Indianer Zentralamerikas, die unsere Galaxie hauptsächlich durch ihren Körper erforscht haben, ist dementsprechend höchstentwickeltes Tantra.

Maithuna – Sexualiät in Einheit mit dem Universum

Auf diesem Niveau können Sie im tantrischen Sinne die große
»Vereinigung« mit einem anderen Mikrokosmos »Mensch« in
aller Tiefe – und Höhe – erfahren. Dies ist das sogenannte
Maithuna: die sexuell ausgedrückte Vereinigung eines Mannes
und einer Frau in Einheit mit dem Universum, eine Verwoben-

heit der Energien, bei der es keinen Anfang und kein Ende von sich selbst, dem anderen und dem Universum gibt.

Falls bislang erst einer der beiden Partner den Prozess, ein Mikrokosmos zu werden, durchlebt hat, werden beide Liebende in psychodramatische Interaktionen verwickelt werden. Diese psychodramatische Art der Kommunikation haben wir in der Vergangenheit unseres Lebens, gewöhnlich in der Familie, gelernt. Diese Interaktionen haben oft einen Urgrund in früheren Leben und stehen immer in Zusammenhang mit Karma, der Energie, die während dem Kreislauf der Wiedergeburten (Samsara) angesammelt worden ist. Die meisten Paarbeziehungen leben auf der Basis dieser ineinander verwobenen Psychodramen und halten die Partner zumindest in einer teilweisen Symbiose. Wirkliches Maithuna kann nur erreicht werden, wenn beide Partner, zumindest für diesen anhaltenden Moment, ihr Psychodrama verlassen haben.

Würden wir unsere weitgehend verschüttete Fähigkeit – als Mikrokosmos im Makrokosmos zu leben – an die Oberfläche bringen und neu beleben, könnten wir alles Wissen und alle Weisheit der Vergangenheit und ebenso der Zukunft abrufen, ohne auch nur ein Wort zu sprechen oder zu schreiben. Wir müssten nur aufmerksam auf unsere Körper hören; so könnte das unendliche Wissen unserer Zellen in unser Bewusstsein durchbrechen und wir könnten die Kapazität unseres Gehirns zusammen mit diesem Körperwissen angemessen gebrauchen. Denn nur drei Prozent unserer DNA werden von den Genen besetzt, über die verbleibenden 97 Prozent und ihre Funktion herrscht große wissenschaftliche Unklarheit. Als Heilerin, die die Zellerinnerung stimuliert, bin ich der Überzeugung, dass diese DNA mit aufbewahrtem Wissen aus mindestens drei Quellen angefüllt ist: mit Erfahrungen und Emotionen der bisherigen Lebensjahre, mit Wissen aus prä-dominanten früheren Lebenszeiten und mit Wissen aus Zeiten, die bis zur Ära der blaugrünen Algen auf unserem Planeten zurückgehen.

Unsere Sprache wird so oft missbraucht, dass sie uns vielfach von wahrem Wissen fernhält. Auch ich habe deshalb meine Gedanken lange nicht zu Papier gebracht. Mein Nahtoderlebnis im Februar 1979 hat in mir den Wunsch verstärkt, in einer Welt zu leben, in der Menschen imstande sind, ihre Sinne voll zu leben, sie auszukosten und durch sie zu lernen. Als Kind hatte ich eine leise Ahnung, dass wir alleinig mit dem Wissen und der Weisheit unseres Körpers leben könnten. Ich hatte immer das Gefühl, dass das Potenzial unseres Gehirns in Verbindung mit unseren körperlichen Sinnen die Oberflächlichkeit unserer Sprache verändern könnte.

Es dauerte geraume Zeit, bis ich zu sprachlichen Formen der Kommunikation zurückkehrte, nachdem ich durch eine lange Periode verfeinerten Bewusstseins und großer Klarheit – ohne Worte – gegangen war. Damals lebte ich 1984/85 ein Jahr lang zurückgezogen im Dschungel auf der Halbinsel Yucatán in Mexiko. Dieses esoterische »Denken« – frei von Worten –, das auf profunder Wahrnehmung der Sinne basiert, überraschte mich mit seiner Tiefe. Ich hatte damals keine Ahnung, dass das Kultivieren der fünf Sinne ein wichtiger Bestandteil des Tantra ist, um dadurch Energie von außen wahrnehmen zu können. Ich kannte damals nicht einmal den Begriff des Tantra.

Krankheit und Krieg: Folgen ungelebter Liebe

Das ganzheitliche Heilen, das ich in den letzten mehr als 25 Jahren in verschiedensten Kulturen praktiziert habe, öffnete mir die Augen für die Misere der Welt. Diese Erfahrungen demonstrieren in vollem Ausmaß, wie sehr Menschen an körperlich manifestierten Krankheiten leiden, die ihre Ursache im Mangel an oder in der Verformung bewusst gelebter Liebe haben. Dieser weitverbreitete Mangel an Liebe, der einen ungesunden Energiefluss in uns selbst und ein energetisches Ungleichgewicht in unserer Umgebung zur Folge hat, kann unseren Planeten vollständig zerstören. Wohl die allermeisten Menschen hatten niemals das Gefühl, wirklich eine »Materialisation von Liebe« zu sein und waren keineswegs auf der Erde willkommen.

Frauen, die jahrtausendelang als schwaches Geschlecht dem Mann und seinen Wünschen und Regeln untertan waren, haben über endlose Zeiten nur allzu oft Kinder geboren, die weder sie noch die Väter wollten. Männer und Frauen in der westlichen Welt haben nicht gelernt, den Ausdruck der Liebe zu kultivieren und Kinder als »Materialisation ihrer Liebe« bewusst in die Welt zu setzen. Stattdessen empfinden sogar heute noch Frauen manchmal Schuldgefühle für ihre Sexualität, während Männer nach wie vor das Problem haben, oft keinen Orgasmus empfinden zu können und äußerst schnell der »biologischen Falle« der raschen Ejakulation anheimzufallen. Kein Wunder also, dass so viele Menschen keine Liebe kennen und alles – vieles auch gegen sich selbst – tun, nur um ein bisschen geliebt zu werden.

Ganz im Gegensatz dazu bietet Tantra die Kultivierung einer lebenswerten Sexualität. Als Folge einer als wertvoll gelebten Sexualität werden »neue« Menschen bewusst in die Welt gesetzt. Das verwurzelt in dem neugeborenen Menschen großes Vertrauen in das Leben selbst. Menschen, die so gezeugt wurden, bilden andere, friedliche Gesellschaften – keine hasserfüllten Staaten, die ihre tief greifende kollektive Über-Lebensangst in der Ansammlung von Gütern auf kriegerische Weise zu verringern suchen.

Die Weisheit des weiblichen Körpers leben – auch Männer

Zuletzt möchte ich auf einen wichtigen Punkt aufmerksam machen, auf den in diesem Buch mehrmals verwiesen wird: Von der Biologie her betrachtet haben Frauen einen Körper, der von Natur aus stärker die Universalität leben und verstehen kann als der männliche Körper. Frauen ist zu eigen, in ihrem Körper menschliche Wesen tragen und/oder den Teil eines anderen Menschen in sich aufnehmen zu können. Mit dieser körperlichen Offenheit für andere »Energieträger« ist ihnen nicht nur die Sinneswahrnehmung und das Verschmelzen im Kontakt mit universellen Energien erleichtert, sondern auch deren Verständnis. Kein Wunder also, dass in alten Zeiten in Indien Frauen, sogenannte Yoginis, und im tibetischen Raum die Dakinis die maßgeblichen Lehrer des Tantra waren.

Es ist an der Zeit, dass Frauen die Abhängigkeit vom Mann und jegliches zwanghafte Bedürfnis, von ihm geliebt zu werden – was sie leicht in die Rolle des Objekts des Mannes fallen lässt – aufgeben und die erstaunliche Fülle des eigenen Selbst entdecken, damit sie die Weisheit ihres Körpers leben und ihr

Wissen der Menschheit zur Verfügung stellen können. Sie können dadurch zu den wahren Initiatoren einer neuen Gesellschaft werden.

Kurzer Überblick über das Buch

Nachdem Sie zuerst meinen eigenen Werdegang nachlesen können, der mich von einer völlig unbedarften Person zur Autorin dieses Buches und zur Tantra-Lehrerin gemacht hat, betrachten wir kurz das umfassende Feld des ursprünglichen hinduistischen Tantra. Dieser Einblick ist für das tiefere Verständnis der nachfolgenden Kapitel hilfreich. Sie werden beim Lesen nachfolgender Kapitel vielleicht immer wieder in diesem Kapitel nachschlagen wollen. In aller Kürze beleuchten wir dabei auch spezielle Aspekte des Tantra, bei denen häufig Unklarheit besteht.

Im alten Hinduismus war bereits vorausgesagt worden, dass unser Zeitalter ein ganz besonderes Zeitalter für die Menschheit sein wird. Diese Prophezeiungen für unsere derzeitige, einzigartige Zeitperiode werden in diesem Buch dargestellt und auch vom Gesichtspunkt der zentralamerikanischen Maya-Kosmologie beleuchtet.

Im weiteren Verlauf werden die Auswirkungen dieses Wandels für persönliche Bereiche untersucht. Die Lebensumstände zwingen uns in zunehmendem Maße fast täglich zu einer individuellen Transformation, die uns eine große Chance bietet, uns selbst zu finden und einen tantrischen Weg zu wählen. Zur Unterstützung in dieser Lebenslage und als Basis eines auf tantrische Art und Weise erweitertes Leben werden deshalb Methoden des Loslassens der Vergangenheit und der psycho-hygienischen Reinigung detailliert dargestellt. Des Weiteren werden die Anwendungen praktischer Übungen und Meditationen – speziell entwickelt für eine positiv erlebte Befreiung und für die Befähigung zu authentisch gelebten Beziehungen – beschrieben. Diese Meditationen haben ihre Grundlage in dem überlieferten Wissen von Energie; die Übung und tantrische Grundhaltung »Kosmischer Koitus« (siehe 208) wurde jedoch direkt vom hinduistischen Tantra hergeleitet. All diese Übungen sollen Ihre eigene Kreativität stimulieren. Mit zunehmender Praxis werden Sie selbst neue Varianten entdecken, die Ihren Bedürfnissen und Vorlieben gerecht werden.

Dieses Buch führt in seinem weiteren Aufbau zur bewusst gelebten Beziehung zwischen Frau und Mann hin – unter besonderer Berücksichtigung der tantrischen Verbindung, ihrem Energieaustausch und ihren Möglichkeiten, Energie anzusammeln und auszusenden. Aussagen über Homosexualität, ein wichtiger Lebensaspekt in unserer Zeit, runden diesen Teil ab.

Gegen Ende des Buches werden kurze, klare Grundzüge einer durch bewusst gelebte Sexualität erweiterten persönlichen Transformation und die Transformation der Menschheit als Ganzes dargelegt.

Anmerkungen zur Begrifflichkeit:

Unsere westlichen Sprachen sind keineswegs im Wissen um feine Energieströme entstanden. Auch wenn ich hier versucht habe, die Schwingungen von dem, worüber ich schreibe, in meinen Worten so gut wie möglich zu berücksichtigen, so ist der sprachliche Ausdruck trotzdem oft ungeeignet und schwerfällig. Daher ist es wichtig, langsam zu lesen und sich in die Sachverhalte einzufühlen – sonst kann der Inhalt möglicherweise gar nicht nachvollzogen werden.

Aus Gründen der besseren Lesbarkeit benutze ich fast ausnahmslos die männlichen Bezeichnungen, obgleich dieser Stil über so lange Zeit wie so vieles andere Ausdruck der Ignoranz und Ablehnung des Weiblichen war – eine Situation, zu deren Abbau ich nicht zuletzt mit diesem Buch beitragen möchte. Leider gibt es keine grammatikalische Ausdrucksweise, die zuallererst den ganzen Menschen und nicht sein Geschlecht beschreibt. In der deutschen Sprache im weiblichen Stil zu schreiben ist leider umständlich und holprig; deshalb habe ich die weibliche Form nur dort angewandt, wo die – neutral benutzte – männliche Form wenig sinnvoll war.

Die Anwendung der Begriffe »Geist«, »Geistseele« und »Spirit«, die für den englischen Ausdruck »Spirit« benutzt werden, bedarf der grundsätzlichen Erläuterung. Die Bedeutungsnuancen werden im folgenden Diagramm dargestellt:

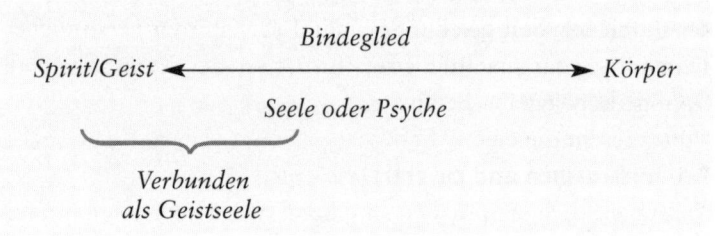

Der deutsche Begriff »Geist« bezieht den Intellekt mit ein. Um das alte Missverständnis, dass der Geist mit seinem Intellekt im Kopf beheimatet ist, auszuräumen, ist dieser Begriff zusammen mit dem englischen Wort »Spirit« aufgeführt. Unser Spirit/Geist ist unsere kosmische Energie, die unseren Körper bewegt. Er drückt sich mithilfe unseres materiellen Körpers aus. Das Bindeglied zwischen beiden ist die Seele; dafür wird in der Regel das griechische Wort »Psyche« benutzt. Ein kleiner Unterschied besteht allerdings zwischen »Seele« und »Psyche«: Der Begriff »Seele« richtet den Blick stärker auf Spirit/Geist. Der Begriff Psyche wird benutzt, wenn vom Verstehen des praktischen Lebens des Menschen die Rede ist. Um dem Dilemma zu entgehen, dass der Begriff »Geist« mit dem Einbeziehen des Intellekts auf den Kopf festgelegt wird, wird auch der Begriff Geistseele benutzt. Er schließt den Intellekt aus.

So wird zum Beispiel der Spirit/Geist durch den Energiefluss und durch das Nervensystem des Körpers spürbar, wobei emotionale Gegebenheiten der Seele oder Psyche gegeben sind.

Zum Anhang dieses Buches:
Am Ende des Buches wird im Anhang die von mir fünf Jahre nach meiner Selbstheilung entwickelte Bio-Kosmo-Energie-Behandlung dargestellt. Sie rückt diese Einheit von Körper/Seele/Geist konkret ins Bewusstsein. Sie zeigt auf, wie durch das Vertrauen in die eigene Lebensenergie erstaunliche Heilerfolge bei körperlichen und psychischen Krankheiten möglich sind.

Ich hoffe, dass Ihnen dieses Buch ein Wegweiser sein wird, die unermessliche Energie, die in Ihnen liegt und die mit den universellen Kräften in direktem Zusammenhang steht, zu entdecken und in Ihrem Leben zu nutzen.

Lebenserfahrungen:
Vom Nichtwissen zum Lehren

Tantra ist die Bestimmung meines Lebens. Allerdings keineswegs von Geburt an. Erst meine vielfältigen Erfahrungen, die ich mit Menschen in den verschiedensten Ländern der Welt machen durfte, haben mir gezeigt, welcher Weg uns zu unserer Bestimmung führt: der tantrische Weg des Lebens.

In diesem Kapitel gebe ich Ihnen einen Einblick, wie ich meinen tantrischen Weg gefunden habe und wie ich das Wissen, das diesem Buch zugrunde liegt, im Laufe der Jahre gewonnen habe. In aller Kürze beschreibe ich wesentliche Erlebnisse meines persönlichen Weges von etwa 1975 bis 1995. Sie haben mich aus der üblichen Lebensbahn ausbrechen und ganz und gar meiner inneren Stimme folgen lassen. Auf diese Weise führten mich diese Erfahrungen zu tantrischem Wissen und zur Entwicklung der Heilbehandlung der Bio-Kosmo-Energie.

Meine erste tantrische Erfahrung

Ich hatte die ganze Nacht nicht geschlafen. Immer wieder war ich mit anderen Kollegen am Bodensee spazieren gegangen. Kaum hatte ich nun die Türe zum Frühstückssaal hinter mir geschlossen, als mich, zum Raum gewandt, »etwas« aus einer Ecke des Raumes kräftig traf.

Dieser Moment war mein erstes bewusstes Wahrnehmen dessen, was heute landläufig »Energie« genannt wird. Inzwischen beschäftige ich mich bereits seit mehr als einem Vierteljahrhundert als Heilerin beruflich bis in viele Einzelheiten hinein mit dieser Energie und ich entdecke sie dabei immer wieder neu.

Ich entdeckte in jener Ecke einen Mann, den ich im Gegensatz zu allen anderen im Raum nicht kannte. Unsere vierteljährlich stattfindende dreitägige Arbeitskonferenz war beendet; nun sollte die zusätzliche Schulung, die für die nächsten drei Tage geplant war, beginnen. Zweifelsohne wird dieser Mann unser Schulungsreferent sein, so folgerte ich.

Bald danach saßen wir alle im Schulungsraum und ich – damals gewöhnlich äußerst kritisch gegenüber Autoritätspersonen – konnte nicht umhin, Achtung vor diesem Mann und dem, was er uns nahezubringen versuchte, zu haben. Es machte wirklich Sinn!

Um den Widerstand vieler Kollegen gegen Neuerungen wissend, saß ich da und hatte keine Ahnung von dem, was ich tat. Es ging nicht anders, aber ich musste diesem Mann, der viel älter war als ich und den ich weder attraktiv noch unattraktiv fand, von meinem Bauchraum aus Kraft senden. Es geschah wie von selbst, während ich inbrünstig dachte: »Gib nicht auf, mach weiter so, lass dich nicht stoppen.« Meine Kollegen waren alle älter als ich und ich hatte mir bereits in den zwei zuvor stattfindenden Konferenzen sehnlichst gewünscht, dass sie ein wenig flexibler wären.

Je mehr Energie von meinem Bauch zu diesem Lehrer strömte, umso gebärdenreicher wurde sein Vortrag; seine Gestik wurde ebenso wie die Darlegung seiner Gedanken und Erfahrungen deutlich sicherer. Er benutzte nach und nach mehr Ausdrücke, die Anerkennung bei meinen Kollegen fanden. Ich schmunzelte im Inneren und war von dieser vollständig neuen Entdeckung des Lebens in meinem Körper höchst fasziniert.

Die Schulung verlief äußerst erfolgreich und für den letzten Abend war ein kleines Abschiedsfest geplant. Mit der Heimreise am nächsten Morgen würden wir wieder aufs ganze Bundesgebiet verstreut werden.

Mittlerweile war uns unser Referent Johannes wohlbekannt, und ich hatte in den Pausen viele intensive Gespräche mit ihm geführt. Um ungestört von lauter Musik und Tanz ein letztes Mal miteinander zu sprechen, verabredeten wir uns auf seinem Zimmer.

Obwohl ich »mit der Kirche nichts mehr am Hut hatte«, war ich seit einem halben Jahr beruflich in der Jugend- und Erwachsenenbildung der katholischen Kirche tätig. Ohne Hintergedanken ging ich als 23-jährige Frau in das Zimmer dieses Mannes. Das war nichts Außergewöhnliches; ich hatte mich in diesem halben Jahr in Tagungshäusern schon oft mit einem männlichen Kollegen in einem Zimmer getroffen.

Doch so sehr ich mich heute bemühe, mich zu erinnern, wie dieses »Große«, das ich dann erlebte, seinen Anfang nahm, es gelingt mir nicht.

In seinem Zimmer kamen wir uns nach kurzer Zeit näher und es wurde in mir ein Wissen und Können des körperlichen Liebesausdrucks frei, dem ich nur folgen konnte. Ich leitete uns, die 23-Jährige und den 41-Jährigen, auf tantrische Weise in – für ihn und mich bislang – tiefste Geheimnisse und höchste Höhen. Ich war die Wissende – ohne jemals zuvor davon gewusst zu haben. Der Begriff »Tantra« begegnete mir erst zehn oder zwölf Jahre später. Und erst nach dieser Erfahrung begann ich, Bücher über Liebesfähigkeit zu lesen; auch durch Filme konnte ich nicht beeinflusst gewesen sein, da ich mein ganzes Leben ohne Fernseher gelebt hatte.

Sexualität: Weisheit des Körpers

Mein Körper war zweifelsohne der Wissende gewesen – und mein Kopf hatte keine Chance mehr gehabt, ihn zu zügeln; allerdings hatte die Situation rein gar nichts mit dem zu tun, was wir gemeinhin unter »Zügellosigkeit« verstehen.

Eine solche Art der »Initiation«, in der die Weisheit des Körpers durchbricht und zum Initiierenden wird – zumal in einem sozialen Feld, das zumindest zur damaligen Zeit (1976) durch große Tabus belegt war: die katholische Kirche – ist in Industrieländern, wo der Kopf das Sagen hat, gewiss nicht alltäglich. Doch sie hat gezeigt, dass in allen Menschen solch ein unbekanntes, großes Potenzial stecken muss. Meine heutige berufliche Praxis zeigt, dass dieses nur geweckt und ausgegraben werden muss – und oft löst auch eine Krankheit diesen Prozess der Befreiung aus. Zuallererst erlebte ich dies aber durch meinen eigenen Werdegang:

Ich lag in der Universitätsklinik in München. Mein Vater war 20 Jahre zuvor an Darmkrebs gestorben. Nun versuchten die

Ärzte herauszufinden, ob es sich bei der fast vollständigen Auflösung meines Dickdarms, von dem ärztlichen Aussagen nach »nur noch hauchdünn und hochrot entzündet« die Außenhaut existierte, die zu perforieren und rasch ganz zu brechen drohte, um einen unbekannten und bösartigen Krebs handelte. Da ich genetisch eindeutig von beiden Elternteilen stark zu Darmkrebs veranlagt sei, sei dies sehr zu befürchten.

Den Ärzten zufolge hätte ich längst vor meiner Ankunft im Krankenhaus tot sein müssen. Es sei vollständig mysteriös, dass ich noch am Leben sei. Mein Körper, so wurde mir gesagt, hätte ein eigenartig »anarchistisches« Biosystem, das nicht zu erklären sei. Trotz langer Suche unter Einbeziehung ganzer Facharzt-Studiengruppen wurde nicht das Geringste gefunden. Ein Gynäkologe meinte auch, dass ich selbst wahrscheinlich besser als alle Ärzte um meine Krankheit wüsste. Ich stimmte ihm innerlich mit einer großen Ahnung zu, konnte diese aber keineswegs näher beschreiben. Doch wie war es zu dieser Krankheit gekommen?

Nach dem »Durchbruch« mit Johannes, den ich noch ein paar Mal in längeren Abständen sah, hatte sich die Beziehung mit dem Mann, mit dem ich verheiratet war, deutlich verbessert. Meine vielfachen Versuche, mit ihm über mein Erleben zu sprechen, landeten immer wieder unerklärlicherweise in einer nichtssagenden Diskussion über »offene Ehe«, die in den 1970er-Jahren ein großes Thema war. Zwei Jahre später, im ersten und einzigen offenen Gespräch, das wir jemals miteinander führten, gestand er mir nach unserer Trennung, dass er meine Veränderung wohl wahrgenommen hatte, dass er aber nie aus meinem Munde hören wollte, wie es dazu gekommen sei.

Unser Grund für die Trennung war, dass wir beide völlig unterschiedliche Vorstellungen vom Leben hatten. Er stimmte mir zu, dass es in so einem Fall mehr Liebe bedeute, sich zu trennen, damit jeder sein Leben verwirklichen könne, statt eine Kompromisslösung im Zusammenbleiben zu finden, wobei jeder in seinem Leben unzufrieden bliebe.

Ich lebte nun einige Monate in einer Wohngemeinschaft, in der als einzige weitere Frau eine 29-jährige Mutter von einem 14-jährigen und einem zwölfjährigen Sohn lebte. Eines Morgens, als seine Mutter mit ihrem neuen Ehemann beruflich für kurze Zeit außer Haus war, sagte mir der 14-Jährige, dass er mit mir, der damals 26-Jährigen, schlafen wolle. Im Begriff zur Arbeit zu gehen, war ich erst einmal verblüfft. Ich war froh, untertags etwas Zeit zu haben, darüber nachzudenken. Unser vereinbartes Gespräch fand am Abend in meinem Zimmer statt, wo er im Schlafanzug und mit seiner Bettdecke ankam. Er saß auf meiner Liege, während ich ihm meine Gründe erklärte, warum ich nicht mit ihm schlafen würde. Einer dieser Gründe war ein höchstpersönlicher: Der Mann, mit dem ich soeben in Scheidung lebte, hatte mich kurze Zeit zuvor wissen lassen, dass ich nicht, wie er mir gesagt hatte, die erste Frau in seinem Leben war. Er hatte als 14-Jähriger im Ferienkinderheim mit der 21-jährigen Erzieherin eine Sexualbeziehung gehabt.

Ich erklärte dem Jungen, dass ich mich als Frau mit seiner späteren ersten Freundin identifizieren würde. Ich wusste ja nun, warum ich mich von meinem Mann in der Regel zum Orgasmus gedrängt gefühlt hatte, was selbstverständlich der beste Weg gewesen war, Orgasmen in mir zu verhindern und mir sozusagen berechtigterweise zu sagen, dass ich nicht liebesfähig sei. Sein durch seine Vorerfahrung beeinflusstes Verhalten war für mich eine Bestätigung dessen gewesen, was meine Mutter über Sexualität und »das Wesen des Mannes« in meiner Jugend im Brustton vollster Überzeugung immer wieder ausgedrückt hatte: »Der *Mann* hat den Trieb.« Aus dieser Einsicht in die fatalen Zusammenhänge in meinem eigenen Leben, die mich jahrelang unterdrückt hatten, heraus erklärte ich diesem Jungen nun, dass es »nach meinen Erfahrungen« besser sei, die ersten sexuellen Erfahrungen mit etwa Gleichaltrigen zu haben.

Wenige Tage später kam ich abends von einem Wochenendaufenthalt bei meiner Schwester in die WG zurück, wo mich die Mutter des Jungen zu einem sofortigen Gespräch zwang. Sie beschuldigte mich, mit dem 14-Jährigen geschlafen zu haben, und ich verlangte, dass dieser beim Gespräch zugegen sein sollte. Sein Stiefvater sagte, dass er ihn »mir zuliebe« fragen werde, ob er am Gespräch teilnehmen wolle, dass dieser Junge aber durch mich und mein Verhalten schon so viel durchgemacht habe, dass er mich besser nicht mehr sehen müsse. Im Gespräch ohne den Jungen wurde mir mit vollster Überzeugung gesagt, dass ich nur deshalb Jugendliche für meine Sexualität benutzen müsste, weil ich mich nicht an Männer wagen würde. Meine Aussagen wurden scharf abgewehrt. Ich hatte offensichtlich nicht entsprechend der Erwartung dieses Paares gehandelt, die nach ihrer eigenen Trennung schnell nach neuen Sexualpartnern gesucht hatten. Die drei Anklagen, die sie vor Gericht zu stellen drohten, wehrte ich mit der Ankündigung ab, drei – ihnen klar aufgeführte – Gegenanklagen zu stellen.

Bald darauf hatte ich eine kleine Wohnung, die mir ein gutes Zuhause wurde, das ich bewusst in Liebe zu mir selbst gestaltete. Doch plötzlich begann ein Wurm in mir zu nagen, auch wenn die Logik meines Kopfes und das Gefühl in meinem Herzen mir immer wieder klarmachten, dass ich völlig richtig gehandelt hätte. »Wenn andere mich so sehen und erleben«, so trieb es mich um, »dann muss doch irgendetwas in mir nicht in Ordnung sein!« Der Wurm war nie konkret zu fassen – und es dauerte nur wenige Wochen, bis ich in der Notaufnahme des Krankenhauses landete.

Wilhelm Reichs Buch »Der Krebs – Die Entdeckung des Orgons«, das 1948 zum ersten Mal in den USA erschien und in den 1950er-Jahren durch Gerichtsbeschluss aus dem Handel gezogen und anschließend verbrannt wurde und jahrelang unbekannt blieb, war die Lektüre, die mich im Krankenhaus (1979) unterstützte. Wenn mich die anderen beiden Patienten im Zimmer schlafend wähnten, begann ich nun, nicht nur häufig meine Hände um den Nabel auf den Bauch zu legen, um die Energie im Bauchinneren zu spüren, sondern auch, mich selbst zu befriedigen. Natürlich musste ich unendlich achtsam sein, um nicht entdeckt zu werden. Deshalb berührte ich meine Klitoris und den Eingang meiner Yoni – Yoni ist der Sanskrit-Begriff für Scheide, der in diesem Buch durchgängig verwendet wird – sehr sachte, um nicht Laute der Lust auszustoßen. Die Klitoris ist das einzige menschliche Organ, das allein der Lust dient. Je behutsamer ich sie berührte, desto feiner und länger empfand ich den Orgasmus in meinem Körper. Während der vier Wochen im Krankenhaus erfuhr ich in meinem Körper, dass in einem Orgasmus, der sich nicht explosionsartig oder in Eile vollzieht, die Energie im ganzen Körper in Fluss kommt.

Ich stellte auch fest, dass ein solcher Orgasmus, durch den die Energie durch die Haut nach außen treten kann, zu einer höchsten Meditation werden kann, zu einem klaren Empfinden der Einheit mit allem Bestehenden.

Krankheit als Chance

Ohne dass die Ärzte irgendetwas für meine Heilung tun konnten, baute mein Körper in etwa vier Wochen meinen Dickdarm wieder auf. Allerdings musste die Koloskopie, die nach drei Wochen noch viel zu schmerzhaft gewesen wäre, um weitere drei Wochen verschoben werden. Die Ärzte hatten meinen Tod erwartet, und bald bekam ich den Titel »mysteriöse Frau«. Ich war nicht gestorben, und doch war etwas gestorben: Es war die Unterdrückung meines Selbst.

Heute weiß ich längst, dass ich ohne diese Krankheitserfahrung und ohne die auslösende Lebenssituation nie dazu gekommen wäre, die Bio-Kosmo-Energie-Behandlungen zu entwickeln und Tantra zu erlernen. Und ich wäre nie in der Lage, ein Buch über Tantra zu schreiben und Tantra zu lehren. Die Krankheit war meine Chance, mein Leben ganzheitlich zu transformieren und als authentisches Selbst zu leben. In Indien ist dies als die Umwandlung vom Karma in Dharma bekannt. Karma bedeutet dabei die Verbindung von Aktion oder Reaktion, während Dharma die bewusste Tätigkeit zugunsten einer befreiten Menschheit bezeichnet.

Unterstützt wurde mein Heilprozess im Krankenhaus von meinem inneren Wissen, dass mich nichts mehr davon abhalten konnte, bald nach Griechenland zu ziehen. Nicht einmal meine eigene Angst vor dem Unbekannten würde mich noch hindern, diesen Schritt zu unternehmen. Möglicherweise würde ich später von dort nach Indien weiterziehen. Somit war mein Überleben von einer neuen Lebensperspektive getragen, einer Perspektive, die mein Inneres mit Freude erfüllte.

In Griechenland erlebte ich mit einem Holländer, der Monate später in das Haus zog, in dem ich ein Zimmer gemietet hatte, neue und weitgreifendere Erlebnisse der Einheit. In unseren intensiven körperlichen Begegnungen, die er bereits bei seiner Abreise zu Hause für sein zukünftiges Leben auf Kreta »vorausgesehen« hatte, verwandelte sich sein Körper für die Wahrnehmung meiner Hände in eine Landschaft, deren Berge, Täler, Wälder und kleine Flussläufe ich entdeckte. Er, der nicht mehr als Krankenpfleger in der Psychiatrie arbeiten wollte, hatte schon als Jugendlicher gemalt. Eine Woche nach Beginn unserer Beziehung kaufte er sich Farbe und Leinwand. Ohne dass ich ihm von meinen Erkundungen seiner körperlichen Landschaft erzählt hatte, wurde er zum Landschaftsmaler. In kürzester Zeit zauberte er die wunderbarsten Landschaften auf die Leinwand. Bald begann er seine Gemälde zu verkaufen. Er setzte das in die Tat um, was das indische Wort »arth« bezeichnet: das zu tun, was man gerne tut, der Menschheit diesen Dienst anzubieten und sich dadurch zu erhalten.

Nach einem Jahr Griechenland, das wir mit einer Reise durch Ägypten beendeten, kam ich wieder nach München. Bald sollte ich freiberuflich in der Erwachsenenbildung tätig sein. Diese Tätigkeit führte mich für einen Monat ins Saarland, wo ich mit einem früheren Drogenabhängigen, der stark vom Buddhismus beeinflusst war, eine Beziehung begann. Sie ließ mich die Grenzen von Leben und Tod auf andere Weise, als es mir durch den frühen Tod meines Vaters und meine eigene Krankheit bereits bekannt war, erleben.

Liebe – eine Lebenshaltung

Ich wollte lieben, lieben ... und dann sterben. Als ich mir meinen Lebenswunsch in diesen Worten klargemacht hatte, wurde mir plötzlich bewusst, dass Peter noch immer mit Substituten für das Heroin, von dem er 14 Jahre lang abhängig gewesen war, liebäugelte. Er betrachtete das Heroin inzwischen als eine Falle »chemischen Glücks«. Er war also nicht wirklich von seiner Sucht frei und das konnte mich möglicherweise durch die Intensität unserer Beziehung rasch mit ihm zusammen in den Tod führen. Diese Erkenntnis bewirkte einen der größten Umschwünge in meinem Leben. Diese Wandlung veränderte das, was ich von nun an als »Liebe« zu leben begann. Ich erweiterte meine Liebe, dehnte sie auf alle Menschen und auf alles Lebendige aus. Ich liebte Peter, aber es gab für mich nun so viel mehr zu lieben. Ich hatte – durch diesen Abhängigen – meine Abhängigkeit zu oder von einem »Liebesobjekt«, die Festlegung auf einen geliebten Menschen, abgegeben. Sollte er bewusst oder unbewusst leben, was immer für ihn richtig oder wichtig war – es war nicht meine Sache, wie und/oder was er lebt. Liebe war für mich nun aufs Intensivste mit Leben verbunden, sie wurde eine »Lebenshaltung«. Spätere Studien zeigten mir, dass diese Haltung dem tantrischen Leben zugrunde liegt.

Als Peter meine innere Unabhängigkeit von ihm spürte und erkannte, dass er dadurch keinerlei Macht mehr über mich haben konnte, wurde er zerstörerisch, woran letztlich unsere Beziehung scheiterte. Ich weiß nicht, ob er jemals seine Abhängigkeit aufgegeben hat. Ich jedoch hatte aus unserer gemeinsamen Zeit einige wichtige Erfahrungswerte für mein weiteres Leben gewonnen:

» An seinem Körper hatte ich 1982 den ersten Schritt der Bio-Kosmo-Energie-Behandlung praktiziert. Während wir nebeneinanderlagen, hatte ich bemerkt, dass sich sein Zentrum im Nabel schwach anfühlte. So führte ich mit der Handfläche »instinktiv-intuitiv« kreisende Bewegungen auf dem Bauch aus und konzentrierte mich innerlich darauf, dass dort der Ursprung seiner körperlichen Existenz lag.

» Während der Zeit mit ihm begann ich, die Aura (das Energiefeld um jedes Lebewesen) sehen zu können. Wir lagen auf einer Waldlichtung, mein Kopf lag auf seinem Bauch. Plötzlich konnte ich eine Schönheit bewundern, die mich »wegtrug«: Ich sah aus allen Gräsern auf dieser großen Wiese Energie aufsteigen. Kurz danach begann ich, die Aura von Menschen zu sehen, ohne dass ich mich darauf konzentriert hätte.

» Ich lernte, dem Erinnerungsvermögen meines Körpers zu vertrauen: Wir hatten uns bereits voneinander verabschiedet. Ich hatte noch einige Stunden, bevor mein Zug nach München fuhr und wollte noch einmal zu dieser Waldlichtung gehen, um mich auch von ihr zu verabschieden. Doch ich konnte sie nicht finden, obwohl ich wusste, dass ich in der Nähe war. Ich verzweifelte beinahe, als ich feststellte, dass ich Wege ging, die mich immer wieder im Kreis führten. Plötzlich erkannte ich, dass damals mit Peter ja nicht mein

Kopf, sondern meine Beine und Füße den Weg gegangen waren und ich besser aufgeben sollte, mich auf das Erinnerungsvermögen meines Kopfes zu stützen. Ich entschied, mich einfach treiben zu lassen und meinen Körper so gehen zu lassen, wie er wollte. In weniger als zwei Minuten war ich auf der Waldlichtung. Mein Kopf hatte sich nicht mehr daran erinnert, dass ich mit Peter tief unter Büsche gebeugt auf die Lichtung gekommen war. Ohne ein Ernstnehmen des damals entdeckten Erinnerungsvermögens meines Körpers wären später meine vielen Reisen in Länder mit vollkommen anderen Lebensformen und Wegen wesentlich beschwerlicher gewesen.

» Ich ging den 20-minütigen Fußweg von der S-Bahn zu meiner Wohnung, wo Peter zu Besuch war und für meine Ankunft ein Essen zubereiten wollte. Nach der Hälfte des Weges verspürte ich »aus heiterem Himmel« einen Schmerz an der Basis meines Brustbeins; mir blieb die Luft weg und ich fiel fast zu Boden. Ich »wusste«, dass Peter in meiner Wohnung etwas Gravierendes geschehen war – es wunderte mich nicht, dass mich schließlich seine Stimme kläglich winselnd empfing. Er hatte ein Substitut für Heroin aufgetrieben und mit zwei Bieren eingenommen – und sein Gleichgewicht so vollständig verloren, dass er schwere Möbel umgestoßen und viel zerstört hatte. Später sollte mir noch oft diese äußerste Sensibilität jener Körperstelle am Herzchakra, die Menschen Mitgefühl empfinden lässt, bewusst werden.

» Durch Peter war mir die Tür zum Buddhismus und zu einem tief gehenden Verständnis von Energie weit geöffnet worden. Damit war meine Empfindung für die Einheit mit allem

Leben viel bewusster und konkreter für mein tägliches Leben geworden, ganz egal an welchem Ort und in welchen Situationen ich mich befand. Ich lebte dies mit so großer Selbstverständlichkeit, dass ich z. B. völlig überrascht war, wenn Menschen aus Industrieländern selbst in Gegenden, wo man sehr vertrauensvoll und im Einklang mit anderen Menschen leben konnte, z. B. zu Beginn der 1980er-Jahre in Yucatán, mit Angst reagierten: »Das ist unverantwortlich, was Sie tun. Das ist einfach viel zu gefährlich. Es gibt Schlangen im Dschungel. Sie sind dort alleine doch völlig hilflos und können ums Leben kommen!« Ich hatte eine wunderbare Nacht im Dschungel unweit der Maya-Ruinen Uxmal verbracht. An einem einladenden Platz hatte ich mein Zelt aufgebaut. Eine Taschenlampe hatte ich nicht dabei. Ich hatte mich völlig angstfrei bewegt, so als wäre ich dort zu Hause. Die weiche Erde war mir ein gutes Bett, die Bäume lieferten mir durch das Rascheln ihrer Blätter im Wind eine ruhige Musik; dies alles am Ende des Tages, den ich in der archäologischen Maya-Stätte mit seiner bekannten »Pyramide des Magiers« verbracht hatte. Wie sollten sich eine Schlange und ich gegenseitig im Weg sein, wo doch so enorm viel Platz war …?

Ich wusste allerdings schon sehr gut um die Macht der Gedanken und die Tatsache, dass Angst die beste sich selbst erfüllende Prophezeiung ist und dass es sich ebenso mit Vertrauen verhält – und ich hatte auf Vertrauen gesetzt. Angst erzeugt wiederum Angst in den Menschen, die man um sich hat, während Vertrauen Vertrauen erzeugt.

Aufs Leben vertrauen

Vertrauen in das Leben und in seine enorme Kraft, die in uns allen vorhanden ist, ist eine der wichtigsten Grundlagen des Tantra. Sie verweist darauf, dass »der Generator« dieser Kraft – wie manche Tantriker den menschlichen Körper bezeichnen – in dem bewussten Kontakt mit der Energie des Universums unendlich stark ist. Diese Kraft, die mit freier Energieschwingung im Körper (Liebesschwingung) in unmittelbarem Zusammenhang steht, war mir im Krankenhaus, wo alle nur meinen Tod erwartet hatten, bewusst geworden. Mehr noch: Das Mich-auf-sie-Einlassen zeigte mir zunehmend, dass ich dieser Kraft vertrauen konnte. Um dieses urtümliche Vertrauen zu erhalten oder überhaupt erst einmal wiederzugewinnen, müssen wir das, was wir in unserer Kindheit unhinterfragt angenommen und in uns hineingenommen haben und worunter wir aus unserer Vergangenheit leiden, loslassen. Das habe ich im Krankenhaus mit einem Brief an meine Mutter, den meine Schwester einen »Brief der Liebe« nannte, getan. Doch meine Mutter weinte, als sie ihn las, da ich ihrer Auffassung nach einen völlig falschen Weg – eben nicht den, den sie sich vorstellen konnte – einschlagen würde.

Über wie viele Generationen hinweg haben Eltern versucht, auf ihre Kinder so einzuwirken, dass diese ihre Lebensvorstellungen leben! Im Schamanismus ist es klar, dass fremde Energie in einem Menschen schädlich wirksam ist und dass das Heilen ein Befreien des Selbst von dieser fremdartigen Energie im Körper ist.

Im Tantra steht eindeutig fest, dass wir dazu da sind, unser wahres Selbst zu leben. Das bedeutet, dass wir das Fremde in uns, das, was wir nicht sind und nicht sein wollen, loslassen müssen. Leid in uns ist etwas, was wir nicht sind. Leid in uns existiert, wenn wir unser Selbst nicht in voller Fülle leben können.

Totales Leid existiert, wenn wir unser Selbst gar nicht leben können. Wir können kein Vertrauen in uns selbst und in die Kraft des Lebens in uns selbst haben, wenn wir aus uns selbst weggedrängt oder in einen kleinen Winkel unseres Selbst gedrängt werden! Aus uns selbst weggedrängt oder in uns zusammengedrängt, sind wir nicht imstande, unsere Fähigkeiten zu entwickeln, uns an ihnen zu erfreuen und der Welt damit mit Freude und Zufriedenheit zu dienen. Ein solches Leben ist ein Leben als »verstümmeltes« Selbst und kann energetisch betrachtet nur zu Krankheit, gerade auch physischer Krankheit, führen.

Meine Atlantis-Reise

Im alten Tantra wurden die Körpersinne geschult, um durch sie über den Körper hinausgehen und die Grenzen von Zeit und Raum überschreiten zu können; es war die Voraussetzung, um dimensionslos zu werden und trotz alledem immer noch die Wahrnehmung der Sinne nutzen zu können. In Tulum auf der Halbinsel Yucatán lebte ich in Meeresnähe auf der Ranch des letzten Überlebenden der historisch bekannten Maya-Familie

Chilam Balam. Meine erste Erfahrung an diesem Ort war, von einer großen Meereswelle aus meinem Zelt herausgespült zu werden. Ich wurde weit ins Meer hinausgetragen und war lange untergetaucht. Als das Wasser plötzlich verschwunden war, sah ich eine hohe Steinsäule und alte Ruinen einer Stadt, die offenbar vor sehr langer Zeit bewohnt gewesen war. Aus der Vogelperspektive auf diese Stadt zukommend, hörte ich deutlich das Wort »Atlantis«. In meinem deutschen Kopf, der nicht so ohne Weiteres alles Gehörte als wahrhaftig annimmt, stellte sich die prüfende Frage, ob es denn stimmte, dass Atlantis im Karibischen Meer liegen solle. Als mein Kopf bejahte, war ich auf einer Straße dieser Stadt angekommen. Das Pflaster zeigte alte Malereien von Kinderhüpfspielen und die Straßen und Häuser füllten sich mit Leben ...

Die Wahrnehmungsfähigkeit der Sinne erleben

Da diese Geschichte mit vielen später erlebten Situationen in meinem Leben zusammenhängt, beende ich hier diese Erzählung. Ich will nur auf das typisch Tantrische in dieser Schilderung hinweisen: die Wahrnehmungsfähigkeit der Sinne. Stellen Sie sich vor, Sie besitzen eine solche Wahrnehmungsfähigkeit, während Sie mit Ihrem Geliebtem/Ihrer Geliebten durch gemeinsame Liebesschwingung im Schwebezustand sind. Dies war die Grundlage der Priesterklasse der Maya, die unsere Galaxie vor endlosen Jahrhunderten ohne materiell gebaute Raumschiffe erforschte. Der Körper mit all seinen Sinnen war ihr Raumschiff. Es dauerte Jahre, bis ich all die Zusammenhänge der vielfältigen Erfahrungen aus meinem persönlichen Leben mit vielen Beziehungen zu und mit Maya-Indianern und durch Behandlungen bestimmter Menschen aus verschiedenen Kulturkreisen, die ebenso weitreichende Erfahrungen mit Maya gemacht hatten, erkennen konnte.

Wenige Wochen nach dieser Atlantis-Reise lebte ich an diesem Ort mit einem Maya-Indianer zusammen. Unsere Sexualbeziehung war viele Wochen lang ein Ineinander-Weben unserer Energie, während wir in einer Hängematte im freien Raum zwischen Erde und Universum hingen. Bald richteten wir uns aber auch die Möglichkeit ein, auf solidem Grund energetisches Einander-Erfühlen und energetisches Ineinander-Verflechten erleben zu können. Eines Tages, als ich alleine im Lotussitz, eine typische Sitzhaltung der alten Maya, unter unserem Moskitonetz saß, begann ich zu singen. Ich glaubte, nicht richtig zu hören! Neben meiner gewohnten, relativ tiefen Stimmlage kamen auch sehr hohe Töne, jene, die normalerweise nur »Engeln« zugeschrieben werden, aus meinem Mund. Zudem war meine Stimme in der Lage, äußerst tiefe Töne zu singen. Sie umfasste einige Oktaven. Ich konnte einen tiefen Ton unmittelbar mit einem der höchsten Töne abwechseln, so, als würde meine Stimme von unten nach oben springen. Und es war tatsächlich so, dass die tiefen Töne spürbar von meinen unteren, der Erde in aufrechter Position näher stehenden Körperteilen kamen, während die hohen Töne mit meinen oberen Körperteilen in Verbindung waren und diese zum Schwingen brachten.

Mit meiner Stimme und deren Vibrationen in meinem Körper spielend, spürte ich diese Regionen besonders stark schwingen, die ich einige Jahre später als Chakren zu bezeichnen lernte. Sie waren während des Singens vollkommen frei von Energieblockaden. Diese Chakren liegen an der Wirbelsäule am sie verbindenden Energiekanal, der Kundalini genannt wird. Dort hatte ich bei diesem Erleben ein angenehmes Gefühl empfunden. So war ich keineswegs überrascht, als mir wenige Jahre später ein in den USA ausgebildeter Chiropraktiker sein Erstaunen über meine Wirbelsäule als die flexibelste Wirbelsäule, die er jemals behandelt habe, mitteilte.

Im Zeitraum zwischen meiner »Atlantis«-Erfahrung und der Beziehung zu dem Maya-Indianer hatte ich eine gute Zeit am Ort des alten Regenmachers, dem bereits erwähnten letzten Überlebenden der Familie Chilam Balam. Wir sprachen äußerst wenig, und auch wenn wir eine Stunde oder länger beieinandersaßen, wechselten wir nur ein oder zwei Sätze. Eines frühen Morgens kehrte ich von einem langen Spaziergang zu meinem Zelt zurück. Ich spielte fröhlich tänzelnd mit dem Meereswasser um meine Füße, als ich bemerkte, dass hinter mir der Mann eines kanadischen Paares lief, mit dem ich schon einige Male angenehme und interessante Gespräche geführt hatte. Ich wusste, was sein Ziel war, und begab mich auf einen der verwirrend vielen kleinen Wege, die vom Sandstreifen am Meer weg ins Dickicht des Dschungels führten. Dort stieg ich auf einem etwas schräg gewachsenen Baumstamm nach oben. Auch wenn ich diesen dunkelhäutigen Mann wirklich attraktiv fand, er sollte mich nicht finden. Seine sehr nette Frau, eine Weiße, schätzte ich als äußerst besitzergreifend ein, und ich wollte keinen Konflikt mit ihr.

Ich hatte seine Fähigkeit, mich ausfindig zu machen, völlig

unterschätzt und wir vereinigten uns zu guter Letzt in der Krone des Baumes. Wir bewegten uns so sicher, als seien wir »Baumwesen«. Meine Vermutung über seine Frau bestätigend – ohne, dass ich ein Wort darüber verloren hätte – trennten wir uns mit der Vereinbarung, dass niemand davon wissen solle, ein Versprechen, das ich hier nun breche.

In der Nacht bevor es abreiste, kam dieses Paar zur Maya-Ranch. Der Mann hatte eine große Trommel mitgebracht und spielte unter den hohen Palmen vor dem offenen Feuer, während ich mit der Energie oder mit dem Spirit des Windes, des Feuers und der Erde tanzte. Wir waren nur wenige Meter von dem Ort entfernt, an dem ich gelegen hatte, als ich von meiner Atlantis-Reise zurückkam. Bei der Verabschiedung erzählte er mir, dass er in seiner Trance durch meinen Tanz viele Maya aus der alten Zeit aus dem Tor der nahebei gelegenen Ruinen hatte herausziehen sehen. Sie sangen und führten offenbar ein Ritual durch, von dem er den Geruch von Räucherstäbchen wahrnehmen konnte. Auch für mich verschmolz im Tanz die Wahrnehmung von Gegenwart, Vergangenheit und Zukunft. Ich war ein Teil der gesamten Existenz schlechthin und hatte das Vibrieren der Sterne über mir in meinem Körper gespürt, während der Klang der Trommel, manchmal von einer Flöte begleitet, in meinen Körper gedrungen war und diesen über Stunden hinweg schwerelos bewegt hatte.

In den sexuellen Vereinigungen mit diesem Mann und mit dem Maya-Indianer war der »Beitrag« für die Energie und die Schönheit des Liebeserlebens beider Liebenden gleichwertig gewesen; das ermöglichte uns intensive Höhepunkte der Glückseligkeit. Bald danach erkannte ich im Unterschied dazu, dass in

Situationen, in denen die Energie im intensiven Nähe-Erleben hauptsächlich von mir kam, der gemeinsame Ausdruck und das gemeinsame Einheitsempfinden weit über uns hinausging und uns große Höhen erleben ließ, während in Situationen, in denen ich mich zurücknahm, damit der Mann seine Energie stärker ausleben konnte, das ganze Spiel stärker sexuell bestimmt war; das machte es schwierig, das weite, offene Einheitsgefühl zu erleben und die Erfahrung fühlte sich dadurch »flacher« an.

Ich war also keineswegs verwundert, als ich Jahre später bei langen Aufenthalten in Indien und durch Literatur über Tantra erfuhr, dass vor langer Zeit in Indien die maßgeblichen Lehrer des Tantra Frauen gewesen waren. Sie werden im weiteren Verlauf dieses Buches mehr darüber lesen.

Ich musste mich aus der menschlichen Welt zurückzuziehen. Während meines Einsiedlerjahres im Dschungel, unweit des Karibischen Meeres und des Ortes, von wo aus ich nach Atlantis gekommen war, sah ich von meiner erhöht liegenden Cabaña, die auf den Grundmauern einer alten Maya-Ruine stand, am Horizont weit draußen über dem Meer die runde Form unseres Planeten.

Die Energie des Universums spüren

Ich fühlte mich von der Erde abgehoben, fühlte starke Energie vom Universum auf die Erde abstrahlen. Sie ließ die von mir angepflanzten und mich nährenden Pflanzen wachsen, obgleich wenige Zentimeter unter der Erdoberfläche solider Fels war und Wasser weit hergetragen werden musste. In den Nächten sang ich zu den Sternen, deren Vibrieren mein Körper liebte. Untertags lernte ich aus der Beobachtung der Bewegungen verschiedener Schlangen, was sich erst später als Lernerfahrung herausstellte: den Energiefluss im Körper von Menschen sehen zu können. Schmetterlinge zeigten mir ihren geregelten »Tagesablauf«, der mit dem Stand der Sonne zusammenhängt. Viele andere Lebewesen zeigten mir, wie sie in Einklang mit der Energie des Gesamten leben. Ganz selten einmal hatte ich einen Besucher, mit dem ich das Leben und seine Energie in universeller Verwobenheit zelebrierte.

Als ich Jahre später vom legendären Ort Shambala hörte, der irgendwo im Himalaya liegen soll und entsprechend der alten tantrischen Lehre des buddhistischen Kalachakra in Verbindung mit Kundalini Yoga und Kundalini Shakti der Ort sein soll, wo die Menschheit und ihre Liebe in Einklang ist, zog es mich dorthin. Ich glaubte, diesen Ort und seine universelle Verwobenheit zu kennen, nur dass ich diesen Ort nicht im Himalaya, sondern am Karibischen Meer erlebt hatte. Der einzige Mensch, von dem ich weiß, dass er durch seinen Bewusstseinsstand in Shambala angelangte, erlebte diesen Zustand während eines dreijährigen Rückzugs an einen Ort im Himalaya, wo er – ein Mann – nur zwei oder drei Mal von seinem Lehrer aufgesucht wurde.

Die Beziehung zu Vaseles, von dem Sie auch später noch lesen werden, führte mich nach New York. Wir kannten uns von meiner Zeit im Grand Canyon Village, von wo aus ich Jahre zuvor nach Mexiko gezogen war. An diesem »Ort der perfekten Materialisation von Liebe«, wie ich den Grand Canyon seit jeher nannte, hatten wir wie in einem tantrischen Ritual mit vorangehenden Bad und mit einem einführenden Herzensgruß (siehe Seite 244) auf dem oberen Stockbett in der Jugendherberge eine tantrische Vereinigung erlebt, als wären wir darin geübt. Doch wir kannten damals beide noch nicht einmal den Begriff Tantra.

Mehr als sieben Jahre konnten wir uns danach nicht treffen. Als Künstler in der Gegend von New York und als Heilerin in einer der ärmsten Regionen von Mexiko hatten wir keine finanziellen Mittel dazu. Da Auslandstelefonate damals sehr teuer waren, drückten wir unsere Sehnsucht in Briefen aus. Jenes Gefühl der Sehnsucht, das von alten Tantrikern als wichtiger Bestandteil für eine tantrische Beziehung aufgeführt ist, ließ uns telepathisch klare Wahrnehmungen haben. Es lehrte mich, energetisch über große Distanz hinweg Schwingungen von Vaseles bewusst zu empfangen und zu interpretieren. So kannte ich schließlich aus eigenen Erfahrungen heraus, was Schamanen in anderen Teilen Mexikos behaupten: »Wir fühlen die Schritte der Menschen auf der anderen Seite der Erde an unserem Körper.« Ich fühlte mein wochenlanges Erleben bestätigt: Es waren auch in meinem Falle die Schritte der Menschen auf der anderen Seite des Globus, die ich spürte. Es waren Tibetaner.

Als wir uns nun in New York trafen, war es selbstverständlich, dass Vaseles und ich durch unsere tantrische Beziehung in unglaublichem Maße Energie ansammelten. Für deren Ausdruck hatten wir im kleinen Dachraum eines Hauses, in dem das Dach wie in einer Pyramide spitz zulief, unser »Santuary«, unser Heiligtum, eingerichtet. Nach einigen Wochen unseres Zusammenlebens planten wir eine lange Reise ohne jegliche finanzielle Mittel. Als fast 100-prozentige Veganer hatten wir ein reges Sexualleben und brauchten nur drei Stunden Schlaf täglich. Vaseles war nicht geschwächt durch Ejakulationen; er hatte seine Orgasmen verlängert und daraus größte Befriedigung und Kraft gewonnen. In den nächsten sechs Wochen verdienten wir mit dem Verkauf eigener Arbeiten in einem Künstlerladen in Soho und Wandmalereien in Bekleidungsgeschäften genügend Geld, um einen alten Kleinbus kaufen und damit in Mittelamerika zwölf Wochen lang Tausende von Kilometern zu den Regionen der Maya reisen zu können.

Danach machte ich es mir jahrelang zur Gewohnheit, das Frühjahr und den Herbst in New York zu verbringen. Von Beginn an stand ich dort in gutem Kontakt mit dem Tibetischen Zentrum und nahm 1991 an der 14-tägigen Kalachakra Initiation, dem rechtshändigen Pfad des Tantra (siehe Seite 68), teil. Ich verstand den Sinn der Texte, verband sie oft auch mit dem kosmischen Wissen der Maya, und war während dieses langen Initiationsrituals inmitten einer Menschenmenge im Madison Square Garden »spaced-out«, irgendwo im Weltall.

Nach der Kalachakra Initiation begannen meine Asienreisen. Ich reiste zuerst nach Tibet, was wegen des bestehenden Einreiseverbots damals mit großen Schwierigkeiten verbunden war. Ich durchquerte Nepal, um den Geburtsort Buddhas (Lumbini) zu besuchen, wo ich 1992 die einzige Besucherin aus dem Westen war. Diese Reise beendete ich mit einem Aufenthalt in Varanasi in Nordindien.

Als der Bus von der nepalischen Grenze am späten Abend die Stadt Varanasi erreichte, gab es in der ganzen Stadt Stromausfall. Ich war kaum ausgestiegen, als mich im Dunkeln viele

Rischkafahrer umzingelten. Ihr Stimmengewirr umschwirrte mich. Jeder wollte einen ausländischen Fahrgast. Von all diesen Menschen in meiner ersten indischen Stadt, sah ich nur Schatten. Plötzlich spürte ich, dass ich dem Ton einer Stimme, die zu mir durchdrang, vertrauen konnte. Der Mann, dem diese Stimme gehörte, brachte mich in ein Gästehaus; hier traf ich vom ersten Moment an erstaunlicherweise Menschen, die mir altbekannt erschienen, die ich aber in diesem Leben noch nie gesehen hatte. Ich war in dieser Stadt vollkommen zu Hause, ging – als hätte ich es schon immer getan – durch den Monsunregen, und obwohl die Stadt von Fremden und Touristen übervölkert war, winkten mir die Einheimischen zu, als wäre ich eine von ihnen. Bald lehrte ich auf den Dächern von Gästehäusern Yoga, das ich bereits 1973 während meines Studiums in Deutschland erlernt hatte. Später, in Mexiko, hatte mein Körper die Yoga-Positionen nach therapeutischen Behandlungen sozusagen »automatisch« als Entspannungshaltung angenommen.

So weit einige Stationen aus meinem Leben. Einige weitere autobiografische Geschichten möchte ich an geeigneter Stelle in diesem Buch zur weiteren Klärung einflechten.

Tao leben – das Leben erweitern

Wie Sie sehen konnten, war ich zu keiner Zeit von einer Theorie des Tantra inspiriert gewesen. Ich habe »Tao«, was »der Weg« heißt, gelebt und lebe dies nach wie vor. Der aus dem alten China stammende Taoismus zeigt gewisse Übereinstimmungen mit Tantra. Das Leben selbst mit seinen jeweilig konkreten Situationen und unter Benutzung eines wunderbaren »Vehikels«, wie die Tantriker sagen, meinem Körper, war mein Lehrer gewesen und ist es heute noch. Meine Neugierde, das Leben zu entdecken, bestätigte mir letztlich, dass Tantra keine Theorie ist und keine Theorie haben kann. Eine Theorie oder ein System für Tantra wäre völlig widersinnig. Denn Tantra ist als das Sich-Einlassen auf den authentischen Weg jedes Einzelnen, die Praxis des Lebens und dessen Essenz. Dadurch ist eine fortlaufende Erweiterung des Lebens, die bewusst erlebt wird, gegeben. Sie führt zu einer ständigen Weiterentwicklung des Bewusstseins und zu höherer Bewusstheit. Dementsprechend würde eine Theorie tantrisches Leben und die dadurch gegebene Weiterentwicklung der Menschheit einengen.

Allerdings gibt es im Tantra konkrete Wertvorstellungen für das menschliche Miteinander. Sie sind ein logisches, natürliches Resultat des authentischen Lebens; darauf werden wir in diesem Buch mehrfach zurückkommen.

> Tantra ist keine Theorie und kein System. Tantra bedeutet das Sich-Einlassen auf den authentischen Weg des Einzelnen. Tantra ist die Praxis des Lebens und dessen Essenz.

Mein Mich-auf-den-Weg-Machen und mein Mich-auf-mich-Einlassen haben mich zu einem »Freund des Lebens und seiner Weisheit« werden lassen. Dabei konnte ich schrittweise eine eigene Lebensphilosophie entwickeln. Je mehr ich mich in Büchern und durch wissend-weise Menschen in Tibet, Nepal und Indien über Tantra informiert habe, desto deutlicher wurde, dass meine Lebensphilosophie überraschend stark der altüberlieferten tantrischen Lebensphilosophie entspricht. Die »Lady in Safron«, jene Yogini, deren Lehren im Buch »The World of Tantra« beschrieben werden, hat mich mit ihrer Lebensweisheit und ihrer universellen Liebesfähigkeit zutiefst berührt. Dieses ungewöhnliche Buch hat mir bestätigt, dass das, was ich hier äußerst verkürzt über Tantra zusammentrage, als eine »Übersetzung« dieses Wissens für den heutigen westlichen Leser gelten kann. Auch wenn alle Bücher der Maya im dritten Jahrzehnt des 16. Jahrhunderts von dem spanischen Bischof Landa auf Yucatán verbrannt worden sind und somit meine These nie bewiesen werden kann, so zeigen die Erfahrungen meines siebeneinhalbjährigen Lebens in der Region der Maya und mit Maya-Indianern, dass die Kosmologie der Priesterklasse der Maya ein höchst entwickeltes Tantra ist.

Der Entstehungsprozess dieses Buchs war alles andere als einfach. Mitte der 1990er-Jahre gab mir ein Amerikaner in Puerto Escondido an der Pazifikküste Mexikos nach einer Bio-Kosmo-Energie Behandlung ein Buch, das mich wohl interessieren würde. Es war ein Buch über Tantra und bewusstes Lieben. Meine große Neugierde wurde beim Lesen sehr enttäuscht und letztlich musste ich feststellen, dass ich über dieses Thema wesentlich mehr wusste. Ich begann, ein paar Punkte niederzuschreiben. Im darauffolgenden Winter hielt ich in einem kleinen Zentrum, das zwei mexikanische Anhänger von Osho, dem weltweit bekannten indischen Lehrer des »Neo-Tantra« in Puerto Escondido eröffnet hatten, den ersten Tantra-Kurs.

Ernsthaft zu schreiben begann ich, als ich auf immer mehr Menschen traf, die in Ihrem eigenen Liebesleben viel Verwirrung und Frustration erlebten und doch hofften, einen vertieften Liebesausdruck zu finden. Im Herbst 1998 saß ich dann mit einem Freund über zwei Monate lang täglich viele Stunden zusammen, um die Sprache des gesamten Materials, das ich in englischer Sprache zu einem Buchmanuskript zusammengefasst hatte, zu überarbeiten. Als das Buch fertiggestellt war, atmete ich auf und informierte mich über Webseiten zum Thema Tantra im Internet. Es schockierte mich dabei zunächst, unter dem Stichwort »Tantra« viele pornografische Webseiten zu finden, war es für mich doch völlig abwegig, mein Buch unter pornografischen Büchern aufgelistet zu sehen. Schließlich wurde mir bewusst, dass es gerade wegen der vielfältigen pornografischen Schriften notwendig war, dieses Buch zu veröffentlichen. Das Ihnen vorliegende Buch ist auf der Basis jenes englischen Originals entstanden und umfassend erweitert worden.

Zum Abschluss der Schilderungen aus meinem persönlichen Leben sollen Sie auch wissen, dass ich an meinem Körper nicht nur »den Himmel«, sondern auch die Hölle auf Erden erlebt habe. Ich wurde in Peru, Mexiko und Indien vergewaltigt; zwei Jahre nach der letzten Vergewaltigung, bei der ich bereits Mitte vierzig war, stellte ich fest, dass seither das tiefe Urvertrauen in meine Zellen nicht mehr in seiner Intensität vorhanden war. Ich verspürte einen Bruch. Obwohl ich äußerlich gesehen bei dieser Vergewaltigung die Oberhand gewonnen hatte und der mich angreifende Mann davongelaufen war und ich nach einer ausgiebigen körperlichen und energetischen Reinigung geglaubt hatte, dass alles wieder »stimme«, so hatte ich doch

Schaden davongetragen. Im darauf folgenden Heilprozess vertiefte sich auf unbeschreiblich Weise mein Verstehen und Mitgefühl für sexuell missbrauchte Menschen. Heute weiß ich, dass die Wiedergewinnung dieses tiefen Vertrauens – bis in jede einzelne Körperzelle – nach einer Vergewaltigung das Wichtigste ist.

Als Letztes will ich Ihnen gestehen, dass ich in einem Bereich des Lebens eindeutig egoistisch bin: Ich liebe es, unter freien Menschen zu sein, unter Menschen, die ihre eigene Authentizität leben. Ich liebe diese Kreativität, die – im Sein mit ihnen – einfach *sein und entstehen* lässt. Ich liebe die Schwingung, die mit diesen Menschen zu empfinden ist. Es ist die Schwingung der Liebe, wenn ich es mit einem Begriff von Energie bezeichnen soll. Ich will in einer Welt leben, in der sich diese Schwingung verbreitet – und dafür setze ich meine Energie ein. Und nichts anderes mehr hat für mich und mein Leben in unserer heutigen Welt Sinn.

Der theoretische Hintergrund des hinduistischen Tantra

Tantra ist das Wissen, das Verstand, Körper und Bewusstsein erweitert. Die Lebensweise des Tantra betont die Wesenheit des Lebens (Essenz) und die Bedeutung der Energie des Lebens. In ihrem Mittelpunkt steht die Vereinigung von Gegensätzen; sie äußert sich in der biologischen Welt in der Zusammenführung von weiblich und männlich. Mit diesem Zusammenhang und weiteren wichtigen Grundlagen des Tantra wollen wir uns in diesem Kapitel befassen.

Wesentliche Grundlagen

Als Mensch zu einer Einheit, zu einem Mikrokosmos im Makrokosmos, zu werden und sich durch die Vereinigung von Yin und Yang zu erweitern, ist zunächst einmal ein individueller Prozess. Wer ein Gleichgewicht von weiblichem und männlichem Prinzip in sich selbst erreicht hat, ist in der Lage, bewusst »Weißes Tantra« zu leben. »Weißes Tantra« wird häufig als »Großvater des Hatha Yoga« bezeichnet. Frauen mittleren Alters lehrten es ursprünglich Jungen vom frühen Lebensalter an, damit sie den freien Energiefluss des kleinen Kindes im Körper beibehalten und ihn als Erwachsener bewusst nutzen können. Somit wurde sichergestellt, dass sie als sexuell reife Männer nicht ohne Orgasmen Ejakulationen haben und sich jedes Mal bewusst entscheiden können, ob sie überhaupt eine Ejakulation haben wollen. Mädchen lernten ebenfalls die Energieleitung in ihrem Körper steuern – entsprechend ihrer Natur. Dank ihrer Gebärmutter und ihrer Yoni, wo sie andere »Energiewesen« tragen bzw. einen Teil eines anderen in sich aufnehmen können haben sie es einfacher, den Kontakt mit universeller Energie direkt zu empfinden. In dieser Weise war im alten Indien zumindest ein Teil der Jugend der gehobenen Klasse geübt, den Energiefluss in sich selbst bewusst zu nutzen, von sich auszusenden und die Energie anderer und des Weltalls wahrzunehmen.

»WEISSES TANTRA« bedeutet, vom eigenen Energiefeld Schwingungen in Verbindung mit Wellenlängen positiver Gedanken und Wünsche auszusenden.

»SCHWARZES TANTRA« ist das Aussenden negativ wirksamer Schwingungen, um jemandem Schaden zuzufügen. Es waren damit unmittelbar zerstörerische Gedanken und Wünsche verbunden. Das Schwarze Tantra wird nur selten erwähnt und war daher wohl verhältnismäßig wenig bekannt.

»ROTES TANTRA« strahlt positive Vibrationen der angesammelten lebensschaffenden Energie des »Maithuna«, der sexuell gelebten Vereinigung eines Paares, aus.

Um ein Missverständnis auszuschließen: Tantra wurde keineswegs als weiße, schwarze oder rote Magie praktiziert. Für die weisen und lehrenden Frauen des alten Indiens war Tantra als der »vollste Ausdruck von nicht verwandter und nicht egoistischer Liebe die verfeinertste Magie aller Existenz«, wobei Leid in Freude transformiert wurde. Nur in diesem Zusammenhang fand sich der Begriff »Magie«.

Die vier Himmelsrichtungen

Tantra achtet die vier Himmelsrichtungen und wendet sie sogar in der Beschreibung des menschlichen Körpers an. Jede Himmelsrichtung stand in Verbindung mit Gottheiten, deren symbolische Bedeutung auch für den jeweiligen Körperbereich übernommen wurde.

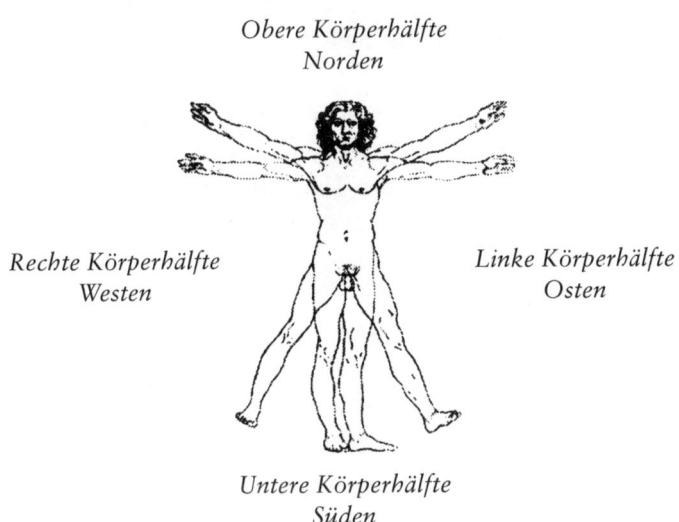

Obere Körperhälfte
Norden

Rechte Körperhälfte　　　　　　　*Linke Körperhälfte*
Westen　　　　　　　　　　　　　*Osten*

Untere Körperhälfte
Süden

Historischer Hintergrund

Die Ursprünge des Tantra führen zurück in das alte Indien. Man entdeckte Schriften, deren mündlich überlieferter Ursprung mehr als 5000 Jahre zurückliegen muss. Tantrisches Wissen ist in zahllosen frühen Texten, oft »Geheimschriften« oder »Heilige Texte« genannt, im Detail beschrieben. Das in ihnen niedergeschriebene Wissen wurde allerdings vermutlich bis vor etwa 3500 Jahren nur mündlich überliefert.

Tantra wurde und wird – allerdings nur noch in seltenen Fällen – in Hindutempeln in Form religiöser Rituale praktiziert. Das tägliche Leben der ursprünglichen Brahmanen, in der Zeit vor Buddha die höchste der vier sozialen Klassen, war tantrischer Art; eine kosmische Existenz in Tiefe und Wissen, die in unterschiedlichen Regionen des indischen Subkontinents oft sehr verschiedenartig ausgedrückt und verstanden wurde. Auch wenn die europäischen Indologen des 20. Jahrhunderts intensiv nach einem feststehenden tantrischen System – einem »Tantrismus« – in Indien gesucht haben, gibt es keine Festlegung auf ein System. Ich wage sogar zu behaupten, dass es entsprechend der gelebten großen Toleranz ebenso viele tantrische Wege gibt, wie es Menschen gibt, die in ihrem Leben bewusst tantrisch der Autorität ihres Spirits folgen. Die Toleranz wird als der Vater des Dharma bezeichnet; das Dharma erbringt als verstandenes und überwundenes Karma eine bewusste Dienstleistung zugunsten der Befreiung der menschlichen Welt. Kurz und bündig wird die Toleranz als »Erzeuger des befreiten Menschen« bezeichnet.

Buddhismus – ein Reformversuch des Hinduismus

Vor 3500 Jahren, etwa als begonnen wurde, die alten hinduistischen Weisheiten schriftlich festzuhalten, brachte die tantrische Art des Lebens und der Hinduismus selbst in Indien die ersten Anzeichen von Dekadenz hervor. Rund tausend Jahre später stellte Buddha – in einem Gebiet, das sich etwa 600 km entlang des Ganges erstreckte – seine philosophischen und theologischen Hypothesen auf. Obgleich einige Könige in diesem nordindischen Landesteil seinen Predigten folgten, ihn um Rat fragten und ihn unterstützten, dauerte es nicht lange, bis die Bewohner von Benares (das Zentrum des Brahmanismus in Nordindien, heute Varanasi genannt; es ist eine der drei ältesten bewohnten Städte der Welt und wurde ursprünglich als der tantrische Segenshain bezeichnet) und anderen nordindischen Regionen nahe »der Mutter Ganges« sich gegen seine Lehren auflehnten.

Trotz der Rückschläge und des geringen Einflusses während seiner Lebenszeit – Buddha starb 80-jährig und hatte zu Lebzeiten nur 491 Anhänger – lebten seine Lehren schließlich zwei Jahrhunderte später durch das Interesse des mächtigen Herrschers des Alten Indien, Kaiser Asoka, wieder auf. Asokas Bemühungen bewirkten, dass 230 Jahre nach Buddhas Tod in Pataligama (heute Patna) eine tausendköpfige Synode abgehalten wurde. Sie sollte die verbliebenen geschichtlichen Texte zusammentragen – das heutige Vermächtnis Buddhas. Asokas Sohn Mahinda brachte den Buddhismus im dritten Jahrhundert vor Christus nach Ceylon, das heutige Sri Lanka, das noch immer stark vom Buddhismus beeinflusst ist. Dort wurde im ersten Jahrhundert vor Christus die zeitlose Lehre des Buddha auf getrockneten Blättern der Talipot-Palme schriftlich niedergelegt.

Als neues religiöses System zog der Buddhismus hauptsächlich nach Norden. Nach zwei Missionierungsperioden, die sich über tausend Jahre erstreckten, wurden die Gebiete des heutigen Nepal und Tibet zu wichtigen Zentren des Buddhismus.

Buddhas Ziel war es gewesen, eine weitere Dekadenz des Hinduismus zu vermeiden. Doch offenbar hätten zu viele soziale Normen verändert werden müssen, weshalb eine Reformation der Religion des Hinduismus durch Buddha erfolglos blieb und durch ihn eine neue Religion, der Buddhismus, entstand.

Der linkshändige und der rechtshändige Pfad des Tantra

Der Buddhismus entwickelte seine eigenen tantrischen Lehren, wobei in einen *linkshändigen Pfad* und einen *rechtshändigen Pfad* des Tantra unterschieden wurde. Der linkshändige Pfad, auch »Vama Tantra« oder »Vama Marga« genannt, schließt Sexualpraktiken mit ein; der rechtshändige Weg sublimiert Sexualpraktiken auf geistige Weise und konzentrierte sich maßgeblich auf die vier Chakren, die Energiezentren des Körpers in der oberen Körperhälfte. Die tibetische Tradition des *Shambala*, ein linkshändiger Pfad des Tantra, hat viele Ähnlichkeiten mit dem ursprünglichen Hindu-Tantra, das diesem Buch als Grundlage dient. Als tief gehende tantrische Lehren gehen diese beiden weit über ein organisiertes Religionssystem hinaus.

Tantrische Künste und das Kama Sutra

So gab es 65 tantrische Künste und Wissenschaften, die im relativ spät zusammengetragenen und vom ursprünglichen Tantra bereits weit entfernten »Kama Sutra« (entdeckt etwa 300 n. Chr.) aufgeführt sind. Darunter befinden sich Alchemie, Architektur, Astrologie, Astronomie, Chemie, Gartenbau, Handlesen, Magie, Mathematik, Medizin, Musik, Poesie und Tanz.

Wir können uns diesen Prozess der Entfernung vom originalen Tantra folgendermaßen vorstellen: Von den Brahmanen lernten in alter Zeit interessierte »Geschäftsleute und Hausbesitzer«, jene soziale Klasse, die direkt unter der Kaste der Brahmanen stand, bestimmte Bereiche tantrischer Lebenswege. Der Begriff »Kaste« für Indiens soziale Klassen wurde übrigens von den Portugiesen eingeführt, die den Staat Goa, südlich von Bombay, kolonialisierten.

Da diese Geschäftsleute ihre Lebensenergie und Lebenszeit auch anderen Interessen widmeten, verkürzten sie entsprechend ihres Lebensverständnisses die Lehren des Tantra unbeabsichtigt auf die sexuelle Praxis. Da das Kama Sutra von Angehörigen dieser Kaste stammt, fehlt ihm der maßgebliche Wissenshintergrund der Vedas, den heiligen Texten der Hindu-Religion, und der Upanischaden, den philosophischen Texten der Hindu-Religion. Diese Texte erhellen den kosmischen Aspekt der sexuellen Praxis.

Das Ziel des Tantra war völlige spirituelle Bewusstheit, ein bewusstes Sein im Körper bis hinein in die einzelnen Zellen. Die Kunst sexuellen Liebesausdrucks war die nobelste der tantrischen Wissenschaften. Für alle 65 Wissenschaften gilt, dass das Wesentliche des ursprünglichen Tantras nicht in den äußerlichen Formen des tantrischen Liebesausdrucks lag. Sie waren – und sind – lediglich ein Hilfsmitel für das Wachsen hin zu Erleuchtung und Vervollkommnung. Über Liebe, erfahren als kreative Kraft des Lebens, wurde behutsam nachgedacht. Tantriker wussten um den Umgang mit Energie und ihrer Ausstrahlung, ein selbstverständliches Ergebnis dieser Kraft. Entsprechend diesem komplexen Verständnis wurde der Körper als der »Tempel des Geistes« (der universellen Energie) auf der Erde betrachtet. Das Verhalten innerhalb der Familie, in der Gesellschaft, der Welt und im universellen Kontakt war deshalb von Respekt gekennzeichnet. Der körperliche Liebesakt war meditative Ergebenheit, ein Miteinander-Kommunizieren zweier Mikrokosmen als Teile des Makrokosmos im Sinne des Miteinander-Verflechtens der energetischen Schwingungen. Die Tantriker hatten einen Weg gefunden, das Geschenk der vom Universum verliehenen Energie dankbar zu empfangen und anzuwenden. Diese unverletzbare Einheit führte zur Wahrnehmung grenzenlosen Wissens. Es ist in diesem Zusammenhang interessant, dass die Priesterklasse der Maya in Mittelamerika offenbar ähnliche Wege benutzte, um unser Sonnensystem zu erforschen. Wie die indischen Brahmanen öffneten sich diese Priester durch die sexuelle Vereinigung für die bewusste Wahrnehmung des Universums und dessen Energie. Auch in den Gesellschaften der Maya waren zumindest bis vor dreitausend Jahren oft Frauen die religiösen und zugleich weltlichen Herrscherinnen.

Spezifisches Wissen über Energie

Jedes Lebewesen wird durch Energie bewegt: Menschen, Tiere und Pflanzen.

Kernpunkt tantrischen Wissens war die wechselseitige Beziehung von universeller Energie und dem materiellen Körper des Menschen.

Wir sind Energie

Die universelle Energie fließt im menschlichen Körper, der aus Erdenergie besteht und mit der Erde verbunden ist. Der physische Körper wird durch diese spirituelle Energie belebt, die an die Energie des Universums gebunden ist. Ist diese Bindung zum Universum geschwächt und funktioniert das geistige Band zum Körper nicht oder nur mangelhaft, entsteht Krankheit. Dieses Verständnis führte auch dazu, Tantra als indischen Schamanismus zu bezeichnen Ein Schamane führt in einer Heilung die vom Körper getrennte Geistseele in den Körper zurück.

Durch eine umfassende Liebesempfindung fließt die universelle Energie völlig frei durch den Körper. Für das Wort »Liebe« gab es in der indischen Sprache des Sanskrit übrigens 70 verschiedene Begriffe, was uns eine Vorstellung von der Vielfältigkeit der Wahrnehmungsempfindung von Liebe vermittelt.

Energie ist grundsätzlich neutral. Sie ist niemals »gut« oder »schlecht«, »positiv« oder »negativ«. Allerdings kann Energie nur auf zweierlei Art angewandt werden:

» Sie kann als »positiv« empfunden werden, d. h. konstruktiv schöpferisch: Sie wird als leicht und sich ausdehnend wahrgenommen.

» Sie kann als »negativ« empfunden werden, d. h. destruktiv: Sie wird als dunkel und sich zusammenziehend wahrgenommen.

Wenn wir Schwere in unserem Körper fühlen, ist die Energie kontrahiert oder blockiert. Das Energiefeld (Aura) um den Körper ist in den betreffenden Gebieten verdunkelt. Fühlen wir Leichtigkeit und Freude in unserem Körper, dehnt sich die Energie aus. Das ist in der Aura als Licht, das verschiedene Farbtöne annehmen kann, sichtbar.

Liebe ist Energie, die in kreativ-konstruktiver Weise Anwendung findet. Durch ihre expansive Schwingung nach außen, die durchdringende Wirkung hat, kann Liebesenergie die Energie und Situation einer Menschengruppe, eines Raumes, einer Straße – und mit Kraft und Ausdauer – einer Welt verändern.

Polarität und Gleichgewicht

In der philosophischen Grundlage tantrischen Lebens ist die Bedeutung der Polarität nicht zu übersehen. Positiv geladener Pol und negativ geladener Pol werden auch im ursprünglichen Mythos der Erschaffung der Welt durch die Vereinigung von Shakti und Shiva dargestellt. Der positiv geladene Pol gibt Energie ab, der negativ geladene Pol nimmt Energie auf.

Ohne darüber nachzudenken, sind wir fortlaufend mit unserer Polarität beschäftigt, während wir unsere alltäglichen Aufgaben erledigen:

» Rechtshänder gebrauchen ihre rechte Seite als die aktive, gebende Seite. Somit ist die rechte Seite der positive Pol (*yang* = männlich), während die linke Seite der negative, passive und empfangende Pol ist (*yin* = weiblich).

» Bei Linkshändern sind die Pole entgegengesetzt.

Dementsprechend wird die Sonne, die Energie abgibt, als yang, der Mond, der Energie aufnimmt, als yin betrachtet.

Der Energiekreis ist geschlossen, wenn der positive und der negative Pol zusammengeführt sind. Hierin liegt die ursprüngliche Bedeutung des »*Namaste*«-Grußes, der in Indien, Nepal und Tibet alltäglich ist: Ein vollständiger Energiekreis, ein Mikrokosmos, heißt den anderen Mikrokosmos respektvoll mit der Geste einer leichten Verbeugung willkommen.

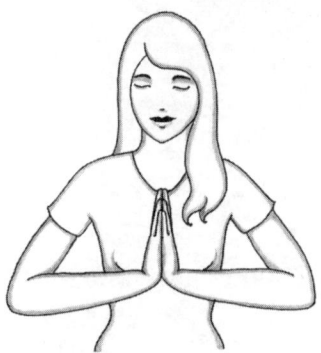

Der Namaste-Gruß

In ihrem biologischen Ursprung sind die Energiezentren im Körper *(Chakren)* von Mann und Frau entgegengesetzt geladen, sodass sie übereinstimmen. Dies ist die Grundlage der starken biologischen Anziehungskraft zwischen den beiden Geschlechtern.

Durch die bewusste Anwendung achtsamer Willenskraft kann die Polung eines Menschen verändert und sogar umgekehrt werden. Dies ist nur möglich, wenn die Person zu einem Mikrokosmos herangereift ist und in ihr selbst Yin und Yang, die weibliche und die männliche Seite, vollständig im Gleichgewicht ist.

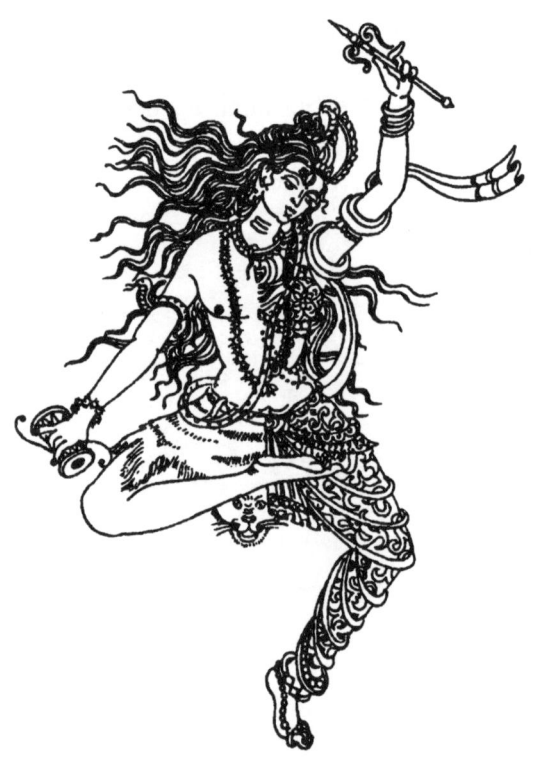

Altertümliche Darstellung von Yin/Yang in einer Person

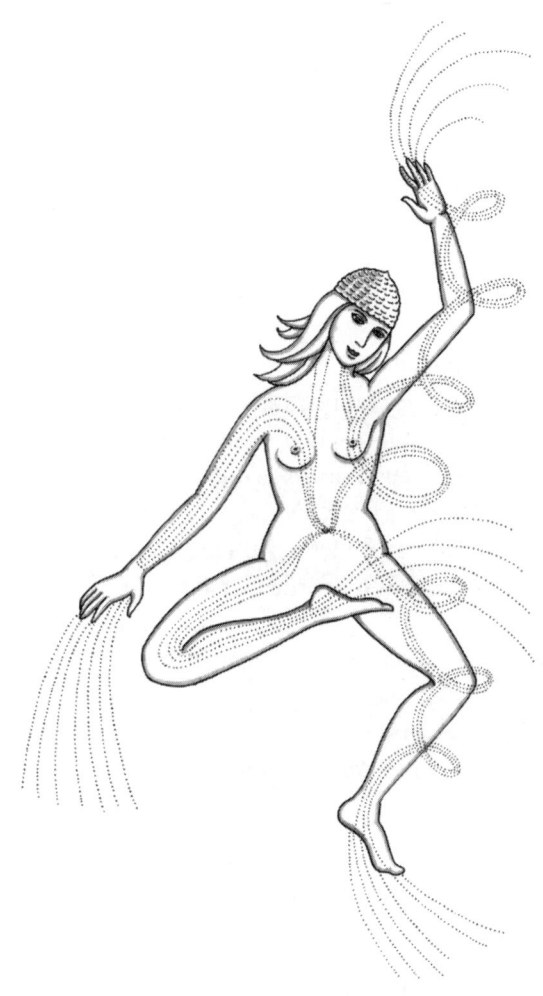

Zeitgenössische Darstellung von Yin/Yang in einer Person,
die den Energiefluss berücksichtigt

Eine persönliche Erfahrung

Um mein eigenes Yin und Yang auszubalancieren, habe ich vor langen Jahren als Rechtshänderin alle Wände eines in Mexiko gemieteten Hauses weitgehend mit der linken Hand von der alten Farbe befreit und neu gestrichen. Ich habe dadurch nicht nur ein wesentlich besseres Gleichgewicht zwischen meinen beiden Körperhälften gewonnen, sondern mich auch viel stärker in meinem Zentrum verankert.

Diese perfekte Balance von Yin und Yang im Mikrokosmos Mensch ist das Ziel des Tantra. Indem der innere Energiefluss durch die Energiekanäle *(Nadis)* geleitet wird, kann ein bewusstes Sein des ganzen Körpers erreicht werden. Der äußere Energieaustausch, der innerhalb des sozialen und des gesellschaftlichen Milieus stattfindet, wird von der inneren Bewusstseinsstufe beeinflusst. Wir werden später auf die tantrische Kunst und das bewusst freie Geben und freie Empfangen in der Liebesbeziehung sowie in den sozialen und gesellschaftlichen Beziehungen zurückkommen.

Es versteht sich von selbst, dass auf diesem Hintergrund die Gleichstellung von Frau und Mann im »echten« Tantra niemals infrage stand.

Energiefeld, Energiezentren und Energiekanäle im Körper

Meister des Tantra haben fünf oszillierende Schichten *(Kankucas)* im menschlichen Wesen voneinander unterschieden. Sie erzeugen in ihrer Verbindung das Energiefeld um den Körper – die Aura. Diese verschiedenen Schichten schwingen bei einem gesunden Menschen in der gleichen Frequenz. Bei Krankheit, Stress oder in lebensverändernden Situationen variieren die Frequenzen dieser Schichten.

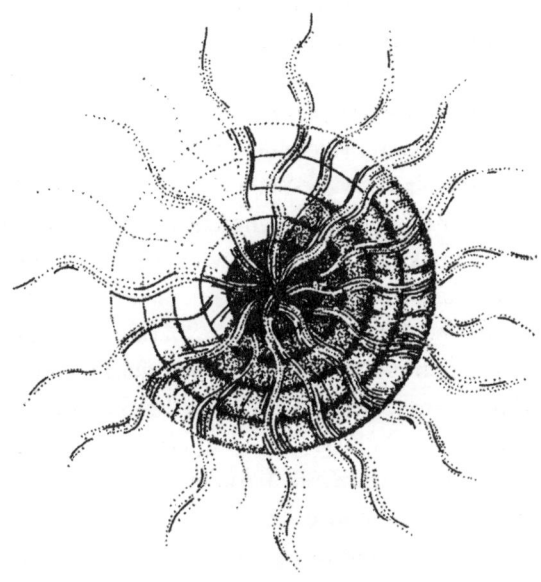

Die fünf oszillierenden Schichten

Die fünf oszillierenden Schichten

Die äußerste und *erste Schicht* wird von Haut, Knochen usw. des physischen Körpers, der sogenannten materiellen Personalität, geformt. Die *zweite Schicht* stellt die Atmung, die »innere Personalität«, dar, durch die wir den Energiefluss in unserem Körper wahrnehmen und beeinflussen können. Die *dritte*

Schicht ist die Erkenntnis oder das kognitive Feld, die sogenannte Personalität des Wissens, das durch unsere eigene Wahrnehmung und durch die Information, die andere bei uns (auch
durch unsere Wahrnehmung) hinterlassen haben, erworben
wurde. Die *vierte Schicht* ist die »Diskretion«, womit im alten
Indien der Bereich der Emotionen, die durch Aktionen und Reaktionen von uns selbst und anderen im sozialen Feld entstanden sind gemeint war. Die im Innersten liegende *fünfte Schicht*
wird vom Chakrasystem gebildet. Sie wird Brahma Nadi genannt; das bedeutet, dass dieser maßgebliche Energiekanal uns
energetisch mit Brahman, dem Universum, verbindet.

Eine persönliche Erfahrung

In meiner mehr als 25-jährigen Praxis der Bio-Kosmo
Energie-Behandlungen konnte ich eindeutig wahrnehmen,
dass wir Menschen eine weitere Schicht besitzen, die unseren
materiellen Körper nach außen wie eine Schutzschicht um
hüllt. Ich vermute, dass diese Schicht im letzten Jahrhundert,
als wir lernen mussten, in großen Städten eng beieinander zu
leben, nach und nach entstanden ist.

Zunehmend stelle ich in meiner Praxis allerdings auch fest,
dass immer mehr junge oder sehr bewusst lebende Menschen
sich nicht nur mit universeller Energie verbinden können, son
dern dass ein sehr großer Teil der Energie in ihnen starke
Energie des Universums ist.

Tantriker richten ihre Aufmerksamkeit darauf, diese fünf
Schichten in der gleichen Frequenz zu halten. Bei einer starken Weiterentwicklung des Bewusstseins, die oft mit großen

Lebensveränderungen einhergeht, variiert die Frequenz der Schichten wieder, da zumindest eine Schicht in eine höhere Frequenz übergegangen ist. Durch bewusste Atmung, Meditation und die Wahrnehmung der eigenen Gefühle, also aller Informationen aus dem kognitiven Feld und dem körperinneren Energiefluss, wird die Angleichung aller Schichten an dieselbe Frequenz erreicht.

Die sieben Chakren im Körper

Das Chakrasystem ist das intuitive oder psychische Energiesystem des Körpers, durch welches physische Ekstase und spirituelle Einheit erlangt werden können. Mithilfe feiner Energiekanäle, den sogenannten »Nadis«, sind die *Chakren* mit den anderen vier Schichten verbunden. Auf diese Weise wird der ganze Körper energetisch versorgt. Der weibliche Körper besitzt insgesamt 84 000 Nadis, der männliche Körper 72 000 Nadis. Einige Nadis verlaufen im Körper wie die Meridiane des Akupunktursystems, wie die Nervenbahnen und wie die Blutgefäße. Durch geistige Kraft kann jedoch jeder Nadi visualisiert, geformt und angewandt werden. Einer der drei wichtigsten Energiekanäle im Körper ist der in der Wirbelsäule verlaufende Nadi *Susumna*, die beiden anderen Nadis *Ida* und *Pingala* befinden sich jeweils etwa 1,5 cm seitlich der Wirbelsäule. Ida befindet sich links der Wirbelsäule, Pingala auf der rechten Seite. Das energetische Zusammenspiel dieser drei Nadis erfüllt eine bedeutende Funktion, wenn sich das *Kundalini* »geöffnet« hat.

Die Chakren werden oft als »Scheiben«, »Räder« oder »Kreise« beschrieben. Es gibt eine Menge verwirrende Informationen über das Chakrasystem. Allgemeine Übereinstimmung herrscht über sieben Chakren im menschlichen Körper:

Erstes Chakra: bekannt als »Erdchakra«, »Grundchakra«, »Basischakra«, »Wurzelchakra« oder »Beckengeflecht«; in Sanskrit: *Muladhara* (*mula* = Wurzel, Grund, Quelle; *adhara* = Unterstützung oder vitaler Teil). Es liegt im Bereich des Steißbeins.

Zweites Chakra: bekannt als »Sexualchakra«, »hypogastrischer Plexus« oder »Unterbauchsgeflecht«; in Sanskrit: *Svadhisthana* (*sva* = vitale Kraft, Seele; *adhisthana* = Sitz von, Wohnsitz). Es ist liegt im Genitalbereich.

Erstes und zweites Chakra bilden zusammen den »Sakralen Plexus« oder das »Sakrale Geflecht«. Es korrespondiert dynamisch – durch die Zeugungsfunktion der Sexualorgane – mit der Materialisation von Leben auf der Erde.

Drittes Chakra: bekannt als »Zentrumschakra« oder »kosmisches Zentrum«; in Sanskrit: *Manipuraka*. Der Begriff *Manipura* (Nabel) weist auf seinen Platz am Nabel hin, der das konkrete kosmische Zentrum im menschlichen Körper ist. Es schließt auch das »Hara« – oder Erdzentrum des Körpers – ein, das etwa zwei bis drei Zentimeter unter dem Nabel liegt. Das Zentrumschakra steht energetisch mit den Bauchorganen in Verbindung.

Viertes Chakra: bekannt als »Herzchakra«, »Kardial-Plexus« oder »Herzgeflecht«; in Sanskrit: *Anahata Chakra* (*anahata* = Herz, »Sitz der Intimität«). Am untersten Punkt des Brustbeins sitzt es dort, wo die Nerven Sympathikus und Parasympathikus gemeinsam das einzige Nervenzentrum des menschlichen

Körpers formen, das nicht im Gehirn liegt. Die vitale Kraft des Herzens und der Blutzirkulation hängen von der Verfassung dieses Chakras ab.

Drittes und viertes Chakra bilden zusammen den Solarplexus oder das Sonnengeflecht.

Fünftes Chakra: bekannt als »Kehlkopfchakra«, »Karotikplexus« oder »Halsschlagadergeflecht«; in Sanskrit: *Visuddha Chakra* (*visuddha* = pur, rein). Es steht in Verbindung mit der Schilddrüse, der Nebenschilddrüse und der Thymusdrüse.

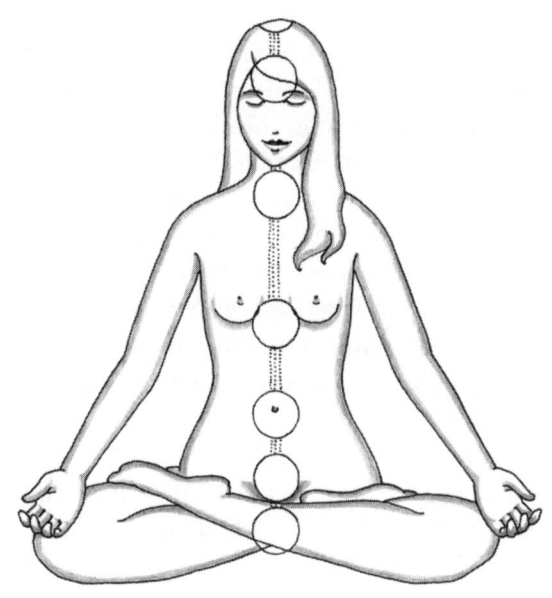

Position der sieben Chakren im menschlichen Körper

Sechstes Chakra: bekannt als »Drittes Auge«; in Sanskrit: *Ajna Chakra* (*ajna* = führen, befehlen). Zwischen den beiden Augenbrauen liegend kann von ihm wegführend eine horizontale Energielinie durch die Hypophyse bis zur Zirbeldrüse gezogen werden, die tief greifende spirituelle Bedeutung für das Leben eines Menschen hat. Das Dritte Auge wird in allen alten Disziplinen Chinas als »Shen-Tal«, was »Tal des Geistes« bedeutet, bezeichnet.

Siebtes Chakra: bekannt als »Kronenchakra«; in Sanskrit: *Sahasrara Chakra* oder *Brahma Randhra* (*sahasrara* = Lotus mit 1000-fachen Blütenblättern; *brahman* = das Absolute, Universum): Seine energetische Mitte liegt am obersten Scheitelpunkt, dort, wo die verlängerte Wirbelsäule enden würde. Seine Verbindung zur Zirbeldrüse, deren Wirkung und Einfluss für die westliche Medizin noch weitgehend im Dunkeln liegt, erfüllt während der physischen Geschlechtsentwicklung des Menschen im Jugendalter eine körperliche Funktion.

Sechstes und siebtes Chakra können in vertikaler Weiterführung der Linie des sechsten Chakras einen visualisierten 90°-Winkel bilden, der vom Dritten Auge über die Zirbeldrüse zum siebten Chakra führt. Deshalb erfüllt die Zirbeldrüse in der Aufnahme hoher Energievibration eine zentrale, jedoch in der Regel verborgene Funktion.

In vielen Darstellungen werden den Chakren eine spezifische Farbe und/oder Form zugeschrieben. Eine solche Festlegung war in alten Zeiten verständlich, da das kollektive Bewusstsein in homogenen Gesellschaften stabil in Form einer alleingültigen Denkweise ausgerichtet war. Somit erklärt sich auch, dass das kollektive Unbewusstsein nur geringen Veränderungen unterworfen war – im krassen Gegensatz zum Leben in unseren heutigen, viel größeren, multikulturellen und damit sehr heterogenen Gesellschaften. Allerdings habe ich in der von mir erarbeiteten Literatur über altes indisches Wissen sowie in Gesprächen mit Indern nie einen Hinweis auf die Festlegung von Farben für die einzelnen Chakren gefunden. Ich vermute, dass die Farbzuweisung der Chakren das Ergebnis einer Entwicklung in oder um die 1960er-Jahre in Nordamerika ist.

Heute jedoch verfügen wir über ein anderes Wissen: Die Farben unserer Aura und unserer Chakren variieren entsprechend der Besonderheit eines jeweiligen Gefühls. Unsere Emotionen sind heute weitaus vielfältiger und vielschichtiger als jemals zuvor. Sie überlagern sich, und ihre sich immer wieder verändernde Mischung wird in den momentanen Farbkombinationen unserer Chakren und unserer Aura sichtbar. Somit ist es nicht länger möglich, sie mit festgelegten Attributen darzustellen.

Yantras – symbolische Darstellung der Chakren

Ein Yantra wurde im tantrischen Symbolismus verwendet, um sich ein bestimmtes Chakra bildlich-symbolisch vorzustellen. Die Chakren wurden auch unter Anwendung mantrischen Ausdrucks vertont. Diese Mantras sind im Zentrum jeder der ersten fünf Yantras in Sankrit geschrieben. Es ist interessant zu beobachten, dass die alten Meister nicht versucht haben, die zwei oberen, mit dem Universum verbundenen Chakren in Form weltlicher Buchstaben festzuschreiben.

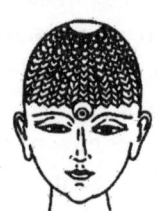 Kronenchakra
Tausendfach gefalteter
Lotus

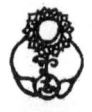 Drittes Auge

 Kehlkopfchakra

 Herzchakra

 Zentrumschakra

 Sexualchakra

 Basischakra

Die Yantras aller Chakren

Durch geistige Konzentration und Willenskraft, verbunden mit bewusster Atmung, können wir den natürlichen Energiefluss in unseren Nadis stimulieren. Im Tantra wird Energie bewusst im Brahma Nadi von den unteren in die oberen Chakren und umgekehrt geleitet. Durch dieses zunehmende Kanalisieren kann der physische Körper eine bewusste Vereinigung von Erdenergie und kosmischer Energie in sich erreichen. Der menschliche Körper wird dann beim Aufwärtsfluss der Energie sinnbildlich zu einem Baumstamm. Beim Abwärtsfließen kann die vom Universum in diesem Energiekanal aufgenommene Energie im Körper verströmen und dadurch der Körper »geerdet« werden (siehe Übung »Kosmischer Koitus« auf Seite 208). Unsere aufrechte Haltung kann uns zu einer »Energiesäule« machen, in der die Energie des Universums und die Energie der Erde in einem Austausch oder einer »Umleitung« – entsprechend unserer bewussten Anwendung – ihre Wege finden. In einer langen, loslassenden Ausatmung (um die Wirkung zu steigern, atmen Sie am besten mit offenem Mund aus, während Sie die Luft reinigend durch die Nase einatmen) können wir uns von schwerer Energie in unserem Körper freimachen, indem wir sie an die Erde unter uns abgeben. Mit etwas Übung können wir in einer einzigen langen Atmung unsere Energie mit vollem Bewusstsein und totalem Loslassen vollständig verwandeln. Wenn wir alle Energie in einer oder in einigen Ausatmungen aus uns haben ausfließen lassen, können wir uns in der/den Einatmung/en danach völlig neu mit Energie aus dem Universum aufladen. Für den Tantriker, für den diese Praxis eine ständig bewusste Haltung ist, gibt es dann keine andere Wahl, als auch höhere ethische Werte ins Leben zu integrieren. Es gibt dadurch auch kein Festhalten an Altem mehr. Mit dieser Einsicht – besser: diesem Einfühlen – in kosmische Weisheit kann ein Mensch beginnen, die volle Erinnerung an frühere Lebenszeiten zu erleben sowie deren Bedeutung zu erfassen. Lassen Sie mich noch darauf hinweisen, dass nach dem Tod unser Energiefeld/Spirit nicht als eine in sich abgeschlossene Einheit durch das All »wandert« und dann als solche wieder neu inkarniert wird. Nach dem körperlichen Tod vereint oder verwebt sich unsere Energie mit der anderer »Energiefelder«. Deshalb sprechen wir besser von einer Prä-Dominanz einer früheren Lebenszeit. Das macht auch verständlich, dass sich mehrere Personen als eine »Reinkarnation« des Lebens eines Menschen aus der Vergangenheit fühlen können.

Kundalini – die kosmische Lebensenergie

»Panchastavi«, ein Lobeshymnus, der in einer Höhle hoch oben in den Bergen von Kaschmir gefunden wurde, hebt Kundalini, die kosmische Lebensenergie, als »Instrument der Befreiung« hervor. Dieser Lobgesang betrachtet Kundalini als bedeutendes Mittel zur Erleuchtung.

Als wellenartig durchdringender Energiefluss strömt Kundalini vom sakralen Geflecht (erstes und zweites Chakra) in der Wirbelsäule nach oben, wobei er jedes Chakra passiert, bis er das Kronenchakra erreicht und dort austritt. Beim Durchströmen des Gehirns belebt dieser starke Energiefluss dessen Nervenzentren. Er kann aber auch eine Art »Revolution« im Gehirn hervorrufen. Dieser auch als »Schlangenkraft« bekannte Energiestrom bezieht bei seiner außergewöhnlich raschen Aufwärtsbewegung in der Wirbelsäule die benachbarten Nadis

Ida und Pingala mit ein. Wegen seines schnellen Pulsierens durch die Chakras wird er als eine »Welle intensiv schönen Gefühls« oder als unbeschreibliche »Glückswelle« empfunden.

Brahmanen, die die spirituelle Hierarchie und deshalb vor Buddhas Zeit die leitende soziale Klasse bildeten, sollten entsprechend ihrem Namen, der sich von »Brahman« (absolutes Bewusstsein, Universum) ableitet, mit dem Fließen des Kundalini vertraut gewesen sein. Durchströmt Kundalini die Wirbelsäule, so verändert sich die physische Position des Steißbeins. Einige der heute lebenden Brahmanen kultivieren dieses Wissen noch; doch wie ich in Gesprächen erfahren habe, ist auch unter ihnen diese fortgeschrittene Entwicklungsstufe eine Seltenheit geworden.

Das in uns allen schlummernde Kundalini kann nicht allein durch bestimmte Praktiken des Hatha Yogas oder Pranayamas (siehe Seite 110), der altindischen Wissenschaft der Atmung, erweckt werden. Für das Öffnen des Kundaliniflusses wurde sogar eine spezielle Disziplin von den ursprünglichen Yoga-Disziplinen abgeleitet. Doch selbst viele Lehrer dieses Kundalini Yoga sind auf einem verschlungenen Pfad. Dies bedeutet keineswegs, dass ihre Schüler die »Schlangenkraft« nicht zum Erwachen bringen können. Je besser ein Mensch körperliche Empfindungen seines Körpers wahrnehmen kann, desto besser kann er während des Ausübung von Pranayama oder bestimmten Asanas (Körperstellungen im Hatha Yoga) unbekannte Regungen in der körperlichen Region des Ausgangspunkts von Kundalini (als »kanda« bezeichnet) und des Beckens spüren. Es kann ein Kribbeln, Jucken oder eine erotische Empfindung erlebt werden, ein Gefühl, das sich entlang der Wirbelsäule nach oben bewegt und im Gehirn ein Funkeln oder eine Serie von Blitzen verursacht. Allerdings ist dies kein sicheres Zeichen, dass dabei die Kraft des Kundalini voll im Spiel gewesen ist.

Die Energie des Kundalini ist erst vorhanden, nachdem eine Bewusstseinstransformation eine Art spirituelle Energie geschaffen hat, die mit dem Nervensystem des ganzen Körpers verschmolzen ist. Moderne Wissenschaft tappt hinsichtlich dieser hybriden Energie noch im Dunkeln; diese Energie erzeugt »reproduktive Sekretionen« in verschiedenen inneren Organen und dem Gehirn. Eine dieser Sekretionen ist der subtile »Nektar Amrita«, der auf Seite 224 ff. beschrieben wird.

Das lebenslange Verfolgen ermüdender Übungen und esoterischer Disziplinen war niemals eine Garantie für das Erlangen dieser Erleuchtung. Das Erwachen des Kundalini kann durch kein Wunschdenken, das auch nur irgendwie mit Vorstellungen der eigenen Wichtigkeit zu tun hat, erreicht werden. Die Kultivierung des Egos ist eine völlig eindimensionale Perspektive, bei der sozusagen der Tropfen Wasser als wichtiger betrachtet wird als der gesamte Ozean. Geben Sie sich also den Gezeiten des Universums hin. Verlieren Sie Ihre Angst, über Ihre eigenen Grenzen und Begrenztheiten hinauszugehen, denn ohne die völlige Aufgabe der Kontrolle zugunsten eines kompletten Loslassens und völliger Hingabe ist die Erfahrung des sich öffnenden Kundalini nicht möglich.

Das Erwachen des Kundalini

Anzeichen der erwachten Kundalini-Kraft sind nicht so einfach mit bloßem Auge zu erkennen. Innere Klarheit, durch die alles transparent und »erleuchtet« wird, vollkommenes Vergeben und im Überfluss vorhandene Liebe, bewusste Gedanken und ein bewusster Gebrauch der Sprache – all dies geht Hand in Hand mit einer stark veränderten Wahrnehmung der »objektiven« äußeren Welt, die dazu gerade inspiriert hat: Dies ist die radikale Erfahrung der Kraft des Kundalini, die jedes religiöse und philosophische Konzept transzendiert, sogar die Religion des Hinduismus selbst, in der all dieses Wissen seinen Ursprung hat.

Dieser Prozess vollzieht sich zuerst einmal nur in Ihrem Inneren. Wenn Sie so die Großartigkeit des Lebens in sich selbst entdecken und diese völlige Befreiung, die damit einhergeht, erleben, werden Sie auf eine Weise demütig und bescheiden, die keineswegs mit Unterwürfigkeit zu tun hat. Die Willenskraft Ihrer Geistseele ist völlig zum Durchbruch gekommen, jene Willenskraft, die in Ihrem Körper energetisch vor allem in den Zellen Ihres Nabels zu finden ist; jenen Zellen, die Abkömmlinge Ihrer allerersten Körperzelle sind. Diese Willenskraft hat in der Regel kaum oder sogar gar nichts mit der Willenskraft der gewöhnlichen Denkweisen Ihres konditionierten Gehirns zu tun. Oft stehen diese beiden Willenskräfte sogar in vollständigem Widerspruch zueinander, und Sie erleben mehr oder weniger eine Art »Krieg« der beiden in Ihrem Inneren.

Entsprechend Panchastavi ist Kundalini die alltägliche Erfahrung des hoch befähigten Yogis oder der hoch befähigten Yogini. »Was das Ego der erleuchteten Person enthält, ist eine Brillanz, fein über alle Maßen, dem Körper innewohnend. Dennoch werden von solch einer Person Hunger, Durst, Schlaf, Müdigkeit, Wunsch und Leidenschaft auf vernünftigem Weg empfunden. Zur selben Zeit ist sie sich über ihre eigene ewige Substanz bewusst, so, als wäre die Sonne körperlich herabgestiegen, um darin zu leben und eine eng-dunkle und jämmerliche Höhle auf der Erde zu erleuchten.«[1] Dieses Zitat von Gopi Krishna besagt konkret, dass der eigene Wesensgrund selbst während schlimmster Lebensumstände innerlich nicht verloren werden kann und selbst lang anhaltende äußere widrige Gegebenheiten nur als momentane Situationen erlebt werden, über die sich eine Person auf jenem Bewusstseinsniveau keineswegs definiert.

»Shakti« stimmt mit »Kundalini« überein. In anderer alter Literatur ist sie personifiziert »Savitri« genannt – die Gattin von Gott Brahma, dem Sohn des Absoluten oder der universell schöpferischen Kraft. Auf der Erde lebt Brahma in Männern noch als der unbewusste »Satiavan«. Er ist der »Sohn der Sonne«, während Savitri die »Tochter des Universums« ist. Im Loblied an Sativer in der RigVeda, eine der vedischen Schriften, den heiligen Schriften der Hindus, wird Savitri »Sayitri« genannt. Sie ist die Göttin des Lichts – »Vidmata«, was wörtlich »Mutter der vedischen Schriften« bedeutet. Daraus lässt sich zweifelsohne folgern, dass Kundalini selbst – die befreite kosmische Lebenskraft im Menschen – die alten Schriften Indiens geschaffen hat.

Bei »Forschungsreisen« in verschiedenste alte Kulturen kann man eine Reihe von Mythen entdecken, die alle von der Erleuchtung, die durch die Kraft des Kundalini erzielt werden kann, berichten. In der zentralamerikanischen Kultur der Maya wird die »Schlangenkraft« durch den Kuss von »Sak Nikte«, der Prinzessin der Lebenskraft, erweckt. In der assyrisch-babylonischen Kultur ist Kundalini personifiziert in Ishtar, der Frau des Sonnengottes und Fruchtbarkeitsgottes »Tammuz«. In Kleinasien war »Cybele« bekannt als die Lebenskraft, die Göttin endloser Fruchtbarkeit und irdischer Schöpfung. In der östlichen Mittelmeerkultur wurde sie später zu »Medusa«, eine Fülle des Kundalini, dargestellt durch einen Kopf voller Schlangen. Minerva, Isis, Frya – die Auflistung könnte endlos sein.

Die mythischen Traditionen könnten den Eindruck erwecken, dass die Kraft des Kundalini nur Frauen zur Verfügung stehen würde. Doch diese kosmische Lebenskraft ist in jedem Menschen vorhanden – universelle Energie, oftmals auch als »Höhere Realität« bezeichnet, unterscheidet nicht zwischen den Geschlechtern. Wir haben bereits erwähnt, dass die weibliche Kraft ebenso in Männern ist wie die männliche Kraft in Frauen.

Die biologischen Faktoren – menschliche Sexualität –, verantwortlich für mystische Ekstase, haben uns mit der ursprünglichen Fähigkeit ausgestattet, im Ozean des Universums zu schweben. Die eigene mystische Erfahrung *(samadhi)* beeinflusst unsere Nächsten wie ein Tropfen Wasser, der in den

Tümpel der Menschheit fällt und einen nach außen strebenden Wellengang im sozialen Ozean verursacht. Wenn Ihre Energie frei geworden ist, schwingt sie nach außen – und steckt an!

Ein Tanz der Freude

Dank dieser kosmischen Lebensenergie erleben Sie eine große innere Sicherheit, die Ihnen nicht mehr genommen werden kann. Und Sie werden in Ihrem Inneren eine Art »Tanz der Freude« spüren. Sie erkennen dann – ohne darüber rechthaberisch »Bescheid wissen« zu wollen – alles in ihrem Umfeld Geschehende, nehmen je nach Notwendigkeit bestimmte soziale Rollen an und bewegen sich auf Erden nach Belieben. Sie wissen nun, dass das unsichtbare Kundalini der lebendig verkörperte Spirit ist – verborgen durch Maya, der Verschleierung durch Illusion.

Und Sie wissen dann nur allzu gut, dass es keinen Weg gibt, »neugierige Menschenmassen in dieses Geheimnis einzuweihen«, wie Gopi Krishna so treffend schreibt[2]. Selbst spirituelle Intellektuelle, die in der Welt der Worte kosmischen Wissens zu Hause sind, sind nicht fähig, jene Türe zu öffnen, die zum »Raum des Lichts« führt. Der Poet und Mystiker Rumi, für den alle Religionen mehr oder weniger wahr sind, schrieb zynisch: »Wie ein Arsch beladen mit Büchern, schwer ist das Wissen, das nicht von ›Ihm‹ inspiriert ist.«[3]

Versucht jemand dringlich, das »Kraftreservoir des Kundalini« zu erlangen oder es gar auf irgendeine Weise käuflich zu erwerben – im Kontakt mit Gurus, Yogis oder Yoginis etwa –, bleibt ihm der Zugang verschlossen. Das ist eine logische Folge dieser Haltung und der damit einhergehenden Überzeugung, auf dem wahren Weg zu sein und »spirituellen Materialismus« zu leben. Freiheit ist eines der entscheidenden Attribute des Tantras. Sie wird nur möglich, wenn die eigene Identität gelebt wird – in Übereinstimmung mit Brahman, der absoluten und bewussten Energie des Universums. Diese Freiheit kennt keine materiellen Ängste und kein Sich-Anklammern an irgendetwas. Sie hängt nicht an der eigenen persönlichen Geschichte. Wir fühlen uns nur wirklich frei, wenn wir diese kosmische Energie in unserem Leben realisieren. »Menschen, die keine Reichtümer haben, von üblicher Nahrungsaufnahme leben und ›Leere‹ und ›uneingeschränkte Freiheit‹ (Nirvana) haben, deren Pfad ist schwierig zu verstehen, so wie jener von Vögeln in der Luft«.[4]

Erwarten Sie also nicht, dass andere, selbst Ihre bislang besten Freunde, Sie so einfach verstehen können. Am wenigsten werden Sie möglicherweise von Ihrer Herkunftsfamilie verstanden. Manche Handlungen mögen Ihnen sogar die Einschätzung einbringen, dass Sie »verrückt geworden« seien. Das Einzige, was daran stimmt, ist, dass Sie Ihren Platz in der Welt wohl etwas verrückt haben.

Diese Befreiung führt zu einem Stadium kristallartiger Klarheit im Denken und im Körper-Bewusst-Sein. Sie führt zu einer »Kosmischen Intelligenz«, die Geist in jeder Zelle fühlen lässt. Vedischer Philosophie zufolge formt die Doktrin dieser Kosmischen Intelligenz die Grundlage tantrischer Traditionen.

Entsprechend den Lehren befreit diese Lebensweise als bewusster Mikrokosmos – zusammen mit dem freien Kundalini-Fluß – die Geistseele (Atman) vom Samsara auf Erden. Dieser Kreislauf der Wiedergeburten ist vollendet, wenn das Karma in Dharma umgewandelt ist. Die Entscheidung, nach dem letzten materiellen Tod wiederzukehren, ist nun von jeglichem Zwang befreit. Dies ist, was offenbar Buddha widerfahren ist. Von ihm wurde gesagt, er würde nach seinem erleuchteten Leben vor etwa 2500 Jahren nicht erneut inkarnieren. Im 20. Jahrhundert war möglicherweise seine Geistseele prä-dominant in zwei etwa zur selben Zeit wiedergeboren Personen – Personen, die in diesem Wissensfeld lehren

Eine persönliche Erfahrung

Die Basis meiner Wirbelsäule, das Steißbein, begann sich im Jahre 1988 etwas zu verschieben. Ich hatte längere Zeit auf dem Gipfel des Berges Huaynapicchu in Peru, der auf jedem Touristenfoto des Machu Picchu im Hintergrund zu sehen ist, verbracht. Voller Energie war ich den Berg heruntergestiegen. Wie immer an archäologischen Plätzen alter Kulturen oder an natürlichen Orten mit besonderer Kraft war ich, nicht ohne andere zu erstaunen, barfuß gegangen, um dadurch den freien Fluss der Energie zwischen der Erde und meinem Körper – ungehindert durch jegliches Schuhwerk – zu ermöglichen.

Auf einer weiten Rasenfläche unweit der Inka-Ruinen streckte ich mich auf dem Rücken aus, so, wie auf der Zeichnung des Menschen im Kreis von Leonardo da Vinci (»Der vitruvianische Mensch«). Ich hatte diese Position seit 1979 mehrfach genutzt, nachdem ich auf einer griechischen Insel in

dieser Stellung völlig unbedarft und unwissend meine erste Umarmung mit dem Universum gefühlt hatte. Auf dem Machu Picchu öffnete ich nun bewusst durch lange Ausatmungen alle meine Chakren: an meiner Rückenseite hin zur Erde unter mir und an meiner Vorderseite hin zur Weite des Universums über mir. Nach einiger Zeit – ein Empfinden für Zeit hatte ich jedoch völlig verloren – fühlte ich eine starke Bewegung an der Wurzel meiner Wirbelsäule. Von diesem Zeitpunkt an war mein Steißbein nicht mehr nach innen gebogen. Der untere Teil meiner Wirbelsäule stand wesentlich gerader als bisher und er blieb über etwa 14 Monate in dieser Position. Die Ursache kannte ich nicht. Ich hatte keine Schmerzen und damit auch kein Bedürfnis, etwas dagegen zu unternehmen. Ich hätte auch gar nicht gewusst, was ich hätte unternehmen können.

Monate später traf ich an meinem Wohnort in San Cristóbal, Mexiko, am Silvesterabend David. Dieser hochgewachsene Mexikaner von zweifelsohne aztekischer Herkunft und ich waren durch ungewöhnlich kraftvolle Schwingungen magnetisch voneinander angezogen. Wir hatten durch unsere früheren prä-dominanten Existenzen während des Zweiten Weltkriegs in Deutschland eine starke Verbindung zueinander.

Die darauffolgende sexuelle Beziehung befreite eines Nachts eine Wucht ungeahnter Energie aus meinem sakralen Geflecht. Sie schoss mit enormer Geschwindigkeit und doch mit außergewöhnlicher Feinheit und in einer schlangenartigen Bewegung entlang meiner Wirbelsäule hoch zu meinem Gehirn, wo sie in einem Aufblitzen explodierte. Die entspannende Erleichterung, die sich daraufhin in meiner Wirbelsäule, meinem Rücken und meinem siebten Chakra verbreitete, brachte meinen ganzen Körper in harmonisch-friedlichen Einklang. Es war so, als »stimmte etwas« in mir mehr denn jemals zuvor.

Zwei bis drei Monate später, am Morgen des Tages, an dem mein Bruder mich in Mexiko besuchte, konnte ich vor Schmerzen kaum aufstehen. Mein Bruder würde den Weg zu mir nie finden! Ich hatte keine andere Wahl, als den Heiler in mir tätig werden zu lassen, der schon so manches Mal anderen in einer ähnlichen Situation geholfen hatte, nicht »Opfer« der Angst vor diesem enormen Schmerz zu werden und sich letztlich gar nicht mehr bewegen zu können.

Während einer langen und kräftigen Ausatmung, den Atem aus meinem offenem Mund ausstoßend, machte ich die erste Bewegung, pausierte einen Moment, holte wieder tief Luft und ging zur zweiten, äußerst schmerzhaften Bewegung mit gleichzeitiger Ausatmung über. Als ich auf diese Weise bereits fünf Schritte gemacht hatte, waren meine Schmerzen schon etwas geringer geworden. Sie waren zumindest nicht mehr so stark, dass sie mir die Luft nahmen. Mit enormer Willenskraft zog ich wieder lange Luft ein und stieß ausatmend ein Bein unter schlimmem Schmerz vorwärts – und begann zu rennen. Jeder Schritt verringerte fast unmerklich den Schmerz. Im Bus setzte ich mich nicht hin. Ich bewegte stehend immer wieder meine Beine und machte mit meinem Becken kreisartige Bewegungen, während sich der Bus aus 2000 m Höhe die kurvige Straße 60 km nach unten wand, um zum Flughafen der Stadt zu kommen. Am Flughafen stellte ich fest, dass meine Schmerzen keine Macht mehr über mich hatten; sie waren wesentlich geringer. Diese Art »Lähmungsschmerz« hatte ich während der *nächsten Woche jeden Morgen. Nach fünf Tagen war er jedoch viel schwächer, nach sieben Tagen war ich schmerzfrei. Erst nach etwa zehn Tagen stellte ich fest, dass die Basis meiner Wirbelsäule ihre Lage wieder verändert hatte. Sie hatte wieder ihren Bogen in das Körperinnere gebildet. Jahre später halfen mir Brahmanen, die von mir die Bio-Kosmo-Energie-Behandlung erhalten hatten, die Bedeutung dieser Veränderungen zu entschlüsseln: Das Öffnen des Kundalini, das mit einer Bewusstseinsveränderung einhergeht, bewirkt diese Positionsveränderung des unteren Endes der Wirbelsäule.*

Aus der Heilerpraxis: So behandeln Sie Schmerzen an der Wirbelsäule

Da wir derzeit sehr schnelle Wandlungen erleben und entsprechend den universellen Veränderungen, die auf die Erde einströmen, erwarten können, dass in absehbarer Zukunft wesentlich mehr Menschen einen Bewusstseinssprung vollziehen, will ich für diesen Fall Folgendes anfügen:

Falls Sie an Schmerzen in der Region der unteren Wirbelsäule leiden, könnte ihr sogenanntes »schlafendes« Kundalini in ihrem Sakralen Plexus (erstes und zweites Chakra) erwacht sein und sich darauf vorbereiten, eines Tages als starker Energiefluss in Ihrer Wirbelsäule nach oben zu strömen. Laut den Brahmanen kann sich die Stellung des unteren Endes der Wirbelsäule bei diesem Prozess komplett verändern. Besonders wichtig dabei ist, dass die aufrechte Stellung in die gebogene Position der unteren Wirbelverbindungen übergeht und darin verbleibt.

Beides kann enorm schmerzen: die Veränderung der Wirbelsäulenstellung sowie ein mit dem ersten Aufsteigen des starken

Energieflusses des Kundalini verbundenes Auflösen von Energieblockaden in und an der Wirbelsäule. Es versteht sich von selbst, dass eine Verletzung der unteren Wirbelsäule zu einem früheren Zeitpunkt sowie viele Blockaden durch angestaute Energie in der Wirbelsäule diesen Prozess schmerzhaft machen. Da ich als Heranwachsende einmal bei Glatteis hart auf mein Steißbein gefallen war und danach wochenlang Schmerzen beim Sitzen hatte, brachte der abschließende Prozess meiner kompletten Kundalini-Öffnung wahrscheinlich auch den geschilderten Schmerz.

Werden Sie in diesem Falle nicht Opfer der Angst vor starkem Schmerz, indem Sie sich hinlegen, sondern bewegen Sie sich! Ihre Bewegung fördert die Bewegung des Energiestroms, der sich in Ihrem Körper in Fluss gesetzt hat. Helfen Sie Ihrer äußeren Bewegung durch die innere Bewegung während starker Ausatmungen mit offenem Mund. Stillstehen oder Stillliegen lässt den Energiestrom festsitzen. Dieser Versuch, den Schmerz zu vermeiden, verschiebt ihn auf einen späteren Zeitpunkt, wo er dann durch das Stillhalten und das Blockieren des Energieflusses noch intensiver wird. Vergessen Sie bei solchen Schmerzen nicht, dass das Leben im Menschen- und Tierkörper schlechthin Bewegung ist. Lediglich das Leben der Pflanzen ist so, dass sie an einem Ort verweilen.

Befolgen Sie nicht den gut gemeinten Ratschlag, Eis auf Ihren schmerzhaften Rücken zu legen. Eis behindert den Energiefluss; er wird blockiert und bestehende Energieblockaden werden verstärkt. Die »Problemlösung« wird damit lediglich auf einen späteren Zeitpunkt verlegt, zu dem sie noch wesentlich schmerzhafter ist. Nutzen Sie stattdessen das einfache physika-

lische Gesetz der Wärme: Es besagt, dass sich Wärme ausdehnt. Durch die Wärme können sich die Energieblockaden in
der Wirbelsäule (aber auch an anderen Stellen), ausdehnen; dadurch kann ein Teil der Energie dieser Blockade wieder fließen.
Nach und nach kann sich auf diese Weise die gesamte Energieblockade auflösen. In zahllosen Fällen habe ich in meiner Praxis erlebt, wie sehr Wärme den Energiefluss unterstützt.

Die ursprüngliche tantrische Terminologie und Symbolik

In der alten tantrischen Lebensweise wurden die körperlichen
Sinne mit vollem Bewusstsein gelebt und trainiert. Es war bekannt, dass die Körpersinne geweckt und stimuliert werden
müssen, um ihr volles Potenzial leben zu können. Die Essenz,
die Wesenheit in uns, die weit über uns selbst hinausgeht, verfeinert oder »kristallisiert« das Wissen der fünf Sinnesorgane.
Es gilt, auf die innere Stimme zu hören, die auf diese Verfeinerung hinweist. Tantriker betrachten es als »Erfolg fortgeschrittenen Stadiums«, »das Körperliche ohne den Körper, das Empfindsame ohne die Sinne«[5] wahrnehmen zu können. Das
bedeutet, dass die Verfeinerung des Wissens der fünf Sinne
letztlich über die körperliche Sinneswahrnehmung hinausgeht.

Das Yantra

Ein Yantra diente dazu, Energie und ihr Strömen mithilfe einer
Visualisierung zu stimulieren. Viele Yantras sind geometrisch
präzise Zeichnungen, bei denen auch Farben symbolisch genutzt wurden. Sie stellen verschiedene Göttinnen des Hinduis-

mus dar, die im Grunde genommen alle Ausdruck von Shakti, der Lebensenergie schlechthin oder dem weiblichen Prinzip der Schöpfung, waren. Neben diesen Shakta-Yantras der Göttinnen gab es ebenso architektonische Yantras (Grundpläne für Tempel), astrologische Yantras, numerische Yantras und die bereits angeführten Chakra-Yantras.

Das dynamischste Shakta-Yantra ist das Shri-Yantra, illustriert auf der folgenden Seite. Es repräsentiert die »schönste und immer junge, anmutige Göttin« Tripurasundari. Sie symbolisiert das »Wunschprinzip des Höchsten« und ist die Mutter von Gott Brahma, Gott Vishnu und Gott Shiva, der Dreieinigkeit von Konstruktion, Erhaltung und Destruktion, dem Grundprinzip, dem alles im Leben unterworfen ist.

Der »Bindu« im Zentrum dieses Yantras führt symbolisch das wahre Selbst vor Augen, den Geist als kosmische Energie im Menschen. Da der Mikrokosmos ein Spiegelbild des Makrokosmos in Miniatur ist, stellt dieser Bindu individuell kosmisches Bewusstsein dar. Der innere Kreis weist mit den ineinander verwobenen weiblichen und männlichen Dreiecken einen ausgeglichenen Mikrokosmos auf. Der weibliche Dreiangel verjüngt sich dem »Venushügel« des weiblichen Körpers entsprechend nach unten, der männliche zeigt dem aufgerichteten Penis entsprechend nach oben.

Der Doppelkreis stilisierter Blütenblätter, die den Mond und damit das weibliche Prinzip repräsentieren, verflicht sich ineinander. Er entspricht dem Geben und Empfangen von Energie zwischen Mikrokosmos und Makrokosmos. Die soziale Komponente dieses universellen Ausdrucks ist in den nach außen weisenden vier Himmelsrichtungen porträtiert.

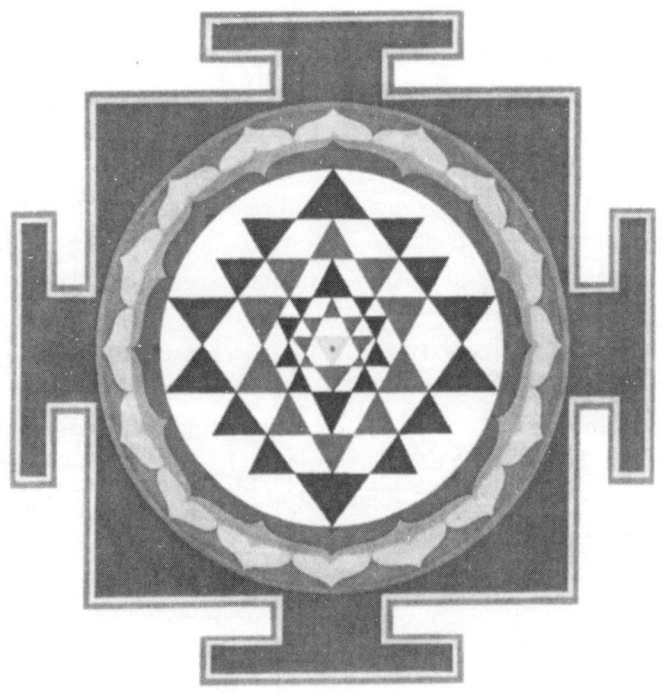

Shri-Yantra

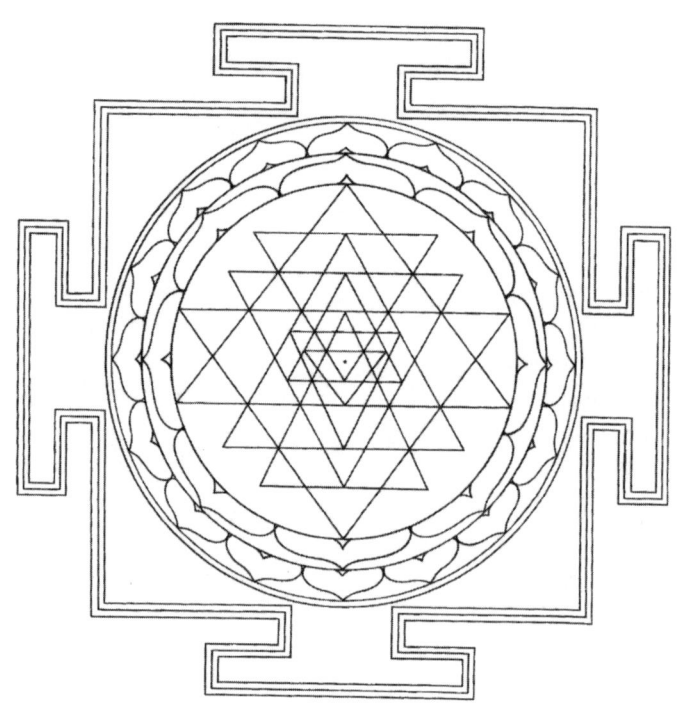

Geometrische Struktur des Shri-Yantra

Das Mantra

Ein Mantra stimuliert Energie durch einen oder wenige Töne. Obwohl zahlreiche Mantraklänge gesungen wurden, waren sie doch nur auf ein oder sehr wenige bedeutungsvolle Worte des Sanskrit reduziert worden. Mit lauter Stimme gesungen, versetzen die vielen Wiederholungen den Meditierenden durch den Sinn des Wortes/der Worte in ein hochgeistiges Stadium, während sein Körper innerlich von einer stark fühlbaren Schwingung in Bewegung gesetzt wird. Die graduell verstärkte »Be-Geisterung«, die auch als Trancezustand erlebt werden kann, erweitert die Wahrnehmung der eigenen Mitte im Zentrumschakra, was wiederum dem zunehmend verfeinerten Sich-Einstimmen auf den eigenen universellen Ursprung dient. Ich möchte Sie in diesem Zusammenhang nochmals darauf hinweisen, dass sich im Nabel die Nachkommen unserer allerersten Körperzelle befinden, in der unsere Urkraft und unser ursprünglicher Lebenswille ihren Sitz haben.

»OM« wurde und wird immer noch als das beste, erstklassigste und auch zuletzt angewandte Mantra verstanden. Da »OM« – das zum Leidwesen manch alter Yoginis gesungen wird – die Kurzform für »AUM« ist, liegt ihm folgende Sinngebung zugrunde:

»A« = *sattva* = das kreativ-konstruktive Prinzip, das Stadium des Wachseins und absoluten Bewusstseins. Es symbolisiert Gott Brahma.

»U« = *rajas* = das erhaltende und bewahrende Prinzip, das Traumstadium und das innere Bewusstsein subjektiver Gedanken. Es symbolisiert Gott Vishnu.

»M« = *tamas* = das zerstörerische Prinzip, das Stadium tiefen

Schlafes und das Bewusstsein völliger, jedoch ignorierter Einheit. Es symbolisiert Gott Shiva.

Beim Singen ist es sinnvoll, über die Bedeutung von AUM zu meditieren, wobei sich das Bild der philosophischen Interpretation der Lotusblüte für die persönliche Reflexion anbietet: Die Wasserpflanze wächst vom unbewussten »M« (Wurzel im Erdboden) durch das vorbewusste »U« (Stängel im Wasser) zu wachem Bewusstsein »A« (Blüte auf der Wasseroberfläche mit ihrer Öffnung zum Universum).

Das Mantra »OM« oder »AUM« sollte mit Bauchatmung und mit lauter Stimme in tiefer Tonlage gesungen werden. Zu Beginn stimuliert das »A« oder »O« das Zentrumschakra (der eigene Urgrund im Körper) und bringt es zum Schwingen. Bevor das Mantra begonnen wird, müssen Sie allerdings entscheiden, ob Sie »OM« oder »AUM« singen wollen, da ein für den Energiefluss keineswegs unbedeutender Unterschied besteht: Die Vibration des OM springt vom dritten Chakra, der Körpermitte, direkt in das Gehirn. Die Schwingung des AUM strömt gleichmäßiger nach oben. Beim Singen des »U« ist sie besonders intensiv am Herzchakra wahrzunehmen, das dabei angeregt wird und zugleich andeutungsweise das Kehlkopfchakra spüren lässt. Zum Schluss hallt in beiden Fällen im oberen Teil des Schädels das »M« wie das Summen einer Biene wider. Sobald die mantrische Resonanz die Großhirnrinde öffnet, werden darin angestaute und unterdrückte Energien frei. Das Mantra stimuliert unsere Gehirnkapazität, von der wir bekanntlich nur einen sehr geringen Teil tatsächlich nutzen. Somit können Sie durch das Mantra Ihre Intuition und Ihr Denken anregen.

Die spezifischen Mantras für die Chakren werden – mit Ausnahme der Yantras der beiden höher gelegenen Chakren, die mit universeller Energie direkt in Kontakt stehen – visuell mit einem Sanskrit-Buchstaben im Zentrum der Yantras des Altertums ausgedrückt. Es gibt für diese Mantras, die in ihrer Gesamtheit als *Beej Mantren* oder *Bija Mantra* bezeichnet werden, keine Wortbedeutung, ebenso existiert dafür kein intellektuelles Konzept. Erst häufiges und langes Singen dieser Mantras kann zu einem tiefen Wissen führen, das durch die dabei entstehende fühlbare Schwingung erzeugt und graduell verstärkt wird. Das Praktizieren der Beej-Mantren aktiviert das jeweilige Chakra. Wenn alle fünf Beej-Mantren gesungen werden, wird die Zirkulation der Energie zwischen ihnen angeregt.

Das wiederholte Singen der Mantras der beiden unteren Chakren trägt dazu bei, die kraftvolle Energie des »schlafenden« Kundalini im Sakralen Plexus zu erwecken.

Sollten Sie eines Ihrer Chakren nur schwach oder gar nicht wahrnehmen, können Sie seine Energie durch das wiederholte Singen seines Mantras beleben. Der Effekt wird gesteigert, wenn Sie das Mantra mit manchmal veränderter Geschwindigkeit singen. In und nach der Menopause oder Andropause (männliche Menopause), dem Zeitpunkt, in dem das Sexualchakra eine große Veränderung erlebt und dort oft zunächst keine Energie zu spüren ist, können Sie dieses Energiezentrum durch häufigeren Gebrauch seines Mantras *Vam* stimulieren. Allerdings sollten Sie nicht sofort ein Ergebnis erwarten. Energie und ihr Fluss können weder manipuliert noch gehetzt werden. Sie brauchen Ruhe in Ihrem Kopf, damit er die Feinheit des Energieflusses wahrnehmen kann. Lassen Sie sich also erst einmal Zeit und lassen Sie sich von der Neugierde, die das kleine Kind dem Leben gegenüber hat, inspirieren, um die verschiedenen Möglichkeiten dieser Lebensphase ausfindig zu machen. Denken Sie daran, wie oft ein kleines Kind hinfällt und wieder aufsteht, bis es gehen kann!

Auch im Falle einer sexuellen Vergewaltigung in einer Phase des Lebens kann das Singen des Mantras des Sexualchakras eine Entlastung und dauerhaft positive Veränderung erbringen. Vollziehen Sie zunächst in Ihrem Bad ein für Sie sinnvolles Reinigungsritual in Rückbesinnung auf sich selbst und Ihr persönliches Leben aus dem Grundverständnis heraus, dass Sie wegen der Krankheit des Vergewaltigers keineswegs lebenslang ein Opfer sind. Setzen Sie sich dann nackt oder leicht bekleidet – wegen des besseren Kontakts zu »Mutter« Erde, an die Sie Ihren psychischen Schmerz ausatmend in Form von Energie durch das Erdchakra abgeben können – auf eine Decke oder ein Kissen auf den Boden. Schaffen Sie nun im Raum zwischen Ihren gespreizten Beinen mit Blumen, Wasser, Bonsaibäumen usw. einen blühenden Garten des Lebens und singen dabei beständig das Mantra.

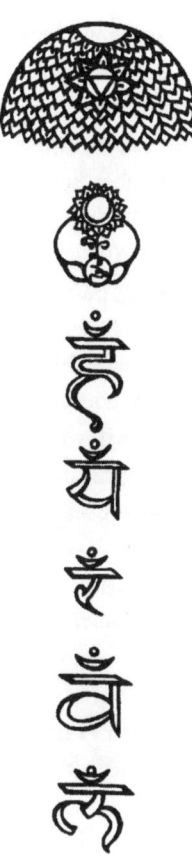

Beej-Mantren der Chakren

Das Mudra

Ein Mudra beeinflusst die Körperenergie durch Berührung und durch den Tastsinn. Als Mudra wurden im alten Indien Finger- oder Handgesten bezeichnet, die auch mit einer bestimmten Körperstellung einhergehen konnten und die Aspekte der Höheren Realität symbolisierten. Erinnern Sie sich – an anderer Stelle im Buch haben wir für den Begriff »Höhere Realität« bereits von »universeller Energie« gesprochen.

In unseren Handflächen und an den Fußsohlen liegen die Enden von 250 bis 300 Nervenbahnen. Als Nadis dienend tritt bei diesen Nervenenden viel Energie aus, was Sie durch bewusst lange Ausatmung, die sanft beginnt und langsam stärker wird, wahrnehmen und intensivieren können.

An den Fingerspitzen sind die Enden vieler Energiekanäle gebündelt. Wenn Sie zu Beginn tief in den Bauch geatmet haben, können Sie – mit ein wenig Übung – bald spüren, wie an Ihren Fingerspitzen Energie ausfließt. Wenn Sie die Fingerspitzen beider Hände (positiver und negativer Pol) zusammenbringen, können Sie dort verfeinerte Empfindungen wahrnehmen. Sie können mit diesem Mudra den »Stromkreis« schließen, der durch die Schultern, Arme und Hände, bei Rechtshändern von der rechten Hand in die linke übergehend, zirkuliert; bei Linkshändern verläuft er in die entgegengesetzte Richtung. Bei Anfangsschwierigkeiten berühren sich zunächst die gesamten Handflächen und Finger in der Namaste-Position, um ein Gefühl für diesen Stromkreis zu bekommen, der an Ihrem Nacken vom sogenannten negativen Pol Ihrer schwächeren Seite in den sogenannten positiven Pol Ihrer stärkeren Seite übergeht.

Nyasa und Shaktipat

Als Nyasa wurde die Kombination einer bildlichen Yantra-Darstellung mit einem Mantra und einem Mudra bezeichnet, um ein energetisches Gleichgewicht zu erlangen und das Oszillieren der Chakren zu verstärken.

Shaktipats sind als Nyasas beabsichtigt, haben jedoch meistens ihre hauptsächliche Ausrichtung am Dritten Auge des Einzuweihenden, der für den transmittierten Energiefluss seines Lehrers offen ist und ihn annimmt. Sie werden von einigen Lehrern auch im Westen ausgeführt. Je mehr Menschen ihre spirituelle Authentizität leben, desto weniger wird vermutlich diese Praxis durchgeführt werden.

Hatha Yoga

Hatha Yoga führt in seiner Herkunft auf *ha* (Sonne) und *tha* (Mond) zurück. *Hatha* drückt damit das energetische Spiel zwischen Sonne und Mond oder die Verbindung von Yang (männliches Prinzip) und Yin (weibliches Prinzip) aus. *Yoga* bedeutet »Union« und »Kommunion« und bedeutet wörtlich »mit Einheit«. Das Wort geht auf den Begriff *yui* zurück, was mit »verbinden« oder »seine Konzentration auf etwas richten« gleichzusetzen ist. In seinem Ursprung war es, wie bereits dargestellt, zunächst als Disziplin für Jungen im Sinne des »Weißen Tantra« (siehe Seite 64) geschaffen worden. Mädchen waren ebenso – angepasst an ihre körperliche Natur – trainiert worden. Genauere Beschreibungen dieses »Trainings« sind leider nicht überliefert.

Pranayama

Pranayama ist die altindische Wissenschaft der Atmung. »Wissenschaft« ist dabei allerdings keineswegs mit dem westlichen Verständnis von »Wissenschaft« gleichzusetzen. Ebenso wie der Sprache des Sanskrit liegt auch dem indischen Wissenschaftsverständnis die Verwobenheit allen Seins in einer Einheit als philosophische und als im Leben erfahrene Grundlage zugrunde. *Prana* steht für »Atmung«, »Vitalität«, »Wind«, »Energie«, »Stärke« und »Essenz des Lebens«. Das Wort Prana steht im Plural, wodurch die Stärke vitalen Atems ausgedrückt wird. *Yama* bedeutet »sich konzentrieren auf«, »umfassend«. *Ayama* ist gleichzusetzen mit »Länge«, »Expansion«, »Strecken« und »Begrenzung«. Dies weist eindeutig darauf hin, dass im Pranayama großer Wert auf langes und tiefes Atmen gelegt wird.

Pranayama ist in der Kunst bewussten Liebesausdrucks von besonderer Bedeutung. Die Ausdehnung des Atems und seine rhythmische Kontrolle sind für die bewusste Energieübertragung an den Partner notwendig. Das Anhalten des Atems stärkt Körper und Seele. In angemessenem rhythmischem Takt, langsam, aber tief, kann das Atmen das Denken – den inneren Dialog – befreien, um Konzentration, Bewusstsein und Ekstase zu steigern. Die zentrale Aussage der Upanischaden, »Hauch ist Bewusstsein, Bewusstsein ist Hauch«[6] verweist auf das letztliche Ziel des Pranayama, das Aufsteigen von Kundalini und kosmische Ekstase *(brahmanandam)* zu erlangen.

Meinen Erfahrungen zufolge, auch aus meiner Tätigkeit als Heilerin, ist die Praxis bewusster Atmung entscheidend dafür, den Energiefluss im Körper verfolgen, steuern und über den physischen Körper hinausgehen lassen zu können. Selbstverständlich muss vorher der innere Dialog abgeschaltet sein! Stellen Sie Ihrem Kopf doch schon einmal die Aufgabe, wahrzunehmen, was in Ihrem Körper geschieht, wenn Sie einfach nur tief atmen – ohne dass der Kopf diese Wahrnehmung sogleich in Worte fasst. Ihr Kopf darf seine Aufmerksamkeit einfach nur auf die Wahrnehmung der körperlichen Veränderungen während der Atmung legen, ohne gleich Worte bilden zu müssen. Wenn Sie sich wirklich darauf einlassen, werden Sie feststellen, dass keine bewusste Atmung einer anderen bewussten Atmung gleicht. Nun können Sie auch zu der tiefen Einsicht gelangen, dass Bewusstsein eigentlich gar nichts mit Sprache zu tun hat. Die Entwicklung hohen Bewusstseins findet tatsächlich nur im Sprachlosen statt. Es dauert dann geraume Zeit, bis man in der Lage ist, in sprachlichem Ausdruck über ein Erleben, das in jenem »sprachlosen« Bereich erfahren wurde, mit anderen zu kommunizieren.

Swara Yoga

Swara-Yoga, die Wissenschaft der Atemwege, ist für die Nadis Pingala und Ida von Bedeutung, die auf den beiden Seiten der Wirbelsäule verlaufen. Pingala, der Energiekanal der Sonne, beginnt am rechten, Ida, der Nadi des Mondes, am linken Nasenloch. Beide korrespondieren mit der entgegengesetzten Gehirnhälfte. (Bitte beachten Sie, dass für Linkshänder diese Aussagen genau gegensätzlich zutreffen.) Zwischen diesen beiden Nadis verläuft der Weg des Feuernadis Susumna, der den Hauptkanal für den Nervenfluss in der Wirbelsäule bildet. Die Chakren sind Stellen konzentrierter Energie, wo Pingala, Ida und Susumna in ihrem Zusammentreffen wirksam sind; aus diesem Grunde liegt dort eine Energieanhäufung, die jedoch keineswegs einer Energieblockade ähnelt. Diese Akkumulation von Energie ist in großer Bewegung, während eine Energieblockade stagniert und festsitzende Energie enthält.

Die Nasenöffnungen und die Nadis Ida und Pingala stehen – neben Sonne und Mond – mit speziellen Planeten unseres Sonnensystems in Verbindung. Eine halbe Stunde vor Sonnenaufgang übernimmt die mit dem dominierenden Planeten des Tages verbundene Nasenöffnung die Atmung.

Die komplizierte Wissenschaft des Swara Yogas kann für einen Menschen der westlichen Welt noch wesentlich rätselhafter sein als das Pranayama, da ein hektischer Lebensstil bewusstes Atmen keineswegs fördert. Viele Menschen vergessen oft, zu atmen, und inhalieren manchmal intensiv – aber vielleicht nur, wenn sie rauchen ... Rauchen jedoch blockiert den Energiefluss – ausgenommen das Rauchen von natürlichen Zigaretten wie z. B. jene im Regenwald in Peru, die von Schamanen zu Heilungen erfolgreich eingesetzt werden.

Begriffe für die Sexualorgane
Die hinduistischen Skulpturen stellen die Kunst des Liebesakts oft als einen Dialog zwischen Shakti und Shiva dar. Es gibt im Hinduismus für die wörtliche Beschreibung der Sexualorgane eine reiche Anzahl poetischer Begriffe:

Weiblich
Begriffe für die Vagina:

» Yoni
» Shakti
» Geheiligter Raum
» Goldenes Tor
» Blühendes Herz
» Kostbares Tor
» Tor zum Himmel
» Himmlisches Genussfeld
» Erleuchtete Höhle

Begriffe für die
Klitoris:

» Juwel
» Glocke

Männlich
Begriffe für den Penis:

» Lingam
» (Zauber-)Stab des Lichts
» Jadestab
» Zepter des Lichts
» Heilendes Zepter
» Gottes Organ

Die Bedeutung des Tantra in unserem Zeitalter

Die Probleme unserer heutigen Zeit hängen fast ausschließlich mit dem Streben nach Besitz und Profit zusammen. In diesem Zusammenhang ist es interessant, dass Jahrtausende alte Bücher des hinduistischen Tantra auf unsere Periode als den Abschluss des Zeitalters der Dunkelheit (Kali Yuga) verweisen:

Kali Yuga ist die Zeit,
»in der die Gesellschaft ein Stadium erreicht,
wo Eigentum Rang verleiht,
Wohlhaben die einzige Quelle von Tugend wird ...
Falschheit die Quelle von Erfolg im Leben ...
und wo äußere Fallen verwechselt werden
mit innerer Religion«.[7]

Was die Ängste unserer Kindheit bewirken

Wir wissen zumindest seit einigen Jahrzehnten, dass viele Menschen während ihrer Kindheit und Jugendzeit von sich selbst entfremdet wurden. So erstaunt es keineswegs, dass so viele Erwachsene in einer Konfusion oder einem inneren Krieg zwischen ihrer wahren Willenskraft und der Willenskraft ihres Kopfes, die Resultat des Sozialisationsprozesses ist, leben oder diese Zerrissenheit durchlebt haben. Während unserer Kindheit hatten wir mit einer zweifachen Angst zu kämpfen: mit der in der Regel völlig unbewussten, ursprünglich-natürlichen Angst, in einem nackten (Tier-)Körper, zu existieren, und mit jener Angst, die im sozialen Miteinander, dem wir nicht entfliehen konnten, begründet ist. Basierend auf dem natürlichen Bedürfnis des Kindes, akzeptiert zu werden, haben wir gelernt, bestimmtes soziales Verhalten und gewisse Denkweisen und Wertvorstellungen unserer Bezugspersonen zu verinnerlichen. Überzeugt, dass dieses erlernte Verhalten der Wahrheit entspricht, haben wir dann wiederum Anteil am Erzeugen sozialer Verhaltensspiele, in denen wir später das soziale Theater unserer Familie oder deren Ersatzgruppe mit anderen Personen, denen wir unserem Leben begegnen, weiterspielen wollen.

In unsere ersten Liebes- und Partnerbeziehungen bringen wir die Rollen des »Theaters« der ersten sozialen Gruppe unseres Lebens völlig unhinterfagt ein, und wir tun dies, ohne unsere Ängste des physischen und psychischen Überlebens unserer Kindheit aufgegeben zu haben. Etwas poetischer könnte man sagen, dass das zweischneidige Schwert unserer Kindheitsängste – oft allzu schnell – das gesunde, neugeknüpfte Liebesband verletzt. Aus dem Wunsch nach emotionaler Sicherheit fügen wir uns selbst Leid zu, wenn wir diese Ängste aus unseren Familiengeschichten unverändert weiterleben und anstatt zu lieben, von unserem Partner, unseren neuen Familienmitgliedern und auch von unseren Freunden Besitz ergreifen. Um Furcht zu verringern, versuchen viele zudem, immer mehr materielle Güter anzusammeln. Anstatt unsere Existenz auf ausgewogene Weise zu erhalten, sind wir – in größerem Rahmen – in die Falle geraten, mit den Rohstoffen unseres Planeten aus Profitgier verschwenderisch umzugehen und damit zu guter Letzt noch mehr Angst zu erzeugen.

Die Unterdrückung unserer persönlichen Natur – möglicherweise die allergrößte und tiefliegendste Ursache von Angst – geht oft so weit, dass die meisten Menschen ihre eigenen Gefühle nicht mehr wahrnehmen und von denen anderer unterscheiden können. Während sie in einem »Gefühls-Wirrwarr« versinken, sind sie getrieben von der Suche nach neuen Dingen und Ereignissen außerhalb ihrer selbst. Nur die stärksten Geistseelen auf der Erde waren während ihrer Sozialisation fähig, das Gefangenwerden in diesem Rad der Zerstörung zu vermeiden. Es ist jedoch sehr interessant zu beobachten, dass seit etwa 20 bis 25 Jahren in allen Teilen der Welt viele Neugeborene mit starkem Geist »ausgerüstet« sind. Es scheint, dass sie der breiten Avantgarde angehören, die uns hilft, in jenes Zeitalter überzugehen, das in alten tantrischen Überlieferungen als das Zeitalter der Wahrheit (Satya Yuga) bezeichnet wird.

Das Zeitalter der Wahrheit

Dieses Zeitalter stimmt mit der »Fünften Welt« oder der »Fünften Sonne« des mexikanischen Esoterismus überein, die auf der Kosmologie alter zentralamerikanischer Stämme basiert.

Das Satya Yuga charakterisiert die zukünftige menschliche Welt, in der jede Geistseele die eigene Wahrheit lebt. In diesem Zeitalter kommen Handlungen einer Person authentisch aus dem eigenen Zentrum und dem eigenen Geist, welcher eine klare Bestimmung für sein Leben auf der Erde hat. Diese »wirklichen« Menschen interagieren bewusst mit der Welt außerhalb ihrer selbst, die von den vier Himmelsrichtungen repräsentiert wird. So erklärt sich die Bezeichnung »Fünfte Welt«: Der Mensch steht und erlebt sich im Zentrum der vier Himmelsrichtungen.

In dieser Welt wird der freie Wille eines Menschen im Kindheitsalter nicht zurechtgeschnitten wie im Kali Yuga oder in der »Vierten Welt«, dem Zeitalter, in dem das innere Selbst weggedrängt war und deshalb nicht wirklich existierte. Das Kind der neuen Welt wird als ganzheitlicher und wissender Spirit respektiert, obgleich ihm selbst sein Wissen zuerst noch unbewusst ist. Die Fähigkeiten, mit denen ein Kind geboren wird, werden im sozialen Umfeld zunehmend sichtbar und wirksam. Der Heranwachsende muss nur lernen, mit der neuen körperlichen Materialität umzugehen. Das dominierende Gefühl solch eines bewusst in die Welt gesetzten Kindes ist Selbstvertrauen. Dies steht in starkem Gegensatz zu der ständig herrschenden Angst, die ein Kind im Zeitalter der Dunkelheit fühlt. Dieses Kind wurde in in der Regel unbewusst, als Resultat sexueller Betätigung eines Paares, bei der der Mann nicht wählen konnte, ob er ejakuliert oder nicht, und die Frau nicht die monatliche Zeitspanne ihrer Fruchtbarkeit kannte, gezeugt. Das Leben eines in der »Vierten Welt« gezeugten Kindes wird oft zur allgemeinen Zufriedenstellung der Eltern, den »Agenten« der Gesellschaft der »Vierten Welt«, wie ein Baum gefällt oder beschnitten, während die »Fünfte Welt« volles Erblühen und Reifen des Kindes auf eine selbstverständliche Weise erlaubt und fördert.

In unserem gegenwärtigen Wandel vom Zeitalter des Unbewussten (Kali Yuga) zum Zeitalter des Bewussten (Satya Yuga) erleben wir eine spezielle Situation. Um dieser zugunsten einer lebensbejahenden Veränderung gerecht zu werden, müssen wir als ersten Schritt

» zwischen unserer sozialen Konditionierung und unserer wahren Natur und

» zwischen unseren Beurteilungen, die Resultat unserer Konditionierung sind, und unseren wirklichen Bedürfnissen und Wünschen unterscheiden.

Der Weg zur eigenen Natur

Im Übergang zum Zeitalter der Wahrheit besteht die Notwendigkeit oder der Wunsch, die Sinne, die zum Erkennen unserer eigenen wahren Natur nötig sind, zu entdecken. Dies ist eine Notwendigkeit für die Menschen, deren Körper infolge von Ignoranz krank wurde, und es ist ein Wunsch für jene Menschen, die erkannt haben, dass wir insbesondere durch unsere Gefühle die Chance haben, das Leben als solches wahrzunehmen und zu erweitern. Dazu müssen uns unsere wirklichen Gefühle erkennbar werden – und eben nicht die Gefühle, die wir erlernten, um in unserem Da-Sein akzeptiert und in unserem Tun anerkannt zu sein. Dafür brauchen wir zweierlei: Interesse, uns selbst zu erforschen, und Selbstbeobachtung. Auf diese Weise werden wir bald lernen, dass unsere wirklichen Gefühle mit unserer tiefen Wahrheit in Verbindung stehen. Diese erkennen wir oft erst, wenn wir die Gefühle, mit denen wir auf ein Vorkommnis reagiert haben, genauer befragen.

Entsprechend dem Satya Yuga sind wir als Geist aus keinem anderen Grund auf der Erde, als um unsere Wahrheit zu leben und sich uns mit ihr übereinstimmend in der Welt auszudrücken. Im Übergang zum Zeitalter der Wahrheit können anfangs einschränkende soziale Gewohnheiten eine Scheu und Unsicherheit bewirken, entsprechend der Wahrheit unserer Gefühle und unseres eigenen Geistes zu kommunizieren. Auch in diesem Fall kann Selbstbeobachtung sehr hilfreich sein. Unser Geist steht mit dem Energiefluss in unserem Körper sowie mit unseren psychischen Gefühlen in Verbindung; er macht sich uns durch unsere – nicht korrumpierten – Emotionen und die Energiebewegungen in unserem Körper, unsere Körpergefühle, bemerkbar.

Während dieses Wandels sind wir, egal, ob wir uns dessen bewusst sind oder nicht, gefordert, unseren Geist, seine Energie und unseren Körper zur Einheit zurückzuführen. Zuallererst müssen wir dabei unseren körperlichen Energiefluss befreien. Grundgelegt in lang anhaltenden Energieblockaden im Körper haben sich in unseren Gesellschaften Krankheiten auf vielfältige Weise manifestiert, da unsere Körper ständig vom Diktat des – konditionierten – Kopfes in Bewegung gesteuert wurden, während die Körperweisheit ignoriert wurde. Je mehr der Körper einer solchen Missachtung ausgesetzt war, desto lauter »schreit« er jetzt. »Schreiende« Schmerzen treten auf, wenn im Körper die Bewegung eines Energieflusses an eine starke Energieblockade stößt.

Energieblockaden, die sich in den meisten Fällen aus unbewusster Angst geformt haben, verdichteten oft angestaute Energie bis zur höchsten Konzentration. Ein maßgebliches biologisches Prinzip in unserem Körper ist, Energie in die Bildung neuer Zellen umzusetzen. Wenn sich der Körper nicht mehr anders zu helfen weiß, implodiert bzw. explodiert die Energie eines komplett verdichteten Energieblocks in höchster Geschwindigkeit, was zu äußerst rascher Zellproduktion führt. Die Geschwindigkeit dieses Prozesses erlaubt den Zellen nicht, ihren Zellkern mit Eiweißen usw. gesund aufzubauen. Der Körper eines jeden Menschen weist immer wieder solche Zellen ohne kompletten Zellkern auf, die nach einiger Zeit absterben. Wenn sie sich fortpflanzen, sind sie verkrebste Zellen. Folgerichtig liegt also im Bestehen von Energieblockaden im Körper die Ursache von Krebs, dessen schnell wachsende zerstörerische Wirkung natürlicherweise voll »erblüht«, je weniger Sinn und Freude wir in unserem Leben empfinden.

In unserer Übergangsphase vom Kali Yuga zum Satya Yuga müssen unsere Organismen Energie loslassen, gleichgültig, ob unsere durch Religion und/oder Gesellschaft bestimmte Denkweise diese Befreiung erlaubt oder zu verhindern versucht. Die tiefgehendste Energieentladung und Auflösung von Energieblockaden geschieht während eines Orgasmus, der intensive Heilkraft in sich birgt. Wir werden uns damit noch intensiver beschäftigen. Sich selbst oder eine andere Person auf irgendeine Art zu solch einer Befreiung von Energie zu drängen, kann allerdings erneut – durch den Widerstand gegen eine Manipulation – Energie blockieren.

Infolge von Urteilen, Bewertungen und Vorurteilen stellen

Sie sich vielleicht gegen Ihre eigene Wahrheit und die Wahrheit anderer. Wertvorstellungen bedürfen einer ständigen Revision, Weiterentwicklung und Erweiterung: Umstände sind nicht mehr »üblich«, nichts »hat zu«, »muss« oder »soll« sein. Das heißt konkret: »Da ich leben *will*, werde ich eine Form oder Formen finden, in der/denen ich der Welt mit meinem Dasein und mit meinem Tun diene, wodurch ich das bekomme, was ich zum Leben brauche.« Selbstverständlich dient man/frau der Welt am besten mit seiner/ihrer größten Fähigkeit, die auch am meisten Spaß macht und die mit der eigenen Wahrheit und der eigenen Authentizität unseres Geistes in diesem Leben in Einklang steht.

Hier kommt ein weiterer wichtiger Punkt ins Spiel: die Berücksichtigung der Gleichheit von sich selbst und anderen innerhalb eines jeden Handlungsaustauschs. Egotismus (Hier ist kein Schreibfehler unterlaufen! Die Begrifflichkeit unterscheidet einen für die Existenzerhaltung notwendigen Egoismus von einem Egotismus, der übertrieben, unnötig und deshalb krank ist.) und der ihm entgegengesetzte Altruismus können nicht mehr länger im Ungleichgewicht sein. Es gibt einen kraftvollen kosmischen Schub in Richtung eines Gleichgewichts zwischen dem »Ich« und dem »Du«, in dem jeder einen klaren natürlichen Egoismus lebt und damit seinen physischen Körper als Tempel des Geistes erhält.

Das derzeitige Drängen nach Harmonisierung, Frieden und einem In-Einklang-Bringen von Energie ist in Individuen sowie in der gesamten Menschheit deutlich erkennbar. Es ist das Ergebnis einer Energieveränderung im gesamten Universum, wo Licht und Dunkelheit – was Energie in Ausdehnung oder Zusammenziehung ist – fortwährend eines immer wieder neuen Gleichgewichts und Einklangs bedürfen. Über endlose Zeitspannen hinweg sind diese uns weitgehend unverständlichen und fundamentalen Veränderungen das einzig Beständige im Universum. Im gegenwärtigen kosmischen Prozess spielt der Planet Erde eine wichtige Rolle; dieser Zusammenhang wird seit 1987 unter dem Begriff »Harmonische Übereinstimmung«, der auf José Argüelles' Lehren zurückgeht, beschrieben und gefeiert. Mittlerweile stehen wir viel tiefer in dieser universalen Umschichtung von Energie – und ob wir es uns rational erklären können oder nicht, heraushalten können wir uns nicht. Mittelamerikanische Esoteriker haben festgestellt, dass sich im Zeitraum zwischen dem Ende des Zweiten Weltkriegs bis etwa 1988 der Ort, an dem der stärkste Energieeinfluss vom Universum auf die Erde erfolgt, nach nunmehr 2000 Jahren vom Himalaya zu den Anden Südamerikas umverlagert hat. Dort soll dieser Einfluss für die nächsten etwa 1000 Jahre wahrnehmbar sein. Dementsprechend hätte sich energetisch eine Schwächung des Männlichen zugunsten einer Verstärkung des Weiblichen vollzogen. Dieser spezielle Energieeinfluss vom Universum auf unseren Planeten erfolgte bis zu Christi Geburt etwa 2000 Jahre lang bereits in den Anden, und davor über 2000 Jahre im Himalaya. Dies zeigt der anerkannte Esoterikers Antonio Velazco Piña in seinen Büchern auf.

So wie das Universum, der Makrokosmos, im gegensätzlichen Paar des gleichwertigen Yin und Yang (der Union von Shakti und Shiva) seinen Ursprung hat, so wohnen auch dem Mikrokosmos Mensch diese entgegengesetzten Kräfte inne. Dennoch finden das männliche Yang und das weibliche Yin in der Energie des Universums nicht direkt ihren Ausdruck. Die Lehren des alten Tantra betrachten die Vereinigung von Shakti und Shiva (siehe Seite 72) als höchste Einheit universellen Bewusstseins. Diese Vereinigung (welche die moderne Wissenschaft als ungeheure Explosion beschreiben will) bildet auch die Kraft unseres biologischen Lebens auf unserem Planeten Erde. Shakti als die dynamische Kraft und Shaktimann/Shiva als die statische Kraft, die zusammen immer wieder kreativ das Leben fortpflanzen. Diese Kräfte im Einklang mit allem Sein zu kultivieren – dies ist das Interesse des Tantrikers.

In alten Agrargesellschaften formten Mann und Frau – ob gewollt oder nicht – gemeinsam einen Mikrokosmos. Jeder Partner verstand sich selbst als eine Hälfte dieses vereinten Ganzen. Wenn die »andere Hälfte« starb, gab es nicht so viel Verzweiflung wie in unserer verstädterten und individualisierten Welt. Damals versorgte das ökonomische System der Familie den Überlebenden und sicherte seine Teilhabe im sozialen System. Weiterentwickelte Geister haben selbst in diesen Gesellschaften immer als Mikrokosmos gelebt, wenngleich oft auch alleine. Für eine tantrische Beziehung bildet jedoch diese Einheit von Yin und Yang in *jedem* der Partner die primäre Grundlage. Paare, die im alten Indien den Lebensstil des hohen Tantra verwirklichten, waren niemals in Tätigkeiten der Landwirtschaft aktiv.

Der erste große Schritt des Wandels von der Dunkelheit (gleichzusetzen mit Unbewusstheit) zur Wahrheit (gleichzusetzen mit Bewusstheit) muss individuell unternommen werden, im Wissen darum, dass die Macht der Veränderung nur in und für sich selbst wirksam wird. Jeder von uns muss die Vergangenheit loslassen! Es ist kein Zufall, dass uns das 20.Jahrhundert als neue Formen der Geisteswissenschaften Psychologie, Psychoanalyse, viele verschiedene Richtungen der Psychotherapie und die Soziologie brachte. Sie alle können uns helfen, loszulassen.

Paarbeziehungen sind in unserer Zeit bekanntermaßen schwierig, und es ist schon beinahe normal, dass sie scheitern. Die Partner erleben einen rasanten Wechsel vom Leben als »Hälfte eines Ganzen« zu einer »Einheit von Yin und Yang« in sich selbst. Unsere Verletzlichkeiten kennt niemand besser als jene, mit denen wir unsere tiefsten Gefühle im alltäglichen Leben teilen. Deshalb kann gerade im Konflikt zwischen den Partnern das Leid, wenn es aufmerksam beobachtet wird, zur größten Chance für die persönliche Transformation werden. Nur wenige Menschen haben bislang realisiert, wie wichtig die Unzufriedenheit und das Leiden in Beziehungen im Prozess der Selbstentdeckung und der persönlichen Umwandlung ist. Die generelle soziale und weltliche Umwälzung ist eng verknüpft mit diesen inneren Veränderungen, die viele von uns derzeit durchleben.

Ein innerer Wandel in so vielen Menschen führt zu äußeren Veränderungen, die noch tiefer greifende innere Wandlungen in Gang setzen. Es ist nicht nur unser Planet, der größten Umwandlungen unterliegt. Wir Menschen gehen in ähnlicher Weise durch geistige und psychologische Erdbeben.

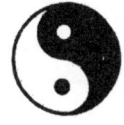 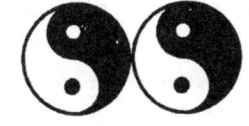

Frühere Einheit eines Paares　　　*Einheit zweier Mikrokosmen*
　　　　　　　　　　　　　　　　　(Symbol der Unendlichkeit)

Wandel von Yin und Yang in Paaren

Die universelle Einheit von zwei Mikrokosmen ermöglicht jedem der Partner, Offenheit gegenüber anderen Menschen und zugleich Intimität mit dem Partner zu erleben.

Eine neue Welt wird kommen!

In unseren Tagen scheint es allerdings noch immer so, als hätten Nationen und Allianzen Macht, würden sie neu gewinnen oder verzweifelt versuchen beizubehalten. Dieser Trend wird überstürzt sein eigenes Ende herbeiführen, da der andere Teil der Menschheit durch die Lebensumstände und durch Ereignisse auf unserem Planeten Erde mehr und mehr gezwungen wird, mit einem Erwachen des Bewusstseins zu reagieren. Einige mögen versuchen, an altgewohnten Gräueltaten – vielleicht nur in neuen Formen und besser verborgen – festzuhalten. Sobald jedoch ein Teil der Menschheit bewusst loslässt und sich, im Verständnis, ein Mikrokosmos im Makrokosmos zu sein, tatsächlich tief greifend verändert, wird die Mehrzahl zu einem bewussteren Sein angestoßen. Dieser Prozess wird im Zusammenspiel mit den Veränderungen unserer Erde, die starken universellen Einflüssen ausgesetzt ist, eine Erschütterung sozialer und politischer Strukturen hervorrufen und die Welt – so, wie wir sie kennen – beenden.

»Geld regiert die Welt!« Wenn das Zeitalter der Wahrheit dämmert, stimmt jene Energie, die sich in Form von Geld und Besitz zeigt, mit ihrer ursprünglichen Interpretation im Sinne von *Arth* überein. Dieses Sanskrit-Wort hat zwei Bedeutungen: Es steht für das Wort »*Geld*« sowie den Ausdruck »*Sinn einer Handlung*«. Von Ihnen geleistete Tätigkeiten werden zunehmend in vollem Einklang mit Ihrem authentischen Weg stehen und Ihnen den Geldbetrag einbringen, den Sie zum Überleben brauchen. Die Befriedigung, sich selbst durch Darbietung der eigenen Talente, die eben in besonderem Einklang mit der eigenen Wahrheit stehen, gut zu erhalten, ist ein maßgeblicher Entwicklungsschritt auf dem Weg, das Leben als *Materialisation von Liebe* zu erkennen. Dieser fundamentale Wandel wird uns letztlich in einem »blühenden Garten« ankommen lassen. Wir werden erleichtert und frei sein und mit der Befähigung leben, unsere Energie sinnvoll und mit Freude am Leben nutzen zu können.

Ein Mikrokosmos werden: Der persönliche Weg

Jeder noch so große Wandel beginnt durch individuelle Veränderungen. Das Zusammenspiel menschlicher Veränderungen und ein bislang historisch einmaliger energetischer Einfluss des Universums haben gegenwärtig so viele äußere Veränderungen in Gang gesetzt, dass wir uns kaum noch gegen eine individuelle Veränderung sträuben können. Ein Sich-Sträuben gegen einen Wandel des persönlichen Weges würde einen größeren Kraftaufwand erfordern, als sich dem Fluss des Lebens, der heute weltweit »Veränderung« heißt, hinzugeben.

Die Veränderungen in sich selbst fühlen

Wenn es um unsere individuelle Existenz geht, taucht häufig das Wort »allein« auf; es setzt sich aus den Worten »all« und »ein« zusammen. Das Wort »all«, richtet sich, betrachten wir es umfassend, auf das ganze Weltall. »Allein«: Das bedeutet, dass alles eins ist und dass das Eine alles ist. Auf das Individuum bezogen heißt dies, dass alles, was ich bin, tue, fühle und denke, in mir eins ist – in mir als Teil des Großen Einen. Lassen Sie mich einen Vergleich aufführen: Ihr Körper umfasst einige

Milliarden Zellen. So, wie jede Ihrer Zellen zu Ihrem Körper gehört, so ist jeder Mensch energetisch betrachtet eine »Zelle« des Universums, auch wenn wir diesen Zusammenhang nicht kennen. Wir werden in diesem Buch immer wieder auf diese tantrische Grundüberzeugung, dass wir Menschen ein Mikrokosmos im Makrokosmos sind, zurückkommen. Auf dieser Überzeugung basiert übrigens auch das Leben der mittelamerikanischen Maya.

Das Wort »allein« drückt oft eine Situation aus, die dem Gefühl »Alles ist eins« völlig gegensätzlich ist. Der in diesem Fall zutreffende Begriff wäre »einsam«. Hier fehlt das »all«. Dieses Fehlen von »all« beschreibt das Fehlen von Vollständigkeit und Fülle. Das Gefühl einer Verbindung mit dem Großen Einen ist nicht vorhanden. Dementsprechend wird Isolation empfunden.

Doch um ein Mikrokosmos zu sein oder zu werden, müssen wir alleine sein und dieses All-ein empfinden. Sie leben in diesem Fall, auch wenn Sie erst noch auf dem Wege sind, Ihre eigene – zunehmend authentische – Identität, die nur *Sie* sein können. Niemand kann Ihnen jemals gleich sein. Dieser Umstand macht es dann so interessant, sich auf einen anderen Menschen und die Fülle seines Selbst einzulassen.

Einsamkeit und »Anderssein« leben

Am Anfang Ihres persönlichen Wachstums kann es sein, dass Sie sich häufig einsam fühlen. Selbst wenn Sie alleine sehr gut zurechtkommen und das All-Ein-Sein vielleicht sogar lieben, kann Sie in großen Menschengruppen eine schlimme Einsamkeit überkommen.

In dieser letzten Phase des Zeitalters der Dunkelheit, dem Kali Yuga, überrascht die zunehmende Ausbreitung von Einsamkeit nicht. Da wir noch nicht so sicher in unserem Selbst zu Hause sind, dass wir gegen Misstrauen, Falschheit, Disharmonie, Konfusion und Angst in unserer sozialen Umgebung und der damit einhergehenden Vereinzelung immun geworden wären, werden wir davon oft noch infiziert. Dann tragen wir Disharmonie in uns. Wir fühlen uns und unsere Herzen schwer, haben oft negative Gedanken und können, wenn wir nichts mehr von dieser Welt wissen wollen, auf der Suche nach einer Lösung beinahe verzweifeln.

Von einem Augenblick zum anderen kann uns eine unbedeutende Handlung anderer schwer treffen. Wir reagieren, als wären wir angesteckt und verunreinigt, und erzeugen infolgedessen wiederum in anderen Frustration, vielleicht sogar Hass und Leid. Vielleicht empfinden wir den dringenden Wunsch, an diesen sozialen Gepflogenheiten nicht Anteil zu haben. Doch die meisten Menschen wissen nicht, wie sie diesen Kreislauf der Zerstörung unterbrechen könnten. Entsprechende Versuche enden oft in Hoffnungslosigkeit.

Die bewusste Entscheidung, diesen Teufelskreis hinter sich zu lassen, erfordert, sich auf Unbekanntes einzulassen, gerade auch bei sich selbst. Die Angst vor dem Unbekannten bringt auch untergründigen Widerstand mit sich. Wir zögern vielleicht notwendige Entscheidungen und Veränderungen so lange hinaus, bis uns eine schwierige Lebenssituation, eine ernste Krankheit oder ein traumatischer Zusammenbruch an unsere Grenzen bringt und uns zwingt, die festgefahrene Routine zu durchbrechen.

Betrachten Sie sich in so einer unerfreulichen Situation wie ein Kind, das seine ersten unsicheren Schritte macht, häufig das Gleichgewicht verliert und stolpert. Ohne Neugierde und Willenskraft würde kein Kind gehen lernen. Gehen Sie rücksichtsvoll und liebend mit sich selbst um. Umarmen Sie sich selbst – und speziell das ängstliche Kind in Ihnen – mit einem Gefühl tiefer Liebe. Dies ist äußerst wichtig, weil die Angst des inneren Kindes seine starke Neugierde und Willenskraft völlig blockieren kann. Nehmen Sie Ihr inneres Kind bei der Hand und zeigen Sie ihm den Weg: einen Weg voll Schönem und voller Freude. Finden Sie auf diesem Pfad der Selbstentdeckung heraus, was und womit Ihr inneres Kind gerne spielt. Versuchen Sie bei Schwierigkeiten nicht, diese voreilig durch Be- oder Verurteilungen loszuwerden. Jedes dieser Urteile wird wie ein Bumerang zu Ihnen zurückkommen. Überlegen Sie stattdessen, welchen Wert diese Schwierigkeiten haben könnten und welche Möglichkeiten sie bergen, Ihre Sichtweise vom Leben zu erweitern. Dies wird Sie befähigen, in Zukunft mit ähnlichen Situationen besser umzugehen.

Sich in neuen Schwingungen finden

Nichts Lebendiges ist von den Schwingungen der Umgebung unabhängig. Unsere Haut umschließt den Körper, sie bildet jedoch für den energetischen Körper keinen Abschluss oder Schutz nach außen. Die Sichtbarkeit unserer Haut gibt uns nur die Illusion *(maya)*, in uns abgeschlossen zu sein. Wenn Sie z. B. plötzlich ein Anfall von Einsamkeit überkommt, denken Sie nicht, dass mit Ihnen schon wieder etwas nicht in Ordnung sei. Möglicherweise versucht jeder der Menschen in Ihrer momentan nächsten Umgebung, sich von allem »rauszuhalten«. Einsamkeit inmitten einer Gruppe von Menschen hat mit dem Blockieren von Energie durch die einzelnen Gruppenmitglieder zu tun. Am stärksten wird Energie durch Angst blockiert. Wenn Sie also von ängstlichen Menschen umgeben sind und/oder selbst Angst haben, dann kann sich die Energie zwischen den Menschen nicht verbinden. Dadurch entsteht das Gefühl der Einsamkeit.

Persönlicher Wandel verursacht Veränderungen in Ihrer Schwingung; möglicherweise geht Ihre Frequenz in eine neue Wellenlänge über. Diese neue Situation kann in den Menschen Ihrer Umgebung Angst aufkommen lassen. Die Ihnen nahestehenden Menschen verstehen nicht, was mit Ihnen vor sich geht. Sie reagieren unbewusst auf die Umstellung Ihrer Schwingungen, die nun vielleicht auch mehr mit Ihrem sprachlichen Ausdruck und Ihren Handlungen übereinstimmen. Ihr verändertes Verhalten und möglicherweise manch äußere Wandlung in Ihrem Aussehen oder Ihrem Leben können Menschen dazu veranlassen, Sie abzulehnen und Ihr soziales Umfeld für immer zu verlassen. Andere werden bewegt und erfasst sein. Sie werden durch Ihre veränderte energetische Schwingung neue Menschen anziehen, später einmal sogar jenen Typ Mensch, vor dem Sie einmal Angst hatten.

Sobald diese Metamorphose Ihre Wahrnehmung verfeinert, schließen Sie sich Schritt für Schritt an das zurzeit dichter werdende telepathische »Internet« an, ohne auch nur die geringste Ahnung davon zu haben. Sie werden schwingungsmäßig mit dem kollektiven Unbewussten und dem kollektiven Bewusstsein jener Menschen kommunizieren, die auf Ihrer jetzigen Wellenlänge sind, sich also auf einem gleichgerichteten spirituellen Pfad bewegen. So können Sie auch plötzlich einen ganz anderen Gedanken haben, von dem Sie nicht wissen, woher er kommt. Sie fühlen sich aber durch ihn gestärkt. Sie werden fähig sein, sich durch diese Verbindungen »neu aufzuladen« und an andere Menschen Energie zu übertragen – eine ermutigende Perspektive, die Ihnen erst viel später bewusst wird.

Schneller als Sie es jemals für möglich gehalten hätten, sind Sie bereits über einen tiefen Graben gesprungen. Die »Beschleunigung« unserer Zeit treibt Sie rasch vorwärts. Absurde Situationen im alltäglichen Leben haben einen orkanartigen Effekt. Alles und jedes bewegt sich überstürzt und jedes Jahr scheint sich alles noch schneller vorwärtszudrehen.

Eine Zeit lang kann es sein, dass Sie innerlich die Stabilität, die Sie früher mit einer unhinterfragten Selbstverständlichkeit gelebt haben, herbeisehnen. Zu viele Unsicherheiten sind in Ihrem Leben entstanden. Lang anhaltende Freundschaften sind auseinandergegangen wegen zunächst unbedeutenden Kleinigkeiten, die plötzlich zu »grundsätzlichen« Missverständnissen wurden. Sie hinterlassen tiefen Schmerz und ein Verlangen nach den alten menschlichen Bindungen.

Parallel zu der Veränderung Ihrer energetischen Schwingungsfrequenz gebrauchen Sie inzwischen vielleicht unbewusst eine andere Sprache. Ihre Gespräche kommen aus einer Tiefe, in der Sie gleichzeitig Vibrationen aussenden, mit denen Sie selbst schwingen. Für das, was Sie dabei erleben, haben Sie keine Worte parat. Sie wissen nur, dass »etwas« in Ihnen einfach »besser stimmt« und Ihr Leben irgendwie interessanter geworden ist, auch wenn Sie sich oft in sozialen Beziehungen »überhaupt nicht mehr auskennen«.

Sich selbst verstehen lernen

Sich selbst zu verstehen, wird erst einmal schwierig sein. Ein »Armes-Ich-Syndrom« mag manches Mal nach Formen suchen, das Dilemma aufzulösen, indem es ein freundliches Gehör sucht. Es kann geschehen, dass Sie beim Sich-Öffnen anderen gegenüber Bestätigung finden oder emotionale Spannungen auflösen wollen.

Wenn andere auf der Suche nach einer Konfliktlösung mit Ihnen dasselbe tun, kann es Ihnen zu viel werden. Weil Sie nichts darüber hören wollen, weil Sie nicht in der Lage sind, zuzuhören, sind Sie vielleicht versucht, solche Situationen zu vermeiden und sich ganz herauszuhalten. Dadurch wiederum fühlen sich andere von Ihnen abgelehnt und sehr einsam. Wenn Sie wiederum einer anderen Person aus eigener Erfahrung eine positive Lösung für eine Situation anbieten können, kann die Hilfestellung ein angenehmes Gefühl von Zufriedenheit vermitteln.

Auf Ihrem Weg der Veränderung werden Sie entdecken, dass Sie unter Situationen und Gefühlen leiden, welche gleichbleibende Muster formen, die nur allzu oft auf Ihre frühe Kindheit zurückgehen. Vergangenes und gegenwärtiges Leiden und die ganze Palette der damit in Verbindung stehenden Emotionen sind im Körper gespeichert, solange Sie sie nicht verarbeitet und losgelassen haben. Schmerzpunkte im Körper oder gar eine Krankheit bestärken Sie deshalb von Neuem, Ihren Weg fortzusetzen und die Last abzuladen, die Sie so lange getragen haben. Dabei wird Ihnen die Notwendigkeit bewusst, sich selbst gründlich von alten Verhaltens- und Denkmustern zu befreien. In dieser Zeit helfen kleine positive Erlebnisse, die Sie sich selbst in Form von Zeit und Ruhe, Blumen, einem Tag in der Natur, einer Reise zu einem Ort, der sie schon immer angezogen hat usw., zugestehen können, dieses in Ihrem Körper festsitzende Leid zu heilen.

Die Klärung der Vergangenheit

Es gibt einen Teil in Ihnen, einen sogar sehr wesentlichen Bestandteil Ihres Selbst, der zustimmte, oder besser gesagt bestimmte, wann und wo Sie geboren wurden. Irgendwie wissen Sie, dass die Zusammensetzung Ihrer Familie, so sehr diese für manchen auch belastend gewesen sein mag, für Ihre Seele wichtig war. Familie und Schule gaben uns die erste und entscheidende Einweisung und Orientierung für diese Lebenszeit. Obgleich sich die meisten Menschen nicht an die Entscheidung erinnern, wählte unser Geist den Ort und das Land und damit dessen Kultur für unser Leben. Dies ist der tiefere Grund – manchmal latent bewusst – dafür, dass in Ihrem Leben auch so vieles Fragwürdige geschah, das Sie akzeptierten und vielleicht sogar sorgsam hüteten. Sie tragen deshalb vielleicht auch einige Erinnerungen in sich, dass Sie in Ihrer Kindheit rebellisch waren, ein Verhalten, das damals wegen der Umstände nötig gewesen war.

Seien Sie sich dieser Ihrem Kopf unbekannten, ursprünglichen Wahl bewusst, wenn Sie Ihre gegenwärtigen Wertvorstellungen und Prioritäten unter die Lupe nehmen. Sie werden an

Situationen der eigenen Kindheit herankommen, die Sie als besonders negativ wahrgenommen haben, welche aber gerade die Erfahrungsgrundlage für Ihre heute besonders positiven Charaktereigenschaften bilden.

Welchen Weg Sie auch wählen, um Ihre Vergangenheit im Rückblick zu beleuchten, eines Tages werden Sie ein großes Erwachen erleben. Dann werden Sie feststellen, dass Ängste, die Sie immer zu haben glaubten, in Wirklichkeit an Sie weitergereicht worden sind, und Sie Ihre ureigenen Ängste vielleicht gar nicht kennen. Es waren Ängste Ihrer Mutter, Ihres Vaters oder sogar der Kultur, in der Sie aufwuchsen, die Sie automatisch übernommen und sich zu eigen gemacht haben. Aus diesem Grund kann zum Beispiel eine eingeflößte Angst vor Schlangen in jemandem gedeihen, der selbst nie eine Schlange gesehen hat. Diese Analogie trifft ebenso, aber extrem schwerwiegender auf Rassismus und »geformte« Vorurteile zu. Beide haben ihren Ursprung in Angst und wurden definitiv über Generationen weitergereicht.

Die Macht der Eltern

Haben Sie jemals über die unabdingbare Notwendigkeit der sozialen Anpassung – und der darin liegenden Macht der Eltern nachgedacht? Kinder wollen ihren Eltern und Betreuern gefallen, da sie von diesen Erwachsenen völlig abhängig sind. Deshalb tun sie alles, was von ihnen erwartet wird, und sind letztlich selbst auf eine solche Art rebellisch, wie die Eltern es akzeptieren können. So nehmen sie auch die ihnen zugeteilte Rolle innerhalb des familiären Psychospiels an, die sie bei der täglichen Aufführung des Familiendramas gut spielen.

Abhängigkeit nötigte uns, auch die Grenzen und Begrenztheiten unserer Eltern und Geschwister zu beachten. Hätten wir jedoch durch diesen Anpassungsprozess nicht gelernt – wenn oft auch auf ungesunde Art und Weise – die Grenzen anderer zu respektieren, würden wir nur orientierungslos und hilflos durch das Leben stolpern und vollständig unfähig sein, mit der Welt zu interagieren.

Von diesem Blickwinkel aus betrachtet, fühlt sich all das Leid, dem wir während unserer Sozialisation ausgesetzt waren, bei Weitem nicht mehr so belastend an.

Es ist offensichtlich, dass unsere Eltern auch nur Individuen mit Träumen, Wunschvorstellungen, Frustrationen und Begrenztheiten waren und sind. Sie wurden während des Programmierungsprozesses ihrer Kindheit ebenso verletzt; oft sogar als Zugehörige einer früheren Generation tiefer gehend und länger anhaltend als wir.

In einem Moment neu aufsteigenden Ärgers, der ursprünglich aus unserer Kindheit und Jugendzeit stammt, können wir versucht sein, unsere Eltern hart zu verurteilen. Dies wird uns aber keineswegs befreien! Mancher nimmt bei sich selbst schwelenden Ärger als vorherrschendes Gefühl wahr. Die Wurzel dafür liegt oft in einer stumpfen Frustration. Der »Stumpf« ist das einzig überlebende Element des »Baumes«, nachdem unser blühender freier Wille in der Vergangenheit so wirkungsvoll beschnitten worden ist. Unser Willensausdruck ist in unserer Kindheit vielleicht so häufig beschnitten worden, dass wir überzeugt sind, es sei »immer« geschehen. Auf der anderen Seite kann es erscheinen, als hätten wir »niemals« das bekommen, was wir wünschten und gebraucht hätten. Alle Verallgemeinerungen basieren üblicherweise auf blinder Wahrnehmung. Deshalb ist es wichtig, die eigenen Gedanken zu überprüfen und die wahren Gefühle freizusetzen.

Erlauben Sie diesem Stumpf, der vom blühenden Baum Ihrer Kindheit geblieben ist, zu sprießen und zum Himmel zu wachsen!
Wenn nötig, ist dabei auch die Verpflanzung an einen anderen Ort möglich.

Möglichkeiten der Befreiung

Es ist in der heutigen Zeit wesentlich einfacher geworden, den eigenen Gesichtskreis zu erweitern und über einen gewissen Zeitraum hinweg in einer völlig unbekannten sozialen Umgebung und einer fremden Kultur zu leben. Dies schafft die Möglichkeit einer besonders guten, weil distanzierteren Rückschau, bei der Sie Ihre bisherige »spirituelle Reise auf der Erde«, die sich anfangs sehr stark mit dem materiellen Dasein befasst, reflektieren können.

Sie können auch einfach ein Ritual gestalten, bei dem Sie einen Baum pflanzen, den Sie als lebendiges Symbol Ihres eigenen Wachstums und Ihrer eigenen Identität betrachten und pflegen.

Oder gehen Sie Ihren Ärger mit dem Wissen um Energie an. Starker Ärger ist ein gutes Gefühl, der uns vermutlich nur in der Kindheit ganz anders dargestellt worden ist, um die unangenehmen Situationen eines Wutausbruchs in Familie und Schule zu vermeiden. Ärger ist ein unglaublich großer und starker »Berg« an Lebensenergie! Es ist lediglich so, dass der Gipfel dieses Berges mit einer als unangenehm erlebten Schicht bedeckt ist und uns dieser Berg daher als unbesteigbar erscheint. Ziehen Sie diese negative Abdeckung Ihres enormen »Energieberges« ab und stellen Sie sie weiter entfernt ab, ohne sie zu vergessen. Nutzen Sie nun Ihren enormen »Berg« an Energie. Sie können mit dieser Energie das tun, was Sie »schon immer« oder schon »so lange« tun wollten, z.B. Ihr Haus gründlich putzen oder Ihren Garten umgraben usw. Wenn der rechte Zeitpunkt gekommen ist, um sich mit der negativen Abdeckung des Berges aus der Distanz zu beschäftigen – was geraume Zeit später sein kann –, betrachten Sie deren Bestandteile. Sie stellen z.B. fest, dass Ihr früherer Ärger mit Gefühlen der Ungerechtigkeit, einem Falsch-verstanden-Werden oder einem Sich-nicht-entfalten-Dürfen usw. zusammenhängt. Diese starke Emotion entstand also durch eine von außen stammende Behinderung des freien Energieflusses Ihres Willens. Als Erwachsener können Sie nun diese Blockierung Ihres Energieflusses auflösen und heilen – umso einfacher und wirkungsvoller, je mehr Verständnis Sie für die Beweggründe der damaligen »Unterdrücker« aufbringen können. Das ist keineswegs mit einer Entschuldigung gleichzusetzen. Vergebung ist vielmehr der Generalschlüssel zur Befreiung des »Liebesbandes« von Schmerz und Leid.

Liebe ist kraftvoller als Stolz und Ego

Erst nachdem wir uns selbst für unsere Aktionen und Reaktionen als Kind im Psychodrama mit unseren Eltern und Geschwistern vergeben haben, kann wahres Vergeben gegenüber anderen erfolgen. Wir spielten unsere eigene, das Familiendrama mitgestaltende Rolle durch unser Verhalten, auf das die anderen Familienmitglieder reagierten. Sobald wir uns selbst wirklich verstehen, verbessern wir unsere Möglichkeit, anderen letztendlich vergeben zu können. Wenn wir entschieden im Glauben verharren, dass

ein Elternteil,
ein Lehrer,
ein Vergewaltiger,
oder im weiteren politischen Sinne ein anderes Land

ernsthaft verurteilt werden muss, weil er/es – nicht wir – die Urheber von Unterdrückung und Gewalt ist, werden wir in unseren Einschränkungen verhaftet bleiben. Diese »Schuldigen« hatten keine besseren Umstände als Sie und ich. Sie hatten Eltern, Lehrer, Vergewaltiger, andere Länder ... und so weiter ... für wie viele Jahrhunderte, sogar Jahrtausende!

Tränen der Erleichterung werden fließen, wenn Sie alten Stolz durch die Tiefe wirklichen Vergebens ersetzen. Solange Sie nicht einen Ozean dieser Tränen geweint haben, solange sind Sie auch nicht in der Lage, frei und glücklich darin zu schwimmen!

Ein Zurückhalten dieser Tränen kann ein Zeichen sein, dass wir lieber in Qual und Pein leben. Ein Festhalten an bekanntem Schmerz offenbart möglicherweise eine Tendenz der Selbstbestrafung, eine selbst auferlegte Abspaltung von Schönheit und Lachen im Leben. Überprüfen Sie in diesem Zusammenhang die Religion, mit der Sie aufgewachsen sind. Wenn Sie dies ohne Verurteilung tun, können Sie wahrscheinlich dort den Ursprung einiger dieser Hemmnisse des Loslassens ausfindig machen.

Tatsächlich leben wir heute – glücklicherweise – in einer Zeit, in der wir diese endlose Generationen umfassende Kette von Wiederholungen der alten Fehler im Leben von Mann und Frau, die immer wieder von der jüngeren Generation weitergelebt wurden, durchbrechen können. Das ist unsere große Chance!

Rituale für das Loslassen
Für das Loslassen des Alten sind Rituale hilfreich:

» Ein symbolisches Vernichten der rechthaberischen und besitzergreifenden Haltung eines Elternteils oder Betreuers, der das eigene Wachsen hinderte, gibt Raum für neues Leben. Beschaffen Sie sich ein aussagekräftiges Symbol für diese einengende Haltung und zerstören Sie es. Dieses Ritual fördert das Freiwerden zurückgehaltener Liebe und den praktischen Akt des Vergebens.

» Ein mit Gefühlen belegter Gegenstand eines Ihnen einst sehr nahestehenden Menschen (Partner, Kind usw.) kann einem Fluss übergeben werden – symbolisch dafür, diese Person ihrem eigenen »Fluss des Lebens« zu überlassen; das ist ein liebevoller Abschied.

» Sie können auch ein Ritual einer Beerdigung für eine frühere Beziehung vollziehen.

Seien Sie nicht überrascht, wenn ein solches Ritual in einer Tränenflut endet, da Sie dadurch an das intensive Liebesgefühl herankommen, das so viele Jahre von Ihrem Leid erstickt war.

Eine persönliche Erfahrung

An einem geeigneten Stück Holz als Symbol für meine Mutter habe ich als 27-Jährige den für meine negativen Emotionen realistischen Akt vollzogen, sie umzubringen. Als ich dieses Stück Holz ordentlich anpackte, fragte ich mich, obwohl ich wusste, dass mir dies als Therapie diente, erst einmal, ob ich dies überhaupt tun dürfe. Letztlich habe ich die schwierige Tat schwitzend vollendet. Ich brach in einen unglaublichen Tränenfluss aus und spürte, wie sehr ich diese Frau, meine Mutter, wirklich liebte. Das war mir mit meiner begrenzten Wahrnehmung, entstanden aus den durch ihre persönlichen Grenzen erlebten Einengungen als Kind und Jugendliche, bisher entgangen.

In den nächsten Wochen schrieb ich Gedichte, die »Mutter« und »Mutter Erde« thematisierten. Zu einem Buch gebunden schenkte ich sie ihr zum nächsten Weihnachtsfest.

Etwa sechs Wochen darauf waren wir beide in der Lage, als Erwachsene offene Gespräche über frühere Situationen als Mutter und Kind und Mutter und Tochter zu führen. In einem solchen Gespräch stellten wir fest, dass keiner von uns in der Lage wäre, das Leben der anderen zu führen; das war die Basis unserer Akzeptanz. Schließlich, so stellten wir übereinstimmend fest, sei ja keine von uns da, um das Leben der anderen zu leben.

Die Materialisation von Liebe erfahren

Unser Verhalten entspringt oft der unbewussten und fatalen Sicherheit, dass Lernen durch Leid einen höheren Wert habe als Lernen durch Liebe. Diese irreführende Überzeugung bestätigt sich fortlaufend in der Bedrücktheit täglichen Lebens. Die »Schule des Leidens« kann überwunden werden, wenn Sie bewusst wählen, durch Liebe zu lernen. Es mag Ihnen dabei helfen, Ihre Augen zu schulen, um wahrzunehmen, wie viele Menschen immer noch die ihnen vom Leben angebotene »Schule der Liebe« in eine »Schule des Leidens« umwandeln.

Eines Tages werden Sie in Ihrem Innersten das Wissen um eine vergessene Wahrheit entdecken: Wir waren nahezu ausnahmslos von Beginn unseres Da-Seins an so etwas wie eine Verformung von Liebesvibration. Für die meisten ist das immer noch die Lebensrealität. Dieses »Wissen« macht die Narben weicher, erlaubt zugedeckten Emotionen, wieder zu gesunden, und ermöglicht Ihrem Herzen, oftmals unter Tränen, lebendig zu werden. Nun können Sie in Ihrem tiefsten Inneren die Suche nach der vorhandenen *Materialisation von Liebe*, die Sie in Ihrem gesunden Urgrund sind, beginnen und an sich selbst – liebend und verstehend – tätig werden, um der Mensch zu werden, der Sie sein wollen.

Während dieses Prozesses erfahren viele Menschen in verschiedenen Teilen ihres Körpers Schmerzen. Möglicherweise besteht Bedarf an einer Hilfestellung durch geeignete Körperbehandlungen, um physische geformte Energieblockaden zu lösen, die über einen langen Zeitraum hinweg stark angestaut und verdichtet worden waren. In diesem Zusammenhang möchte ich auf einen fast unerträglichen Schmerz im Herzchakra am unteren Ende des Brustbeins hinweisen, der als Begleiterscheinung bei und nach solch einer tief gehenden Entwicklung auftreten kann. Er entsteht dann, wenn Ihr Liebesgefühl entwickelt und dadurch echtes Mitgefühl für die Menschheit vorhanden ist. Bitte beachten Sie, dass dieser Schmerz von Ärzten gewöhnlich mangelhaft diagnostiziert und als Magenbeschwerden behandelt wird. Im gegebenen Fall heben Sie den linken Arm ausgestreckt hoch und atmen tief und lange, bis der Schmerz nachlässt.

So wie Geduld die »Mutter der Weisheit« ist, so ist Vergebung die »Mutter des freien Geistes«. Die Freiheit des Geistes wird oft durch sogenannten Stress verhindert, mit dem wir auf die Ereignisse in unserem gesamten sozialen Umfeld reagieren. Auf der anderen Seite nehmen unbewusste Ängste, die mit unserem physischen Überleben in Verbindung stehen, all unser Denken in Anspruch. Eine Ursache von Stress ist das Gefühl, »niemals gut genug zu sein«, was alte Ängste der Ablehnung in uns schüren kann.

Ein freier Geist kann sich nicht ohne beständiges Reflektieren der eigenen Aktionen und Reaktionen entfalten, da in seinem menschlichen Handeln und Verhalten seine bewusst gewählten Werte praktische Anwendung finden. Wenn höheres Bewusstsein oder Erleuchtung erreicht worden ist, bleibt der Geist frei, auch wenn momentane Umstände dies zu verhindern drohen. Ist man/frau sich der eigenen Aufgabe und Bestimmung bewusst, werden in jeder Situation die Art und der Zeitpunkt der nötigen Handlung eindeutig erkennbar.

Den eigenen freien Geist einüben

Ein Mensch mit freiem Geist lebt mit Vertrauen im Hier und Jetzt. Wenn er bei reiflichem Überlegen für die momentane Situation keine Lösung finden kann, so ist er sich sicher, dass zur rechten Zeit die richtigen Situationen und die entsprechenden

Gefühle, Gedanken und Worte aufkommen, die die angemessene Lösung bringen. Dieses Vertrauen erlaubt dieser Person, stark beanspruchende Gedanken und Gefühle erst einmal friedlich beiseitezulegen.

Im Folgenden wird aufgezeigt, wie Sie Ihren eigenen freien Geist einüben können:

Konzentrieren Sie sich in Rückenlage auf Ihr Atmen, und bringen Sie Ihre Hände auf dem Bauch zusammen, wie es die nachfolgende Zeichnung zeigt. Beide Hände formen als Mudra einen weiblichen Triangel, in dessen Mitte der Nabel als kosmisches Zentrum liegt. Atmen Sie tief und legen Sie Ihre Aufmerksamkeit auf Ihren Atem. Falls Ihr innerer Dialog in dieser Position auch nach längerer Zeit nicht enden will, stellen Sie sich bildlich vor, Ihr Gehirn weiß anzustreichen und somit zu einer »Tabula rasa« zu machen. Sie können sich auch einen Hurrikan vorstellen, der sich quer über die »Wetterkarte« Ihres Gehirns bewegt und sogar starre und festsitzende Gedanken mit sich fortträgt. Beginnen Sie dann wieder, Ihre ganze Aufmerksamkeit auf Ihre Atmung und das, was durch sie in Ihrem Körper geschieht, zu legen. Wenn Sie feststellen, dass Ihr Gehirn Worte über das Geschehen in Ihrem Körper und Ihre Atmung bildet, senden Sie sie aus Ihrem Kopf hinaus und gehen mit Ihrer Aufmerksamkeit auf Ihre Atmung und Ihre Körperempfindung zurück.

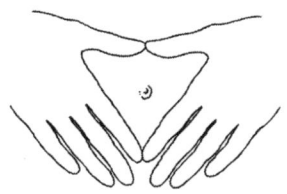

Mudra-Position der liegenden Hände um den Nabel

Diese Art der Körpermeditation fördert und steigert das Gefühl inneren Friedens im Hier und Jetzt durch folgende Einflüsse:

» Die Konzentration auf die Abkömmlinge Ihrer allerersten Körperzelle im Nabel erzeugt eine Stimulierung der Willenskraft Ihres Geistes.

» Die Hände senden Energie an den Darm ab, in dem auch ständig alles Psychische verdaut werden muss, und tragen zu dessen Beruhigung und gesunder Tätigkeit bei.

Die bewusste Berührung mit dem empfindenden Selbst

Durch unsere Gefühle nehmen wir das Leben wahr. Gewohnheitsmäßig zählen wir zu den Gefühlen unsere Körpergefühle und unsere psychischen Emotionen. Beide sind mit unserer äußeren Umgebung und mit unserem inneren Energiefluss verbunden. Infolge der durch das Christentum verbreiteten Dualität von Körper und Geist haben die Menschen lange Zeit den Schwerpunkt auf den Intellekt gelegt. So müssen sich viele

Menschen den Geist, der der Ausgangspunkt für ein bewusst tantrisches Leben ist, erst einmal erschließen. Im Folgenden wollen wir uns daher mit der Erschließung und Einübung unseres körperlichen, emotionellen und emotionell-energetischen Empfindungsbereichs befassen.

Sensibilisierung der Körpersinne

So wie die alten Tantriker Indiens die Körpersinne geschult haben, so trägt auch heute das Trainieren unserer fünf Sinne, die mit Ausnahme des Gesichtssinns sehr verkümmert sind, zur Freiheit unseres Geistes bei. Es verhilft uns letztlich dazu, nicht nur unseren Körper gesund zu erhalten und die Kraft des Lebens in ihm zu spüren, sondern uns selbst durch unsere Wahrnehmung des Energieflusses über unseren Körper hinausgehen zu lassen. Die alten Praktiken der Yantras, Mantras, Mudras und Nyasas (siehe Seite 99ff.) bedürfen allerdings einer sinnvollen Anpassung an unser heutiges Leben.

Einige dieser auf unsere Zeit übertragenen Formen sind bereits bekannt, auch wenn Sie vermutlich die hier verwendete Begrifflichkeit nie benutzt haben. Im Folgenden finden Sie einige Anregungen tantrischer Art zur Schulung Ihrer Körpersinne.

Yantras

» Die Betrachtung einer Kunstmalerei weckt in Ihnen vielleicht so tiefe Gefühle, dass Sie dadurch in eine tiefe Visualisierung hineingezogen werden. Dabei können Sie tief greifende Einsichten in die Existenz menschlichen Lebens gewinnen. Betrachten Sie also Malereien, die Sie besonders ansprechen, lange Zeit mit Muße und lassen Sie sich auf diesen Prozess ein.

» Sie können selbst eine Malerei, eine Skulptur oder auch ein Patchwork schaffen, das Ihr persönliches Yantra darstellt. Durch die von Ihnen sorgfältig ausgewählten Symbole stellt dieses Kunstwerk zumindest zu einem Teil Ihre eigene Lebensphilosophie dar. Das Anfertigen eines solchen Yantras kann zu einem meditativen Prozess werden; auch nach seiner Fertigstellung steht Ihnen dieses Yantra immer wieder für eine meditative Vertiefung zur Verfügung. Die immer intensiver werdenden Betrachtungen helfen Ihnen, Ihre eigene Willenskraft zu stärken. Ein persönliches Yantra ist ein wertvolles Werkzeug auf der Suche nach der Übereinstimmung zwischen praktischem Leben und eigener Lebensphilosophie; es kann Sie jahrelang, vielleicht sogar Ihr ganzes Leben lang, begleiten.

Mantras

» Sie haben vermutlich die Erfahrung gemacht, einen Teil eines Liedes oder eines Musikstücks öfter spontan gesungen und dabei eine Verbesserung Ihrer Stimmung oder sogar zunehmende Energie in Ihrem Körper wahrgenommen zu haben. Unterdrücken Sie solche spontanen Mantras nicht, sondern fördern Sie diesen unkontrolliert spontanen Ausdruck, der einem freien Energiefluss unterliegt. (Ein sogenannter Ohrwurm ist etwas anderes: Sie hören ihn, obgleich Sie das nicht wollen, und können ihn nicht abschalten.)

» Das bewusste Schaffen und wiederholte Singen eines kurzen, Ihnen bedeutungsvollen Mantras steigert Ihre Willenskraft; es wird noch verstärkt, wenn Sie immer wieder tief in den Bauch einatmen und das Mantra in der Ausatmung wie einen Strom aus Ihrem Mund fließen lassen.

» Das Sanskrit-Mantra OM (AUM) wurde seit den 1960er-Jahren weitbekannt. Es wurde von einzelnen Personen und verschiedenen Gruppierungen in der westlichen Welt oft bewusst benutzt, um das Energieniveau im Zentrum (drittes Chakra) zu verbessern. Damit wurde die ureigenste Willenskraft stimuliert. Wie schon geschildert, ist das Singen des AUM für den Körper durch das Einbeziehen von Herz- und Kehlkopfchakra zur Öffnung des oberen Kundalini-Kanals wesentlich gewinnbringender. Dieses Mantra kann bei wiederholter Anwendung den Gesundheitszustand von Darm, Herz und selbst der Schilddrüse verbessern. Es hilft insbesondere auch, den inneren Dialog zu unterbrechen bzw. abzuschalten, wenn Sie beim Singen des »M« immer das Summen in Ihrem Gehirn wahrnehmen.

Aura-Mudras

Heute hat kaum jemand die Geduld, über Stunden dazusitzen und sich auf ein klassisches Mudra zu konzentrieren. Um die Vorteile dieser ursprünglichen Disziplin zu bewahren und sich persönlich weiterzuentwickeln, können Sie ein Aura-Mudra praktizieren. Lassen Sie sich dazu die Zeit, die Ihnen zur Verfügung steht. Dieses neu gestaltete Mudra erweitert den Tastsinn und nutzt die Energieschwingung, die natürlicherweise aus unseren Handinnenflächen und ihren 250 bis 300 Nervenenden ausströmt. Dieser rhythmische Energietanz der Hände, der sich auch auf andere Teile des Körpers ausdehnen kann, kann speziell die Aura jener Körperteile öffnen und vitalisieren, in denen Energieblockaden eine Krankheit verursacht haben.

Die beste Position für diese Übung ist der Lotussitz. Dieser Sitz ist auch als »Schneidersitz« bekannt. Die Knie werden bei der Übung dabei seitlich auf den Boden gelegt, die beiden Waden miteinander verschränkt; die Füße auf den Oberschenkel des jeweils anderen Beins.

Da eine bequeme Stellung notwendig ist, bedarf es keineswegs eines vollständigen und trainierten Lotussitzes. Wenn Sie durch eine körperliche Beeinträchtigung auch die Stellung eines nicht perfekten Lotussitzes nicht einnehmen können, setzen Sie sich aufrecht auf einen Stuhl, ohne darin zu »versinken«. Lassen Sie zuerst Ihre Handgelenke auf Ihren Knien liegen, damit die Händen lose herunterhängen können; sollten Ihre Arme dazu zu kurz sein, lassen Sie die Hände nach oben geöffnet auf Ihren Knien oder Oberschenkeln liegen. Dies kann allerdings die Wahrnehmung der Energie, die vom Bauchraum in die Hände strömt, etwas erschweren.

Kommen Sie durch tiefes Einatmen des Prana (siehe Seite 110), der Lebensenergie, zur Ruhe. Wenn sich Ihr Bauch mit dieser Energie angefüllt hat, halten Sie die Luft eine Zeit lang an. Beginnen Sie dann – auf keinen Fall explosionsartig, sondern sehr sachte – auszuatmen. Dabei können Sie mit etwas Übung fühlen, wie die Energie von Ihrem Zentrum zum Herzchakra (an der Basis Ihres Brustbeins) strömt und von dort über die Schultern und durch die Arme in Ihre Hände fließt. Selbst wenn Sie nur eine teilweise Konzentration erreichen, spüren Sie bald eine Veränderung in Ihren Händen: das Aufkommen von Wärme oder Hitze, ein Prickeln oder Kribbeln, vielleicht sogar ein Zittern oder vielleicht nur ein angenehmes Gefühl in Verbindung mit vielem, was Sie bislang nie in Ihren Händen spüren konnten.

Legen Sie nun Ihre Aufmerksamkeit auf die Energie zwischen Ihren Händen. Heben Sie dazu Ihre Hände vor die Brust, ohne dass sie sich berühren oder die Brust berühren. Beginnen Sie, mit der Energie zwischen Ihren Handflächen zu »spielen«. Die Energie im Luftraum zwischen Ihren Händen kann durch eine veränderte Distanz der Hände besser empfunden werden. Verändern Sie also die Distanz zwischen den Händen und die Geschwindigkeit der Bewegungen Ihrer Hände. Beim Formen großer und kleiner »Energiebälle« zwischen Ihren Händen werden diese mehr und mehr sensibilisiert. Energie, die von den Fingerspitzen einer Hand ausströmt, kann von der Handinnenfläche der anderen Hand empfangen werden. Lassen Sie hierzu die einzelnen Fingerspitzen – in sich immer wieder veränderter Distanz – auf die Innenfläche der anderen Hand deuten. Machen Sie sich so mit den unterschiedlichen »Qualitäten« der Energiestrahlen der verschiedenen Finger bekannt. Laut altem Wissen des Handlesens stehen die Finger in energetischer Verbindung mit verschiedenen Planeten oder Himmelskörpern unseres Sonnensystems: Daumen → Venus; Zeigerfinger → Jupiter, Mittelfinger → Saturn, Ringfinger → Sonne, kleiner Finger → Merkur, Handinnenfläche → Mars.

Nehmen Sie auch die Verschiedenartigkeit der Energie wahr, die von jeder Hand ausfließt, da sie jeweils den gegensätzlichen Polen entstammt.

Dieses Aura-Mudra kann durch Modifikationen verfeinert werden: Ziehen Sie dazu in der Einatmung Energie vom Erdzentrum durch Ihr Wurzelchakra zu Ihrem Bauchraum hinauf. Sie können auch durch Ihr Kronenchakra Energie vom Universum aufnehmen und es in Ihr Zentrum hinunterfließen lassen. Fahren Sie dann mit der Mudra-Praxis – wie eben beschrieben – fort. In jeder Variation dieses Aura-Mudras werden unterschiedliche Empfindungen in Ihnen aufkommen. Wenn Sie sich noch konzentrieren können, vervollständigen Sie diese Übungsserie, indem Sie während des Einatmens die Energiekräfte von Erde und Universum vereint in Ihr Zentrum aufnehmen und in der Ausatmung den Energiefluss von Ihrem Bauchraum bis in die Hände fließen lassen; anschließend spielen Sie mit der Energie, die aus Ihren Handinnenflächen ausfließt.

Dieses sehr wohltuende Energiespiel bereitet auf eine verfeinerte energetische Kommunikation mit dem/r Geliebten vor. Stellen Sie sich an diesem Punkt nur einmal kurz vor, dass Sie mit Ihren Händen, in die Sie entsprechend diesem Aura-Mudra Energie geatmet und dadurch Ihre bewusste Aufmerksamkeit um ein Vielfaches verstärkt haben, Ihre/n Geliebte berühren …

Nyasa

Nehmen Sie einen weiteren Schritt vor, indem Sie die Kombination von Yantra, Mantra and Mudra – »Nyasa« – genannt, durchführen. Starten Sie wie beim Aura-Mudra: im Lotussitz (oder aufrecht auf einem Stuhl). Tun Sie es dieses Mal vor einer Malerei oder Ihrem selbst geschaffenen Yantra. Beginnen Sie nach einiger Zeit, entweder das Mantra OM (besser: AUM) oder Ihr persönliches Mantra zu singen. Singen Sie weiter, wenn Sie fühlen, dass die Energie in Ihrem Bauchraum zunimmt. Nehmen Sie Ihre Konzentration nicht vom Yantra weg. Nach einiger Zeit atmen Sie bewusst tief in Ihren Bauchraum ein – je nach Wunsch Energie aus der Erde, universelle Energie oder gleichzeitig Energie von Erde und Universum. Lassen Sie nun beim ausatmenden Singen des Mantras ebenso wie beim Aura-Mudra die Energie aus Ihrem Zentrum in Ihre Hände fließen. Leiten und spielen Sie jetzt mit der unsichtbaren Lebenskraft zwischen Ihren Händen, während Sie weiter Ihr Mantra singen. Ihre Aufmerksamkeit braucht sich keineswegs zu spalten. Je gleichmäßiger sie sich auf alle drei Bereiche verteilt, umso vollständiger wird Ihre Vertiefung durch das Nyasa.

Für den Tastsinn

Um ein generelles Empfinden für das räumliche Gefühl Ihres Tastsinns zu bekommen, können Sie mit verbundenen Augen erst in Ihrer Wohnung, dann mithilfe einer anderen Person in einer gefahrlosen Gegend, z. B. einem Park, umherwandern.

Für den Geruchssinn

Entdecken und schärfen Sie mit verbundenen Augen Ihren Geruchssinn, indem Ihnen ein Freund / eine Freundin nacheinander verschiedene Früchte zum Riechen anbietet. Wenn Sie erraten haben, welche Frucht es war, dürfen Sie sie mit verbundenen Augen essen. Sie werden einen verstärkten Geschmackssinn feststellen.

All diese Anregungen zur Schärfung Ihrer körperlichen Sinne sind lediglich Vorschläge. Dank Ihrer eigenen Intuition und

Kreativität finden Sie mit etwas Übung sicher bald persönliche Variationen und neue Übungsarten.

Bewusst leben mit der inneren Energiebewegung und den Emotionen

Um immer besser aus dem eigenen kreativen Geist heraus leben zu können, müssen Sie schrittweise von anderen unabhängig werden. Erlernte »Muss« und »Solls« haben unser Handeln in der alten Welt in unglaublichem Ausmaß beeinflusst. Durch diese Zwänge haben wir im Rahmen bestimmter Formen gehandelt und an konventionellen Ereignissen teilgenommen. In extremen Fällen zeigen uns unsere neuen Einsichten, dass wir bislang niemals fähig gewesen sind, unsere inneren Energiebewegungen ausfindig zu machen. Es war immer klar, was zu tun war und wo es zu tun war. Wann aber war unser Tun von unseren eigenen inneren Regungen inspiriert und ausgelöst worden?

Um den Zusammenhang zwischen innerer Energiebewegung, also dem freien Energiefluss im Körper, und den Emotionen, die wir in der Kindheit erlebt haben, zu veranschaulichen, will ich ein Beispiel aufführen:

Ein kleiner Junge geht an der Hand seiner Mutter auf dem Gehweg neben der Straße. Auf der anderen Straßenseite sieht er einen kleinen Hund. Das Interesse des Kindes richtet sich nun einzig und allein auf diesen Hund. Von seiner inneren Energiebewegung in Gang gesetzt, macht es sich in Windeseile von der Hand der Mutter los und rennt auf den kleinen Hund zu. Die Mutter schreit, da auf der Straße von beiden Seiten ein Auto kommt. Beide Autos bremsen gerade noch rechtzeitig.

Alle Passanten stehen still, die ganze Straße hält den Atem an. Der Letzte, der zum Stillstand kommt, ist der kleine Junge. Er hat gar nicht richtig mitbekommen, was eigentlich los ist. Sein innerer freier Energiefluss wurde schockartig gestoppt; in der Folge entstand eine Energieblockade und ein starkes psychisches Gefühl. Wenn die Mutter den Jungen nun noch schreiend ausschimpft – wie hierzulande früher üblich –, dann wird diese psychische Emotion weiter verstärkt. Später kommt er an dieses Gefühl nur schwer heran, da er zum Zeitpunkt des Geschehens zu jung war, um sich gut daran erinnern zu können. Er weiß aber zumindest in seinem tiefsten Inneren, dass er nicht spontan auf etwas zugehen darf, weil dabei nichts Gutes herauskommt.

Ohne Muss und Soll

Den meisten Menschen ist es völlig fremd, frei zu sein, um das zu tun, was man tun will, also wirklich volle Handlungsfreiheit zu haben und allein durch die eigene Energiebewegung und Gefühlsregung motiviert zu sein. Es mag sie vielleicht sogar völlig überfordern. Häufig entstehen Zweifel an der Echtheit der ursprünglich eigenen Energiebewegung und an den wahren inneren Gefühlslagen: »Was will ich wirklich?«, »Was fühle ich wirklich?« Dies kann erst einmal zu Rationalisierungen führen wie etwa jener, dass das Leben – in Arbeit und Gesellschaft – doch ohne »Muss« und »Soll« gar nicht funktionieren kann. Hierin liegt ein Missverständnis: Ein freier Geist tut aus ureigenster Willenskraft und Energie das, was in Einklang mit dem steht, wozu sein Spirit auf diese Welt gekommen ist. Und das bereitet ihm gleichzeitig höchste Freude.

Sie können besser entdecken, was Sie wirklich wollen, wenn Sie zuvor all das aussortieren, was Sie nicht wollen. Es kommt irgendwann wie ein Bumerang zu Ihnen zurück, wenn Sie etwas tun, das Sie nicht tun wollen, sondern nur deshalb tun, um zu überleben und/oder um andere zufriedenzustellen. Das gilt auch dann, wenn Sie sich dieses universellen Prinzips noch nicht bewusst sind. Da wir in das Zeitalter der Wahrheit übergehen, wird dieses kosmische Gesetz in zunehmender Ernsthaftigkeit erlebbar. Wir werden mehr und mehr gezwungen, die Wahrheit unseres Geistes zu leben. Seit dem Beginn meiner Tätigkeit in der Erwachsenenbildung in Deutschland habe ich nach einer grundsätzlichen Regel gelebt: »Tu nicht, was nicht völlig mit deinem Herzen übereinstimmt!« Natürlich war auch ich manchmal unsicher, ob ich etwas wirklich tun will. Bald stellte sich heraus, dass sich diese Frage wie von selbst beantwortete, wenn ich mir lebhaft auch in meinem Körper vorstellte, dieses »Fragwürdige« zu tun.

Ein kritischer Punkt bedarf während dieser zeitraubenden Suche nach den wahren inneren Gefühlen besonderer Berücksichtigung: Psychologisch betrachtet sind wir mindestens in manchen Punkten unseres Lebens bis zu einem extremen Ausmaß ein »Produkt unserer Familie und Gesellschaft« und verhalten uns dementsprechend. Während der Zeit unserer sozialen Anpassung in der Kindheit waren wir einem subtilen Lernprozess unterworfen; man brachte uns bei, durch unser eigenes Gehirn unsere wahren inneren Gefühle zu manipulieren. Durch diese ungesunde Fähigkeit gelang es uns geschickt, nur solche Emotionen an die Oberfläche kommen zu lassen, die von unserem sozialen Umfeld toleriert wurden. Und so waren wir es selbst, die unser inneres Feuer und unsere Gefühle an die Werte der Gesellschaft anpassten, aus der Angst heraus, von unseren Eltern nicht akzeptiert zu werden und nicht überleben zu können.

Es kann folglich einige Zeit dauern, bis wir unsere wirklichen Energiebewegungen und Gefühlsregungen aus der Tiefe des Unterbewussten ausgegraben haben, ganz besonders, wenn es um jene geht, die nicht akzeptiert wurden. Sie kommen aus der Mitte des Selbst und aus der Mitte des Körpers; sie kommen von dort, wo die Nachkömmlinge unserer allerersten Körperzelle sind. Sie wurden durch jene Werte, Denkformen und Gefühle, die wir wegen sozialer Anerkennung überbewertet haben, unterdrückt. Es erfordert klare Selbstbeobachtung und ernsthaft beharrliches Reflektieren seiner selbst um sie ausfindig zu machen. Dazu ist allerdings auch liebevolle Geduld nötig; im Extremfall erfordert dieser Prozess eine Situation, die Sie in Todesnähe bringt, so wie es bei mir selbst gewesen war (siehe Seite 37ff.).

Ein schweres Hindernis bei dem Erkenntnisprozess ist innere nörgelnde Selbstkritik. Sie ist oft ein Nebenprodukt unserer sozialen Anpassung, bei der Sätze in bestimmtem Tonfall von unseren Eltern und anderen Autoritätspersonen zu einer Art »innerem Richter« wurden. Seien Sie wachsam und bringen Sie diese Haltung destruktiver Kritik zur Ruhe. Sie kann auf die Dauer Ihr persönliches Wachstum behindern. Sie können diesen Richter immer wieder bewusst aus sich selbst hinaus und sich Ihnen gegenüberstellen. Stellen Sie ihn zur Rede, fragen Sie ihn, was er denn eigentlich will! Wenn dieser innere Richter sehr große Macht über Sie hat, können Sie ihm in einem höchst persönlichen »Theaterspiel« einen Prozess machen! Sie können den Prozessverlauf auch schriftlich festhalten.

Erinnern Sie sich: Sie sind gut, so wie Sie sind. Wenn Ihnen verschiedene Punkte an Ihnen nicht gefallen, haben Sie die Möglichkeit, diese zu verändern.

Kontakt und Energieaustausch mit der Natur

Die Sphäre der Natur kennt keine Unterscheidung zwischen »gut« und »schlecht«. Der endlose Kreislauf von Leben und Tod in der Natur kennt keine Moral. Leben ist nicht mit »dem Positiven« gleichgesetzt, während der Tod verbunden wäre mit »dem Negativen«. Das Leben von Fliegen und Moskitos ist beispielsweise wichtig, weil ihr Tod den Vögeln das Leben erhält.

Dank dieses moralischen Vakuums ist die Natur ein hervorragender Ort, um ohne auferlegte Werte – im Besonderen ohne Unterscheidung von »gut« und »schlecht« und der sich daraus ergebenden Werturteile – zu ruhen. Es war mir selbst eine große Hilfe, diesen Raum absoluter Wertfreiheit in der Natur entdeckt zu haben.

In der Natur kann sich der Geist viel angenehmer auf die Suche nach Freiheit begeben als in städtischen Anlagen. Im Gegensatz zum städtisch hektischen Pulsieren vibriert in der Natur alles, ohne von Gedankengebilden bewegt zu sein. Dies erlaubt und fördert eine tief gehende Entspannung. Eine natürliche Umgebung – von Einengungen unbehindert – ist ideal, um mit der inneren geistigen Freiheit in Verbindung zu sein und Energie auszutauschen.

Energieaustausch mit Bäumen

Ein Loslassen ungewollter Energie in sich selbst – in Form lang anhaltender Schmerzen oder Leid – kann durch andere Lebensformen und nicht nur durch mitfühlende Menschen erleichtert werden. In der folgenden Naturübung kommunizieren wir mit Bäumen und bitten sie um ihre Unterstützung.

Finden Sie einen gesunden Baum mit starkem Stamm. Bitten Sie ihn auf freundliche Weise, Ihre schmerzliche oder als schwer empfundene Energie, die Sie loslassen wollen, anzunehmen. Richten Sie Ihre volle Aufmerksamkeit darauf, ob Sie eine Reaktion erhalten: Ein Fehlen intuitiv wahrnehmbarer Resonanz ist ein Anzeichen vom Unwillen des Baumes. Halten Sie in diesem Fall nach einem anderen Baum Ausschau und befragen ihn.

Wenn Sie einen Baum gefunden haben, der Ihnen ein positives Zeichen gab – beispielsweise durch die Bewegung einiger Zweige oder durch das Gefühl, vom Baum angezogen zu werden, oder durch unbeschreibliche Empfindungen in einem Ihrer Chakren – lehnen Sie sich mit dem Rücken an den Baumstamm. Berühren Sie den Baumstamm hinter Ihnen in Höhe Ihres Herzchakras mit der Handinnenfläche Ihrer rechten Hand. (Linkshänder benutzen die Hände entgegengesetzt.)

Mit der linken Hand berühren Sie vorne Ihr Herzchakra. Kommen Sie durch bewusstes Atmen zu innerer Ruhe. Mit der nachfolgenden Ausatmung übergeben Sie den Schmerz aus Ihrem Herzen in Ihre linke Hand. Einatmend ziehen Sie diese Energie durch Ihren linken Arm hoch und lassen sie quer über Ihre Schultern hinweg zur anderen Körperseite fließen. In der nächsten lang anhaltenden Ausatmung leiten Sie die Energie in Ihrem rechten Arm zur Handinnenfläche hinunter und lassen sie von dort zum Baum fließen. Lassen Sie zu, dass das Fließen der Energie einen Rhythmus findet: Loslassen der Energie aus dem Herzchakra – Leiten der Energie durch Ihre Arme und Schultern in die rechte Hand – Übergabe der Energie an den Baum.

Suchen Sie nun einen anderen Baum, einen von dem Sie gerne Energie erhalten möchten. Bitten Sie nun diesen Baum, seine Energie mit Ihnen zu teilen – und warten Sie, wie zuvor beim ersten Baum, seine Antwort ab.

Nehmen Sie dieselbe Stellung ein wie beim ersten Baum, benutzen aber dieses Mal Ihre Hände und Arme entgegengesetzt: Ihre gebende rechte Hand (bei Linkshändern die linke) liegt an Ihrem Herzchakra, während die linke Hand (bei Linkshändern die rechte) mit ihrer Innenfläche in derselben Höhe hinter Ihnen den Baumstamm berührt. Mit einem tiefen Einatmen nehmen Sie durch die linke Hand Energie vom Baum auf. Kehren Sie nun die Richtung des Energieflusses, wie im ersten Teil dieser Naturübung beschrieben, um. Bei der Ausatmung übergibt Ihre rechte Hand diesen Energiefluss in Ihr Herzchakra, wo Sie ihn mit einer langen Einatmung bewusst in Ihren Körper aufnehmen. Bei einer verlängerten Ausatmung breitet sich diese Energie in Ihrem ganzen Körper aus. Nach mehreren Atmungen, wenn Sie sich durch die Energie des Baumes gestärkt fühlen, danken Sie ihm dafür.

Energieaustausch mit Mutter Erde

Suchen Sie einen geruhsamen Platz in der Natur, wo Sie ganz entspannt sein können. Bitten Sie dieses besondere Stück Erde, Sie im Loslassen zu unterstützen. Legen Sie sich in der »Leonardo-da-Vinci«-Position (»Der vitruvianische Mensch«, siehe Illustration auf Seite 65) hin, Arme und Beine weit von sich gestreckt.

Lenken Sie Ihre Aufmerksamkeit auf die energetische Schwere in Ihrem Körper. Atmen Sie die Kraft des Prana tief ein. Geben Sie sich während einer lang gezogenen Ausatmung der Schwerkraft unseres Planeten Erde hin, indem Sie Ihre Schwere an die Mutter Erde abgeben. Wenn Sie gut loslassen, können Sie spüren, wie die Schwerkraft der Erde Ihr Schweregefühl aus Ihnen herauszieht. Lassen Sie so lange in Ausatmungen los, bis Sie sich unbeschwert fühlen. Danken Sie diesem Platz für seine Hilfeleistung.

Sie haben nun die Möglichkeit, sich nach einem anderen unberührten Platz umzuschauen. Hier ist Ihr Anliegen ein anderes: Bitten Sie nun dieses Stück Erde, Ihre Lebenskraft zu stärken. Wenn Sie Einverständnis gefühlt haben, legen Sie sich wiederum in die »Leonardo-da-Vinci«-Position, dieses Mal allerdings auf den Bauch. Legen Sie Ihren Kopf in eine angenehme Seitenstellung. Mit dem Lufteinholen ziehen Sie einen Strom der Lebenskraft der Erde in die Erdmitte in Ihrem Körper, dem *Hara*, das ungefähr zwei bis drei Zentimeter unter Ihrem Nabel, dem kosmischen Zentrumspunkt, liegt. Nachdem Sie während der Ausatmungen das Verströmen dieser neu aufgenommenen Energie in Ihrem ganzen Körper gefühlt haben, werden Sie gerne der Erde Ihre Dankbarkeit ausdrücken.

Energieabgabe an einen Felsen

Stellen Sie sich barfuß auf einen Felsen oder Felsbrocken, der Sie angezogen hat und von dem Sie Zustimmung für Ihr Vorhaben empfunden haben. Atmen Sie die Kraft des Prana ein und füllen Sie Ihren Bauchraum damit. Lassen Sie während der Ausatmung die angehäufte Energie von Ihrem Zentrumschakra nach unten fließen. Ihre Beine werden von Müdigkeit und Schwere befreit, wenn Energie durch Ihre Fußsohlen in den Felsbrocken übergeht. Geben Sie der Zugkraft des Felsens nach, wenn er Ihren Energiestrom annimmt.

Bei meinen jahrelangen Experimenten konnte ich erkennen, dass gerade Felsen und Felsbrocken als ideale Katalysatoren dienen, wenn es um die Abgabe von Energieschwere geht. Mehrere Male wurde ich auf diese Weise von schwer verhärteten Energieblockaden in meinen Beinen und sogar meinem unteren Rücken befreit. Diese Blockaden hatten sich während der ersten Jahre des Praktizierens der Bio-Kosmo-Energie-Behandlungen in meinem Körper durch langes Stehen oder Knien auf dem Zementboden gebildet.

Sonnenaufladung

Wählen Sie einen Ort, an welchem Sie einen strahlenden Sonnenaufgang erleben. Stellen Sie sich hin, Ihre Füße wohlig und wenn möglich barfuß mit der Erde verbunden. Bereiten Sie sich durch zunehmend tiefes Atmen auf eine sehr lange Einatmung vor. Spreizen Sie die Finger weit, sodass Sie die sogenannten Schwimmhäute zwischen den Fingern als auseinandergezogen fühlen; lassen Sie dabei Ihre Arme und Hände zu beiden Seiten des Körpers ausgestreckt nach unten hängen. Beginnen Sie nun einzuatmen, und mit dieser Einnahme frischer Luft heben Sie Ihre ausgestreckten Arme mit den gespreizten Fingern der Sonne entgegen. Immer noch einatmend verbinden sich die Spitzen Ihrer gespreizten Finger energetisch mit der Sonne. Während Sie Ihre Hände am Ende der Einatmung langsam zu einer Faust formen, ziehen Sie die Energie der Sonne in Ihre Hände. Die nach wie vor nach oben gerichteten Arme bewirken, dass die Energie nach unten in Ihre Mitte fließt, während Sie nun den Atem anhalten. Durch den Energiefluss der darauffolgenden tiefen Ausatmung lösen Sie nun festgesetzte Energieblockaden in Ihrem Körper und übergeben Sie diese angestaute Energie durch Ihre Fußsohlen an die Erde. Ein Felsbrocken unter Ihren Füßen kann dabei als Katalysator dienen.

Anstelle der Sonne können Sie auch einen Bergkamm als Energiequelle verwenden.

Beachten Sie bei dieser Naturübung, dass Ihre Hände beim langsamen, gestreckten Hochheben zur Sonne keine nahen oder fernen Elektroleitungen »energetisch« passieren.

Sonnenbefreiung

Während Sie einen wunderbaren Sonnenuntergang betrachten, atmen Sie im Stehen all Ihre energetische Schwere zur langsam entschwindenden Sonne hin aus. Lassen Sie die untergehende Sonne schmerzliche alte Gefühle mit sich fortnehmen oder benutzen Sie diesen beschaulichen Abschied als ein Symbol für die Beendigung einer besonderen Phase in Ihrem Leben.

Wellen der Erneuerung

Beobachten Sie am Ozean das Kommen und Gehen der Wellen. Lassen Sie sich vom Spiel der Wellen in den Bann ziehen. Atmen Sie mit dem Verebben des wegfließenden Wellenkamms die Energie von Stress, Ruhelosigkeit oder »Altem« aus Ihnen heraus und von Ihnen weg. Öffnen Sie sich bei den neu ankommenden Wellen mit Ihrer Einatmung der neuen Lebensenergie. Diese können Sie gedanklich auch mit Inspirationen für Ihr Leben verbinden.

Nachthimmel-Aufladung

Legen Sie sich in der »Leonardo-da-Vinci«-Position (siehe Seite 65) an einer Stelle auf den Erdboden, wo Sie den Nachthimmel weit und offen sehen können. Ziehen Sie mit einer langen und tiefen Einatmung Energie des Universums in Ihren Nabel, dem kosmischen Zentrum Ihres Körpers. Mit der anschließend sehr langen Ausatmung, die Sie sachte und langsam beginnen, lassen Sie diese Energie sich in Ihrem ganzen Körper verbreiten; sie ersetzt emotional »alte« Energie, die nun durch Ihre Haut nach außen tritt.

Auf dem Weg Ihrer persönlichen Transformation wird – wie von selbst – die Ihnen eigene Kreativität frei. So werden Sie eines Tages, wenn es für Ihren momentanen Entwicklungsschritt richtig und wichtig ist, in der Lage sein, an Ort und Stelle spontan Naturübungen für sich selbst zu entwickeln. Halten Sie sich nicht ängstlich an die oben geschilderten Beschreibungen, sondern lassen Sie Ihr »freies inneres Kind« mit Neugierde spielen.

Sich selbst inneren Frieden geben

Durch den intensiven Kontakt mit der Natur sind Sie nun auf eine neue Stufe inneren Empfindungsvermögens gelangt. Wenn Sie nun mit sich selbst besser in Berührung sind, wird die Suche nach der Entdeckung der eigenen Natur in allen ihren Facetten normal.

Es gibt in der deutschen Sprache ein verblüffend eindeutiges Wort, das viele Menschen noch nicht richtig verstanden haben: »Selbstbefriedigung«.

Darin stecken die Worte: selbst – befrieden – Friede.

Die Worte »befrieden« und »Friede« gehen auf jene Zeit zurück, in der ein Mensch nur hinter den schützenden Mauern einer Burg oder einer Stadt »befriedet« war. Dort Zuflucht zu finden, gab in vollem Umfange Schutz. Friede wurde von einem Menschen nicht gefühlt, solange er nicht durch die Sicherheit der Mauern befriedet war. »Befriedigung« ist ein weiterer Teil dieser Wortfamilie.

Betrachten wir die Geschichte dieses Wortes, können wir die vollständige Bedeutung des Begriffs »Selbstbefriedigung« erkennen: »sich selbst an einem geschützten Ort inneren Frieden und Befriedigung geben«.

Energetisch verstanden hat das Wort »befrieden«, das im Wort »Selbstbefriedigung« steckt, noch eine wesentlich umfassendere Bedeutung: Befriedigt, in Frieden mit uns selbst, strahlen wir energetisch Ruhe, Zufriedenheit und Gelassenheit aus. Wir nehmen in diesem Zustand erhöhter Sensibilität die Schwingungen der Menschen um uns verstärkt wahr und können uns dadurch durch weise Voraussicht besser schützen.

Wenn Sie sich also auf sich selbst und Ihren Energiefluss einlassen, können Sie bei der Selbstbefriedigung dem Fließen der Energie in Ihrem Körper folgen. Wie Sie bereits wissen, beinhalten Orgasmen große Heilkraft. Geben Sie sich also – ohne vom negativen Klang des Ausdrucks »Masturbation« beeinträchtigt zu sein – in Frieden Ihrem Energiefluss und Ihrer Befriedigung hin.

Bei dem negativen Verständnis, mit dem der Begriff »Masturbation« belegt ist, kommt unweigerlich die Frage auf, wie Politiker von Weltfrieden sprechen können, wenn so viele Millionen oder gar Milliarden Menschen nicht einmal inneren Frieden finden, sondern – oft durch Bilder angeregt – rasch, so als müssten sie Zeit gewinnen, masturbieren.

Es versteht sich von selbst, dass, um Zufriedenheit durch inneren Frieden erfahren zu können, Ruhe sowie ein Raum, der die Sinne anregt, vonnöten sind.

Selbstbefriedigung: Ein Blick auf die Frau

Tantra betrachtet die Klitoris der Frau als vorderen Pol, während der Eingang der Yoni der südliche Pol und ihr tiefster Teil in der Nähe der Gebärmutter der nördliche Pol ist. Somit gehört der »Sakrale Punkt« oder »G-Punkt«, der etwa zwei bis drei Zentimeter vom vorderen Eingang der Yoni nach innen liegt, dem Bereich des südlichen Pols an. Die Klitoris, das einzige Organ im menschlichen Körper, dessen alleinige Funktion der Genuss ist, bildet den äußeren Teil eines weichen Organs, das von der inneren Wand der Vagina wie ein Schaft nach außen steht. Durch Erregung erigiert, kann dieser aufgerichtete Schaft einen Orgasmus hervorrufen, der den Zugang zur Ekstase öffnet, erweitert – oder auch, im Falle einer Überstimulierung, verschließt. Die Lage des Sakralen Punkts und des Klitorisschafts erklären, warum die ersten zwei bis vier Zentimeter der inneren Vorderwand der Vagina auf Berührung sehr sensibel reagieren.

Jener Bereich der Vagina, der sich – manchmal sehnig, oft aber mit unebener und zerfurchter Oberfläche – von dem gewöhnlich weichen Vaginalgewebe unterscheidet, variiert nicht nur in seiner Form von Frau zu Frau, sondern auch in der Größe, von erbsengroß bis zu walnussgroß. Dieser »Sakrale Punkt«, oft nach seinem »offiziellen« Entdecker Grafenberg kurz als »G-Punkt« benannt, ist ein Körperbereich, der im praktischen Leben zum Beispiel den Frauen Südamerikas schon lange vor seiner offiziell anerkannten Entdeckung bekannt war. Er liegt an der vorderen Vaginawand und schwillt ebenso wie die Klitoris bei Erregung an. Wenn die vaginalen Muskeln gut entwickelt sind, kann dieser Punkt in der Yoni bei zunehmender Stimulierung etwas nach oben rücken. Dieser kraftvolle Energiepunkt ist der sensitive Sammelplatz aller sexuellen Misserlebnisse und verletzten Liebesgefühle der Vergangenheit. Erste tief gehende Berührungen dieses sensiblen Punktes können deshalb als unangenehm erlebt werden und emotionalen Widerstand hervorrufen. Es kann am Anfang sogar als schmerzhaft empfunden werden, an den Kern des »geheiligten Punktes« heranzukommen.

Da der Sakrale Punkt seinen Platz nahe der Blase hat, ist es empfehlenswert, sie vor der Berührung zu entleeren. Andernfalls provoziert die Stimulierung den Drang, Wasser zu lassen. In sehr seltenen Fällen erzählten mir Frauen, dass sie sich besonders erregt fühlen würden, wenn die Blase voll ist und sie sie deshalb vorher nicht entleeren. Dies ist jedoch nicht empfehlenswert, da es ein völliges Loslassen durch ständiges inneres Anhalten nicht zulässt.

Benutzen Sie möglichst den Ringfinger, der entsprechend östlichem Handlesens als der »Sonnenfinger« oder »Finger der Gesundheit« bekannt ist, für die Berührung. Dieser Finger ist im Vergleich zum Zeigefinger wesentlich besser in der Lage, ein Überstimulieren und damit eine Art energetischen Kurzschluss im Körper zu vermeiden. Im altertümlichen Tantra wurde dieser Finger wegen seiner harmonischen Affinität mit dem zweiten Chakra gepriesen.

Frauen mit beweglichem Körper können ohne Weiteres ihren Sakralen Punkt selbst stimulieren und möglicherweise gar ihren nördlichen Pol berühren. Viele werden durch das zunehmend freie Fließen ihrer Energie im Körper die Gelenkigkeit gewinnen, um zumindest an ihren G-Punkt mühelos heranzureichen.

Die gleichzeitig anregende Berührung des Sakralen Punkts und der Klitoris erhöht die Empfindung auf äußerst intensive Weise. Beachten Sie dabei auch, dass Sie keine Überstimulierung hervorrufen. Sie kann einen energetischen Kurzschluss verursachen, der erneut Energieblockaden entstehen lässt. Unterschätzen Sie diese Möglichkeit nicht! Sie passiert in der Schnelligkeit, in der wir heute leben, leider allzu oft. Ein Orgasmus, der mit einem energetischen Kurzschluss einhergeht, hat – logischerweise – nicht den heilenden Effekt durch freien Energiefluss.

Wenn die alten Wunden liebevoll geheilt sind, können animierende Bewegungen des Sakralen Punkts die schlummernde Kraft des Shakti erwecken und damit ein »Feuer« entfachen, das Licht auf alle Bereiche des Lebens wirft. Eine Frau, die diese endlose Quelle der Energie, diese aktive Kraft des Shakti, entdeckt hat und sie beherrscht, kann sich in einer tantrischen Beziehung der »Welle der Glückseligkeit« hingeben. Wenn dann der Energiefluss im Körper in das Stadium kommt, in dem das Nervensystem des ganzen Körpers damit verschmolzen wird, womit ein grundlegender Wandel des Bewusstseins und infolgedessen eine Veränderung des Lebens einhergeht, öffnet sich der Kundalini-Fluss im Körper. Kundalini ist dann das ständig brennende »Feuer«, das im menschlichen Leben so wirklich ist wie Liebe, wie Sexualität, wie Hass, wie Eifersucht, wie Ignoranz.[8]

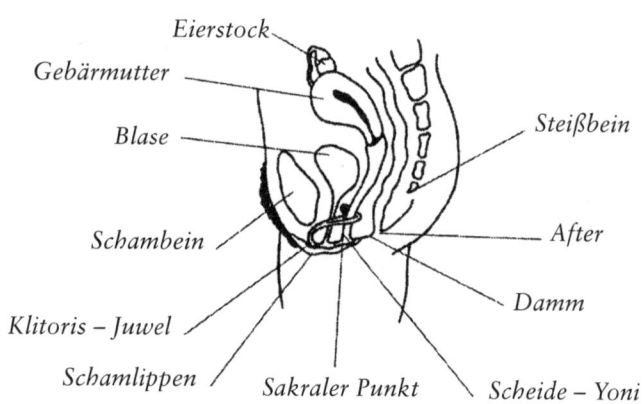

Seitenansicht des weiblichen Sakralen Plexus

Als orgasmische Frau, die sich ihrer Verkörperung als Tempel des Geistes bewusst ist, sind Sie energetisch zum Kosmos hin weit geöffnet. Sie fühlen das Fließen universeller Liebe in Ihrem Körper und können sich durch ihn in ihrem Dasein als eine Miniatur des Universums empfinden, als ein Mikrokosmos, der selbst Schwingungen des Universums mehr und mehr wahrnehmen kann.

Die Wechseljahre

Ein Wort zur Frau in den Wechseljahren und danach: Der Wandel der Hormone bewirkt, dass die Lust nicht mehr automatisch wie früher da ist und die Yoni wesentlich trockener ist. Sie sind nun in einem Lebensalter, wo von Müttern und Großmüttern in der Regel jeglicher positive Erfahrungshintergrund bezüglich Sexualität fehlt. Weitverbreitet ist die Meinung, dass in diesem Lebensalter Sexualität kein Thema mehr ist. Selbstverständlich hat Ihr Körper jetzt nichts mehr mit dem Instinkt der menschlichen Fortpflanzung zu tun – jener einzige Punkt, der den Frauen früher aus religiöser Sichtweise sexuelle Betätigung erlaubt hat. Wenn die westlichen Gesellschaften deshalb an diesem Punkt keine Erfahrungswerte haben, dann bedeutet dies noch lange nicht, dass Frauen in diesem Alter keine tiefen, wunderbaren körperlichen Empfindungen mehr haben können.

Versuchen Sie zuallererst, ohne künstliche Hormonzufuhr auszukommen, da Sie durch diese völlig aus Ihrem körperlich-energetischen und natürlichen Gleichgewicht geworfen werden. Benutzen Sie stattdessen das natürliche Progesteron[9], wenn Sie typische Symptome der Menopause spüren. Der aus der mexikanischen Süßkartoffel gewonnene Stoff, den unser

Körper in natürliches Progesteron verwandelt, hat dieselbe chemische Struktur wie das im weiblichen Körper vorkommende Progesteron und gleicht den Östrogen-Haushalt aus. Tragen Sie Kleidung aus Naturfasern und achten Sie auf den yin-haltigen Anteil in Ihrer Ernährung (siehe Anhang, S. 392). Verringern Sie ihn gegebenenfalls zugunsten von Nahrungsmitteln, die weniger yin sind. Achten Sie auch darauf, dass eine Frau in Ihrem Alter wegen des Zellaufbaus einen höheren Eiweißbedarf hat. Der tägliche Bedarf liegt in diesem Alter für eine Frau mit normalem Körpergewicht und mittlerer Körpergröße bei 46 g. Berücksichtigen Sie des Weiteren, dass Sie auch auf stimulierende Nahrungs- und Genussmittel wie Kaffee und Wein sensibel reagieren können.

Lassen Sie sich auf einen neuen Teil Ihres Lebens und Ihres Frau-Seins ein, auf eine Lebensspanne, in der Sie mehr und mehr ausfindig machen können, wie sehr die Yoni ein Mikroorganismus Ihres gesamten Organismus ist, so wie die Reflexzonentherapie den Fuß im Verhältnis zum Körper betrachtet und dementsprechend am Fuß Teile des Körpers indirekt behandelt. Es ist altes asiatisches Wissen, dass die einzelnen kleinen Bereiche an den Wänden der Yoni – so wie am Penis des Mannes – in direkter Verbindung mit allen anderen Körperteilen stehen. So findet sich zum Beispiel am Eingang der Yoni, »südlich« des Sakralen Punktes, eine kleine Stelle, die in Verbindung mit dem Mund steht. Wird diese feinfühlig berührt, entspannen sich die Muskeln um den Mund und es entsteht ein Lächeln. Das bedeutet, dass ein Mann, der beginnt, eine Frau gefühlvoll zu penetrieren, sie lächeln lässt und sich dadurch eingeladen fühlt.

Entdecken Sie des Weiteren in Ihrer Selbstbefriedigung die äußerst feinen Energieströme in Ihrem gesamten Körper, die durch verlängerte Orgasmen zu erspüren sind. Sie sind in Ihrer Sexualität nicht mehr vom Instinkt »getrieben« und besitzen deshalb viel mehr Gelassenheit und vertiefte Wahrnehmungsfähigkeit Ihrem Körper gegenüber. Dies hält Sie gesund und gibt Ihnen einen im Vergleich zu Gleichaltrigen hohen Energiepegel. Meiner Meinung nach sind Sie sogar in diesem Lebensalter zur erstmaligen Öffnung des Kundalini in der Lage, wenngleich dieser dann auch etwas ruhiger in ihrer Wirbelsäule hochstreben wird als bei einer Frau in den Jahren ihrer Fruchtbarkeit.

Auch wenn Sie bei den ersten Schritten nicht gleich »erfolgreich« sind, denken Sie nicht, dass sich mit Ihrem Körper nun keine wunderbaren Erfahrungen mehr machen lassen. Seien Sie bis an das Ende Ihres Lebens lebendig! Möglicherweise hilft Ihnen bei Trockenheit in der Yoni ein Gleitmittel, das Sie in Erotikläden kaufen können. Benutzen Sie nur Produkte auf Wasserbasis, nicht auf Ölbasis. Ich habe jedoch bei mir selbst festgestellt, dass es meine jeweilige innere Haltung ist, die für die Befeuchtung meiner Yoni »verantwortlich« ist.

Das Leben einer 104-jährigen Maya-Indianerin, deren Augen vor Lebensfreude und tiefem Frauenwissen blitzten und die aktiv mit einer »jungen« Frau im Alter von 72 Jahren zusammenlebte, hat mir vor Jahren gezeigt, wie verwirrend, unglücklich und respektlos eindimensional die weibliche Sexualität in unseren westlichen Gesellschaften verstanden und gelebt wird.

Selbstbefriedigung: Ein Blick auf den Mann

Ein Mann hat – bedingt durch seine körperliche Natur – eine entspanntere Haltung gegenüber seinem Organ der Lust, das allerdings auch andere biologisch wichtige Funktionen zu erfüllen hat. Penis und Hoden liegen weitgehend außen am Körper, während bei der Frau nur die Klitoris nach außen ragt. Beim Wasserlassen ist der Mann mehrmals täglich in routiniertem Kontakt zu seinem Penis. Das bedeutet allerdings keineswegs, dass er dabei sensibel gegenüber dessen Potenzial ist, sondern leider oft genau das Gegenteil.

Ein besinnliches Reflektieren des Ausdrucks »Selbstbefriedigung« kann den Mann dazu führen, über eine entscheidende Frage nachzudenken: Gebe ich meinen weiblichen und gefühlvollen Anteilen – in diesem männlichsten meiner Organe – ihren berechtigten Platz, sodass ich inneren Frieden mit voller Vertrautheit kultivieren kann?

Eine der größten Miseren mit fataler Auswirkung auf das gesamtheitliche Leben unserer Welt ist immer noch, dass die meisten Männer ihren sexuellen Genuss stark verringern durch das Missverständnis, die Ejakulation sei der Höhepunkt sexuellen Genusses und das Zeichen eines Orgasmus.

Der Orgasmus eines Mannes ist die innerliche Erfahrung des sexuellen Höhepunkts, der zeitlich lange ausgedehnt werden kann. Ein vitaler Orgasmus baut im Körper Yang-Energie auf und benutzt im freien Fließen der Energie umfassend dessen Yin-Elemente.

Die Ejakulation ist die äußere Erfahrung der sexuellen Klimax, dem sogenannten Samenerguss. Gewöhnlich beendet die Ejakulation den Orgasmus, oft aber erfolgt sie völlig ohne vorangehenden Orgasmus. Eine Ejakulation ohne vorangehenden Orgasmus setzt im Körper oft nur für den Bruchteil einer Sekunde den gesamten Energiefluss explosionsartig frei und lässt daraufhin die Energie sofort wieder in den altgewohnten Zustand zurückfallen. Da in der Ejakulation viel Körperenergie nach außen tritt – um entsprechend der biologischen Funktion einen neuen Menschen zu zeugen – ist der Mann danach energielos, sehr müde und im Zustand des äußersten Yin völlig passiv.

Es ist also völlig irrsinnig, sich durch mehrere Ejakulationen in einer Nacht als »sexuell weiterentwickelt« oder »männlich« zu fühlen. Ich möchte Ihnen dazu ein Beispiel aus meiner Behandlungspraxis schildern:

Eine persönliche Erfahrung
Ich behandelte einen 38-jährigen Mann zum dritten Mal. Es war unglaublich, aber ich konnte auch nicht den geringsten Rest von Energie in seinem Zentrum spüren, um damit Energieblockaden in seinem Körper aufzulösen. Doch dazu war er gekommen. Ich hatte bereits etwa 7000 Behandlungen der Bio-Kosmo-Energie durchgeführt und stand vor einer mir völlig unbekannten Situation. Es war mir ein Rätsel.

Ich wusste von einer Methode mexikanischer Heilerinnen, Energielöcher im Energiezentrum von Frauen nach einer Geburt wieder aufzufüllen; doch sie war in diesem extremen Fall keineswegs anwendbar. Angesichts dieses energetischen Vakuums in seinem Bauch wusste ich mir nicht anders zu helfen, als über mein Wurzelchakra Energie der Erde in mich zu holen und diese Energie über meine Hände in den Nabelbereich meines Klienten zu übertragen.

Ich drückte meine Überraschung vorsichtig aus und fragte meinen Klienten, was in seinem Leben denn vorgefallen war.

»Ach, weißt du, meine Frau kam gestern von einem zweiwöchigen Auslandsaufenthalt zurück und wir waren die ganze Nacht zusammen, und so bin ich heute eben etwas müde.«

»Wie viele Ejakulationen hattest du denn die Nacht über?«

»Vier«, verkündete er stolz.

Ich versuchte, ihm den Zustand seiner Energie einfühlsam und doch direkt zu erklären. Ob er jemals meinen ausführlich begründeten Empfehlungen, in seinem Alter weniger nach Ejakulationen, sondern mehr nach Orgasmen zu streben, gefolgt ist, ist mir unbekannt. Vermutlich nicht, denn als ich ihn etwa eineinhalb Jahre später aus einiger Entfernung sah, erkannte ich ihn kaum. Er war unglaublich gealtert.

Tantra unterscheidet in der männlichen Sexualität vier aufeinanderfolgende Phasen:
1. Sexuelle Erregung
2. Aufbau des Orgasmus/Prä-Orgasmus
3. Orgasmus
4. Ejakulation

Vor einer sexuellen Erregung ist beim gesunden Mann die Energie im ganzen Körper verteilt mit einigen Akkumulationspunkten in Form von Energieblockaden. Solche Energieblockaden bilden wir immer wieder durch unser tägliches Leben, wir lösen sie auf und bilden neue. Zu Beginn einer sexuellen Erregung bleibt die Energie des Mannes – mit der üblichen Energieverdichtung in allen sieben Chakren, in denen die Energie in Bewegung ist – über den ganzen Körper verteilt. In der zweiten Phase wird alle seine körperliche Energie im zweiten Chakra konzentriert. Diese prä-orgasmische Phase eskaliert äußerst rasch und kann unmittelbar – in der vierten Phase – zu einer Ejakulation führen. Übung erlaubt es jedoch, in dieser zweiten Phase eine Verlängerung des Orgasmus zu erzielen (siehe Seite 290) und diese dritte Phase genießen zu können. Ein solches Training verhindert Situationen, in denen ein Mann ejakuliert, ohne einen Orgasmus erlebt zu haben. Tantra betont im Besonderen diese dritte Phase, da die Erfahrung eines inneren Orgasmus Männern ermöglicht, ihre Wesenstiefe (Essenz) zu entdecken. Tantriker bevorzugen des Weiteren lang ausgedehnte Orgasmen ohne Ejakulationen, die ihnen lebenslang eine viel tiefere Befriedigung und ein hohes gesundes Energieniveau sichern und ihren Körper in fortgeschrittenem Alter wesentlich jünger erscheinen lassen.

Bevor Sie sich in einer Selbstbefriedigung inneren Frieden geben, entscheiden Sie bitte, ob Sie zu einer Ejakulation kommen wollen oder ob Sie einen verlängerten Orgasmus (möglicherweise ohne Ejakulation) erleben wollen. Diese Entscheidung erleichtert im entscheidenden Moment, sich auf die »innere hohe Welle der Energie«, wie manche Männer es ausdrücken, zu schwingen und nicht der biologischen Funktion der raschen Ejakulation anheimzufallen. Um einen ausgedehnten Orgasmus zu erleben, verwenden Sie besser vor allem Ihre Fingerspitzen und den Energiestrom, der aus Ihnen herausströmt. Wenn Sie das Aura-Mudra (siehe Seite 148) ausprobiert und vielleicht sogar mehrfach geübt haben, können Sie die Erfahrungen, die Sie dabei gemacht haben, jetzt sehr gut nutzen.

Beobachten Sie, auf welche Weise Sie Ihren Penis umfassen, welche Gefühle diesem »Griff« zugrunde liegen. Lassen Sie Feinfühligkeit in Ihnen aufkommen, vielleicht sogar so etwas wie Zärtlichkeit, selbst wenn dies erst einmal eigenartig erscheinen mag.

Wir haben die Zeiten hinter uns, in denen Männer rau die Natur durchdringen – »penetrieren« – mussten, um für die Familie zu Hause die Lebensgrundlagen herbeizuschaffen. Dass zu jenen Zeiten, in denen das Leben der Männer Rauheit bedeutete und bedeuten musste, auch ihr Umgang mit ihrem Penis rau war, ist verständlich. Dass dadurch auch in Frauen eine tiefgründige Angst vor Penetration auftrat, die über Generationen bis in unsere Zeit weitergereicht wurde, ist ebenso verständlich. Je mehr Sie sich jetzt als Mann auf Ihre Energieströme im Körper und damit auf Ihre Orgasmusfähigkeit einlassen, desto mehr gewinnt Ihr Leben völlig andere Dimensionen. Sie werden sich dann auch Ihren »weiblichen Anteilen«, der Expansion von Energie, widmen. Das erlaubt Ihnen zunehmend, Ihr Yang-Yin-Gleichgewicht zu finden und dadurch zu einem bewussten Mikrokosmos zu werden.

Ein Blick auf beide

Voraussetzung für eine gute sexuelle Beziehung zu einem anderen Menschen ist das Wissen um den eigenen Körper. Diese Beziehung kann nur weiterentwickelt werden, wenn beide Liebende einander mitteilen, was sie wollen, und wenn zuallererst Frauen sich nicht scheuen, ihre/n Partner daran zu hindern, sie zu stark zu stimulieren. Denn das geschieht auf der Suche nach rascher sexueller Befriedigung schnell.

Orgasmen können körperliche Energieblockaden, selbst solche, die eine Krankheit verursacht haben, lockern und auflösen. Orgasmisches Fließen kann – durch die Nutzung Ihnen bislang unbekannter Nadis – in solchem Ausmaß zu freier Energiezirkulation führen, dass dadurch Krebswucherungen geheilt werden können.

Die Bewegung von Energie in einem Mikrokosmos kann nicht tief gehend verstanden werden, wenn sie von der Stimulation durch andere abhängig ist. Nur durch das Empfinden im Allein-Sein kann ein Mensch vertiefte und voll spürbare Einsicht in den inneren Energiefluss gewinnen. Wenn er individuell die Energie und deren fließende Bewegung im Körper bewusst fühlen kann, führt ihn das zu einem Wissen, das dann in der Begegnung mit der Energie eines anderen Menschen eine Erweiterung erfährt und beiden erlaubt, ihre Energie ineinanderschwingen zu lassen. Dementsprechend ist die Selbstbefriedigung in Zurückgezogenheit ein unentbehrliches Mittel für die Wahrnehmung und Leitung des inneren Energieflusses, die wiederum die Grundlage für reiches Erleben in einer Beziehung sind.

Selbstbefriedigung ist damit also keineswegs ein – oft als

»schäbig« erlebter und gehandhabter – Ersatz für einen Liebespartner, so wie es in der Vergangenheit oft verstanden wurde
und selbst heute noch wird.

Bewusstes Sein in jeder Zelle kann nur erlebt werden,
wenn die Energie im Körper fließt. Das ist das letztliche
Ziel tantrischen Lebens: Der Körper wird zum »Tempel
des Geistes«. In diesem weitestentwickelten Stadium
wird das körperliche Leben auf der Erde fortgesetzt,
allerdings ohne Vor- und Unterbewusstsein. Ohne Orgasmen können Sie dieses Stadium nicht erreichen, selbst
wenn Ihr Kopf und Ihr Leben erfüllt sind mit menschlich
hochstehenden Werten und der Idee von »Erleuchtung«.
»Erleuchtung« im tantrischen Sinne bedeutet, bewusst
in jeder Körperzelle zu sein.

Dieser Lebensbereich ist keineswegs für einige wenige
männliche und noch weniger weibliche Gurus in Indien
reserviert. Dieses Ziel ist für jeden erreichbar, der sich
mit wirklicher Willenskraft auf den Weg begibt. Dieser
Weg kann die Welt verändern ...

Körperliche Energie erhalten und stärken

Befassen wir uns nun mit der Erhaltung unseres materiellen
Körpers im Hinblick darauf, ihn als »Vehikel« für ein tantrisches Leben, für das bewusste Leben als »Zelle« des Univer-

sums und seiner Energie, nutzen und genießen zu können. Wir achten unseren Körper, weil wir durch ihn unsere Wesenstiefe leben und ausdrücken wollen. Zuallererst nehmen wir dazu bewusst Nahrung auf. Durch gezielte Bewegungen erhalten wir darüber hinaus nicht nur seine Gesundheit, sondern ermöglichen einen verfeinerten Ausdruck von Empfindungen.

Die Nahrungsaufnahme

Ein feinfühliger Körper wird auch der Nahrung gegenüber sensibler. Und umgekehrt ist für den Prozess, für Energieströme empfindsamer zu werden, eine wohlüberlegte Nahrungsaufnahme unverzichtbar.

Der Verzehr von zu viel rotem Fleisch (in der Regel Rindfleisch) verhärtet die Muskeln; sie werden durch den starken Yang-Charakter dieser Ernährung kontrahiert. Das östrogenhaltige Futter, das Rinder heute in Industrieländern erhalten, sorgt zudem für einen ungesunden Hormonhaushalt im Rind und dessen Muskelfleisch und wirkt sich auch auf den menschlichen Körper aus. Darüber hinaus verengen Nahrungsmittel, die mit Kunstdünger und dadurch stark mit Kalium angereichert sind, das Muskelgewebe, während sie die Muskelfasern verlängern.

Bei zusammengezogenen Muskeln kann die Energie im Körper nicht frei fließen. Dadurch werden intensiv bewusste Erfahrungen im Austausch von Liebesschwingungen mit dem/r Geliebten erschwert.

Andererseits schwächt die Aufnahme von zu vielen Kohlenhydraten – vor allem wenn sie nicht mit vollwertigem Eiweiß[10] ergänzt sind – das Muskelgewebe. Dadurch ist der Körper we-

niger gut in der Lage, »einen kosmischen Tanz auf der Erde«
zu erfahren.

Vegetarische Ernährung

Oft machen Menschen, die zur vegetarischen Ernährung übergehen, den Fehler, zu viele Kohlenhydrate zu konsumieren (der
normale Bedarf liegt bei 60 Prozent der Kalorienmenge). Häufig meint man sogar, der ausschließliche Konsum von Kohlenhydraten würde den Körper ausreichend mit Energie versor-
gen. Diese Ansicht wird oft in den Industrieländern vertreten,
wo generell viel tierisches Eiweiß konsumiert wird. Der Körper
begrüßt in diesem Fall zunächst auch den Versuch, einen Ausgleich herzustellen; die Kohlenhydrate mit ihrem starken Yin-
(weiblichen)Charakter sind deshalb anfangs oft ein guter Weg,
ein Yin/Yang-Gleichgewicht in der Ernährung zu erzielen.
Wenn jedoch das Gleichgewicht erreicht ist – und dies geschieht bei bisher starkem Fleischkonsum spätestens nach zwei
Jahren –, verliert der Körper durch die weitere Überversorgung
mit Kohlenhydraten an Kraft. Unsere Zellen bestehen aus sehr
viel Eiweiß und deswegen benötigen wir Eiweiße in unserer
Nahrung. Bei Eiweißmangel fühlt sich der Mensch schwach
und leidet an Hungeranfällen, da Kohlenhydrate bereits völlig
verdaut sind, wenn sie im Darm ankommen. Auch der Darm
braucht Eiweiße zur Verdauungsarbeit. Das Ergebnis zu hoher
Kohlenhydratzufuhr bei gleichzeitigem Eiweißmangel ist häufiges Hungergefühl. Der Körper verwandelt den Kohlenhydrat-
überschuss in Fett, dem unter der Haut liegenden Speicherge-
webe für Giftstoffe, das als Zellulitis bekannt ist.

Dieses Fettgewebe – ohne Zellulitis – kann auch bei indischen Yogis beobachtet werden. Sie haben – trotz gut trainierter Muskeln – schlaffes Fett unter ihrer Haut, das oft über den Hosenbund hängt. Die traditionelle indische vegetarische Ernährung besteht überwiegend aus Kohlenhydraten mit sehr wenig vollständigem Eiweiß. Wenn Sie Vegetarier oder Veganer sind oder sein wollen, hören Sie achtsam auf Ihren Körper und informieren Sie sich entsprechend über die Anforderungen an Ihre Ernährung.

Andere Vegetarier, überzeugt, dass man durch Milchprodukte Fleisch und deren Eiweiß am besten ersetzen könne, nehmen davon oft so viel zu sich, dass es ebenfalls der Gesundheit abträglich ist. Milchprodukte werden vom Körper nicht vollständig verdaut; ihre Rückstände sammeln sich in den Gedärmen und behindern die Bewegungen der Ringmuskeln des Darmes. Dadurch wird letztlich der Verdauungstrakt geschwächt. Diese Einschränkung versagt dem Körper seine vollständige Kraft und beschneidet feinsinnigen körperlichen Liebesausdruck.

Es dauert lange, bis wir durch unsere Körperempfindung spüren können, dass energetisch tote Nahrung, die bis zu 50 Prozent ihres Nährwerts für ihre Verdauung benötigt (rotes Fleisch), die Vitalität unseres Körpers nicht fördert. Um uns durch Nahrungsaufnahme Energie zuzuführen, sind frische Vitamine und Mineralstoffe von grundlegender Bedeutung. Zudem benötigen wir ausreichend Sauerstoff, der vom Blut in die beim Verdauungsprozess tätigen Organe geliefert wird!

Sobald Sie durch eine tantrische Beziehung einen neuen Weg gehen, erfahren Sie durch Ihren Körper auch, welches Essen für Sie nicht geeignet ist. Ihr Bewusstsein für Energie wird

Sie zu jener Art der Nahrung führen, die Ihre Lebensfreude anregen kann. Die Entscheidung, zumindest teilweise auf Fleisch zu verzichten, erfolgt dann mehr oder weniger automatisch. Wenn Sie allerdings die Blutgruppe 0 oder B haben, können oder wollen Sie Fleisch vielleicht nicht ganz aus Ihrer Ernährung streichen.

Wir sollten generell noch viel mehr über das Gleichgewicht von Yin und Yang in der Nahrungsaufnahme (siehe Anhang, S.392) wissen. Denn dieses Gleichgewicht ist für die Ausgewogenheit von Kontraktion und Expansion in unseren Muskeln, Blutgefäßen und Nerven verantwortlich. Die Kontraktion ist notwendig, um unseren Körper zusammenzuhalten; auf dieses statische Element kann er nicht verzichten. Die Expansion ist im Ausgleich dazu nötig, um das Fließen der Energie zu ermöglichen. Das physische Potenzial dieses Gleichgewichts findet sich in der Kunst wieder, zugleich sanft und stark in diesem »Tempel des Geistes«, unserem Körper, zu leben.

Wenn Sie in der Frage nach der Ernährung zunächst unsicher sind und sich informieren wollen, finden Sie dazu sicher eine große Anzahl an Theorien. Oft widersprechen sich dabei Einzelheiten und das stiftet Verwirrung. Hören Sie zuallererst auf die innere Reaktion Ihres eigenen Körpers auf die jeweilige Nahrung. Das daraus gewonnene Wissen gibt Ihnen die Möglichkeit, wesentlich entspannter an die verschiedenen Theorien heranzugehen.

Die Gaben unserer Erde werden weltweit exportiert. Wir haben – zumindest in den Industriestaaten – alle notwendigen Quellen, um sogar als Veganer, also Menschen, die sich rein pflanzlich ernähren, gut überleben zu können (das gilt für

Menschen mit der Blutgruppe A und AB). Ebenso können wir mittlerweile wieder stärker auf biologisch angebaute Ernährung umstellen. Mit Wissen und Feingefühl können wir Nahrung mit komplettem und ausgewogenem Nährwert auswählen. Wir haben die Möglichkeit, gezielt das aufzunehmen, was unser individueller Körper braucht, um ihn energetisch klar und schwingend zu erhalten. So erlangen wir ein Gefühl angenehmer Leichtigkeit. Hoffen wir, dass dies nicht nur ein Privileg der »entwickelten« Länder bleibt.

Eine persönliche Erfahrung

In einem Hotelzimmer in San Cristóbal behandelte ich eine abgemagerte Amerikanerin mit einer zweistündigen Heilmassage.

Während der ersten Hälfte der Behandlung hallte fortwährend das englische Wort für »Käse« in meinem Gehirn. Ich wunderte mich: Käse hatte wirklich keine Bedeutung mehr für mich, da ich nach meiner Darmkrankheit auf alle Milchprodukte verzichtet hatte. Die wenigen Male, in denen ich in Mexiko Käse probiert hatte, hatte ich unglaubliche Beschwerden und sogar Darmparasiten bekommen. Die Verbindung zu Käse musste also mit der 52-jährigen Frau zu tun haben. Des unaufhörlichen Dröhnens müde, fragte ich sie schließlich, ob Käse für sie von besonderer Bedeutung sei.

»Käää-se«, das Wort floss in warmem, tiefen Ton der Erleichterung aus ihrem Mund. »Ich liebe Käse so, aber meine Diät lässt ihn nicht zu«, fügte sie hinzu.

»Welche Diät befolgen Sie?«, fragte ich vorsichtig.

»Ich befolge die Diät aus einem Ratgeber; sie soll meine

Spiritualität erhöhen. Ich will mein Leben wirklich mehr spirituell leben.«

» Wie lange befolgen Sie diese Diät bereits?« Ich respektierte ihre Überzeugung, wollte jedoch mehr darüber wissen.

»Seit einem ganzen Jahr«, antwortete sie.

Ich betrachtete ihren Körper und versuchte, Klarheit darüber zu bekommen, was sich wohl in ihrem Leben abspielen mochte. Ihr Körper war von dünner, grauer Gestalt und wirkte traurig und liebeshungrig. Die Knochen traten hervor und machten ihre Figur noch hagerer. Käse mit seinem hohen Fettgehalt würde ihr wirklich guttun – körperlich wie offenbar auch psychisch.

Da ich in dieser Region als »geistig weiterentwickelte Person« galt, wandte ich die Macht, die mir dort zugesprochen wurde, an und erteilte ihr die Genehmigung, Käse in ihre Kost aufzunehmen. Ich schlug ihr auch vor, sie könne sich jedes Mal selbstbewusst Liebe zukommen lassen, während sie ihre Käseportion genieße.

Sie wurde unmittelbar gelöster und konnte in der verbleibenden Zeit ihrer Behandlung sogar aus vollem Herzen lachen.

Kein zwanghafter Verzicht

Geben Sie es also auf, sich vom Kopf und von einer Ideologie her zu ernähren. Nicht Ihr Kopf muss das, was Sie Ihrem Körper gegeben haben, verdauen und umwandeln, damit Ihre Körperzellen über das Hämoglobin in Ihrem Blut das bekommen, was sie für ihren Erhalt und ihre gesunde Reproduktion brauchen. Hören Sie auch nicht auf Ihre Lippen und Ihren Mund, wenn es um die Nahrungsaufnahme geht: Allzu leicht können Sie von beiden fehlgeleitet werden, wenn Sie emotional nicht in Einklang sind. Hören Sie auf Ihren Magen und Ihren Bauch. Sie geben Ihnen die beste Anweisung für Ihre Nahrungsaufnahme. Wenn Sie Ihre Aufmerksamkeit eine Zeit lang auf diesen Punkt Ihres Lebens gerichtet haben – fühlend durch Ihren langsam sensibilisierten Körper –, werden Sie erkennen, dass gerade jene Nahrungsform die richtige ist, die Sie gerne mögen.

Und Sie werden bald ganz konkret unterscheiden können, welchem Motiv der momentan bestehende Wunsch, etwas Bestimmtes zu essen, entstammt. Unterdrücken Sie keinesfalls den Wunsch nach bestimmten geliebten Nahrungs- und Genussmitteln; die daraus resultierende Frustration verschafft sich, wie jede Frustration, an anderer Stelle eine keineswegs gesunde Linderung. Sie selbst wissen, wie Sie auf eine solche Unterdrückung reagieren! Gönnen Sie sich zum Beispiel zu besonderen Anlässen etwas, was sie »lieben« und worauf Ihr Körper in Ihrem derzeitigen Stadium an sich nicht gut reagiert. Das Bedürfnis nach diesem Nahrungs- oder Genussmittel lässt von selbst nach, je besser Sie gelernt haben, das Leben auf vielfältige andere Weise zu genießen.

Körperliches Energietraining

Die Kunst und die Wesenstiefe des Lebens finden ihren Ausdruck am besten in der Ausgewogenheit von Sanftheit und Stärke in unserem Körper. Leider werden diese Begriffe oft mit »Schwäche« und »Härte« verwechselt, mit denen sie jedoch rein gar nichts zu tun haben. Eine Festlegung auf die alleinige Ausübung einer bestimmten Sportart wird keine ausreichende und ausgewogene Grundlage für den tantrischen Weg sein, da die westlichen Sportarten in der Regel den Körper sehr einseitig trainieren.

In Altindien wurde auf ein Training Wert gelegt, das alle Muskelgruppen einschloss und zugleich die inneren Organe massierte und den inneren Energiefluss spüren ließ, ein Training, das wir heute Hatha Yoga nennen.

Hatha und Kundalini Yoga, Tai-Chi und Chi Gong

Hatha Yoga ist heute in der westlichen Welt weit verbreitet und wird auf unterschiedlichste Art und Weise gelehrt. Die Anwendung der Positionen des Hatha Yoga, den »Asanas«, ist wegen der Verbindung von bewusstem Atmen mit körperlichem Üben von wesentlicher Bedeutung. Sie unterstützt den innerlichen Energiefluss nicht nur, sondern rückt ihn auch ins Bewusstsein. Es ist jedoch nicht zwingend erforderlich, speziell Hatha Yoga zu praktizieren, um ein wirksames körperliches Training für den tantrischen Lebensweg zu erzielen.

Kundalini Yoga, eine viel spätere Entwicklung, trainiert schwerpunktmäßig das Aufsteigen der Kraft des Kundalini. Tai-Chi betont den inneren Energiefluss mit weitaus geringerer Berücksichtigung eines Muskeltrainings. Ergänzt mit Hatha Yoga ist es ein ausgezeichneter Weg, eine gesteigerte Wirkung zu erlangen. Das von China kommende Training Shii Soei Ching – verbunden mit der körperlichen Praxis des Yi Gin Ching, beides Teile der komplexen Kunst des Chi Gong – kann eine ideale Form für den tantrischen Weg des Lebens sein, da es mit äußerst großer Bewusstheit den körperinneren Energiefluss und die damit verbundenen Körperbewegungen übt. Dieser äußerst genauen Disziplin muss man sich allerdings sehr intensiv widmen. Gewisse fernöstliche Kampfsportarten, die in der Regel alle den inneren Energiefluss berücksichtigen und bewusst die Atmung einsetzen, können angepasst werden, um eine Ausgewogenheit von feinfühliger Sanftheit und Stärke im Körper zu erreichen.

Das Training des Pc-Muskels

In westlichen Traditionen des Sports und des körperlichen Trainings ist das Streben nach einem kraftvoll robusten Muskeltonus ausschlaggebend. Ein sehr vernachlässigter Muskel passt jedoch in keines der anerkannten Trainingsprogramme. Doch die Gesundheit gerade dieses Muskels erlaubt uns, die Fähigkeit, den dimensionalen Spalt zwischen den Menschen und dem Universum zu überspringen, einzuüben.

Der Name diesen speziellen Muskels – Pubococcygeus-Muskel (Schambein-Steißbein-Muskel) – weist konkret auf seine Lage im Körper hin: Er erstreckt sich vom Steißbein (Coccyx) zum Schambein (Pubis). Die Sexualorgane, die Blase und Harnröhre, den Mastdarm und den After unterstützend, ist der Pc-Muskel im Grunde eine ganze Muskelgruppe, die den Sakralen Plexus, das heißt, das Erdchakra und das Sexualchakra mit einschließt. Dieser »Liebesmuskel« spielt in Situationen sexuellen Genusses und der Ekstase eine Schlüsselrolle.

Es gab schon immer eine einfache Technik, sich dieses Muskels bewusst zu werden: das Wasserlassen unterbrechen und den Urinstrom zum Stillstand bringen. Das dazu erforderliche Verengen der Harnröhre kann nur geschehen, wenn sich zumindest Teile des Pc-Muskels stark zusammenziehen.

Für die Stärkung dieses Muskels muss das Wasserlassen jedes Mal einige Male unterbrochen werden. Ein Tantriker unterbricht ein einmaliges Wasserlassen fünf- bis zehnmal. Unterbrechen Sie den Urinstrahl anfangs nur einmal, bis Sie dies gut können. Üben Sie dann geraume Zeit zwei Unterbrechungen, gehen Sie erst dann zu einer Phase dreimaliger Unterbrechung über usw.

Wenn Sie ein Gefühl für den Liebesmuskel bekommen haben, können Sie ihn abwechselnd durch rasches Zusammenziehen und völliges Entspannen beleben. Sie können dies zum Rhythmus einer Musik und selbst in der U-Bahn oder an Ihrem Schreibtisch sitzend tun. Intensivieren Sie diese Übung, indem Sie beim Sitzen die Fersen in den Boden drücken. Ziehen Sie diesen Muskel während des Einatmens zusammen. Äußerst wirksam ist es, wenn Sie dabei den Atem und die Kontraktion in zunehmenden Maße anhalten. Dies hilft übrigens auch, um eine schwere Gebärmuttersenkung rückgängig zu machen. Durch regelmäßige Übungen des Pc-Muskels in Verbindung mit erweiterter Beckenbodengymnastik kann man so eine Operation vermeiden. Während der Ausatmung ist jeweils völlige Entspannung notwendig, um eine Versteifung des Pc-Muskels zu vermeiden. Ein versteifter Pc-Muskel ruft nicht nur Spannung hervor, sondern erhält sie auch. Eine Liebesmuskelgruppe, die Sanftheit mit Stärke ausgewogen in sich verbindet, schafft die nötige Beweglichkeit und Geschmeidigkeit für Ekstase.

Wenn der Pc-Muskel – weiblich oder männlich – gut geformt ist, lassen sich seine verschiedenen Muskeln unterscheiden. Diese Muskelgruppe ist dann auch von den sie umgebenden Muskeln zu unterscheiden.

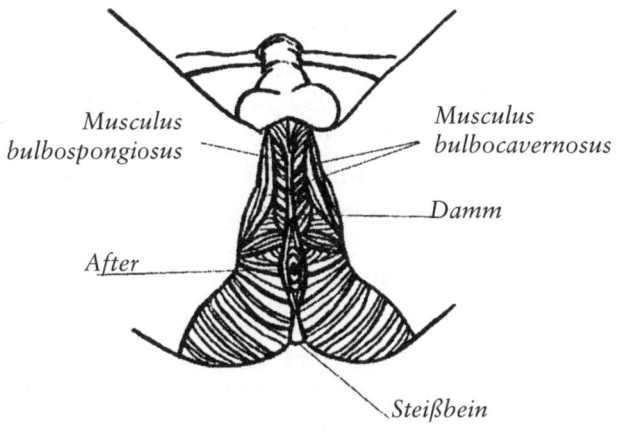

Männlicher Pc-Muskel

Bei Männern bewirkt das innere Zusammenziehen des Pc-Muskels auch äußere Bewegungen. Die feinen Bewegungen können Sie beim Üben mit visuellen Vorstellungen verstärken, beispielsweise mit einem Gleiten zwischen den inneren Schamlippen und der Klitoris Ihrer Partnerin. Bei weiterem Trainieren dieses Muskels kann die Kontraktion den Penis erigieren. Sie können sich dann gedanklich vorstellen, Ihre Geliebte feinfühlig zu penetrieren, und üben weiter. Die feinen energetischen Bewegungen in Ihrem Pc-Muskel werden bei bewusster Atmung verstärkt fühlbar. Ziehen Sie dazu bei den Einatmungen den Muskel zusammen, während Sie bei den Ausatmungen den Muskel entspannen.

Ein gutes Training der Pc-Muskelgruppe des Mannes bezieht auch die Prostata mit ein. Somit kann dem Problem, in der Nacht häufig Wasser lassen zu müssen, worüber viele Männer über 60 klagen, vorgebeugt werden. Sie können mit den Übungen Ihres Pc-Muskels bereits in jungen Jahren Vorsorge treffen, da die durch das Üben an Kontraktionen gewöhnte Prostata sich im Alter nicht so sehr vergrößert, dass sie auf die Blase drückt. Wenn Sie unsicher sind, ob Sie während Ihrer Einatmung wirklich die Prostata zusammengezogen haben, reichen Sie mit einem Finger zwei bis drei Zentimeter in Ihren After. An dieser Stelle ist – in Ihrem Körper nach vorne gelegen – die Stelle, wo Sie vom Darm her Ihre Prostata fühlen können.

Lernen Sie als Mann bei diesen Übungen zuerst, die Gesäßmuskeln von den Muskeln des Afters und der Prostata, die ebenso ein Muskel ist, zu unterscheiden. Lernen Sie dann in den Kontraktionen und beim Loslassen (Relaxation) Ihrer Hoden Ihren Muskel »Cremaster« kennen. Der Cremaster, der das Gewebe des Hodensacks ausfüttert, ist dafür zuständig, dass während stärker werdender Erregung der Penis von den Hoden immer aufrechter an den Körper herangestellt wird, um ihn auf die Ejakulation vorzubereiten. Wir werden später, wenn es um die Verlängerung des Orgasmus geht, noch eingehend darauf zurückkommen, wie dieser Muskel benutzt wird, um einen Orgasmus zu verlängern (siehe Seite 293).

Der Pc-Muskel der Frau ist maßgeblich für das Zusammenziehen aller Ringmuskeln in der Yoni verantwortlich. Ein dynamischer Pc-Muskel kann kraftvolle Orgasmen auslösen und steigert das Potenzial für vielfache und ausgedehnte Orgasmen. Mit einem lebendigen Liebesmuskel können bewusst die verschiedenen Ringmuskeln der Yoni einzeln und abwechselnd in

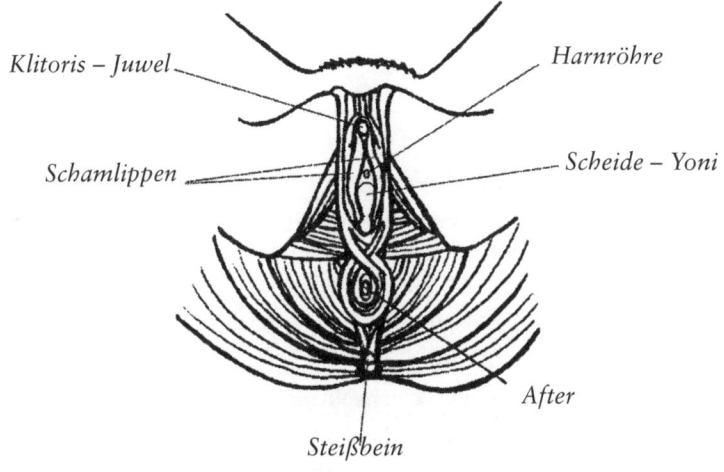

Klitoris – Juwel

Harnröhre

Schamlippen

Scheide – Yoni

After

Steißbein

Weiblicher Pc-Muskel

Bewegung gesetzt werden. Frauen können sich beim Üben ihres Pc-Muskels auch vorstellen, ihre Yoni zum Herzen hochzuziehen und/oder den Penis ihres Geliebten im Körperinnern zu »umarmen«.

Frauen können die Stärke ihres Pc-Muskels überprüfen, indem sie Zeigefinger und Mittelfinger in ihre Yoni einführen. Ein vitaler Pc-Muskel kann die beiden geöffneten Finger ohne jegliche Anstrengung zusammenführen.

Die Geburt eines Kindes ist mit einem gut trainierten Pc-Muskel wesentlich einfacher. Dabei können mit starkem Ausatmen und einer Haltung des »Loslassens« Orgasmen empfunden werden, was den Liebesmuskel so bewegt, dass das Kind in seiner natürlichen Bewegung aus dem Mutterleib herausgeführt wird. Schmerz kann durch seine Bewegungskraft zusammen mit geistigem Bewusstsein in Lust transformiert werden. Dies gilt auch für den Fall von Krankheit.

Lernen Sie als Frau, während der Übungen zuerst die Muskeln des Gesäßes vom Muskel des Afters und den Muskel des Afters von den Muskeln des südlichen Pols der Yoni (Scheideneingang) zu unterscheiden. Finden Sie des Weiteren heraus, wie sich die Ringmuskeln in der Yoni zusammenzuziehen, ohne die Bauchmuskeln oder die Bauchdeckenmuskeln mit einzubeziehen. Versuchen Sie dann, die Einbeziehung der Oberschenkelmuskeln auszuschließen. Wechseln Sie nach einigem Üben die Kontraktionen der Ringmuskeln in Ihrer Yoni ab. Ziehen Sie dabei zuerst den Muskel in der Nähe des Scheideneingangs zusammen, danach jene, die tief innen in der Nähe des Muttermunds liegen. Kontrahieren Sie dann jene Muskeln, die genau in der Mitte dieser beiden Muskelgruppen liegen. Ziehen Sie dann in einer langen Einatmung die Ringmuskeln Ihrer Yoni nacheinander vom südlichen Pol zum nördlichen Pol zusammen. Wenn Sie ausatmen, entspannen Sie der Reihe nach die Muskeln vom nördlichen zum südlichen Pol Ihrer Yoni.

Ein lebendiger Liebesmuskel bei beiden Geschlechtern
– stimuliert die Blutzirkulation,
– trägt dazu bei, das Immunsystem durch den gesteigerten Fluss weißer Blutzellen gesund zu erhalten.[11]

Ein aktiver Liebesmuskel des Mannes befähigt ihn
- » zu starken und gleichbleibend festen Erektionen,
- » zu einem Zurückleiten angehäufter sexueller Energie im Sexualchakra in alle anderen Chakren und in den ganzen Körper und dadurch
- » zu einer Verlängerung des Orgasmus,
- » zu einer einfachen Unterscheidung zwischen Orgasmus und Ejakulation.

Ein geschwächter Pc-Muskel kann
- » Schmerzen im unteren Rücken verursachen,
- » die Abwehrkräfte gegenüber bestimmten Krankheiten im genitalen Bereich verringern, z. B. Hefepilze, Vaginitis und Gebärmuttersenkung bei der Frau, hormonelle Probleme oder Krebs in den Genitalien bei Frau und Mann,
- » den Zugang zum Sakralen Punkt behindern,
- » oft ursächlichen Anteil an chronischer Spannung und/oder Depression haben.

Vermeidbare Einflüsse, die den Liebesmuskel schwächen sind:
- » lange Zeit sitzen,
- » der Konsum von Zucker und Weißmehl oder anderweitig hoher Verzehr von Kohlenhydraten, insbesondere, wenn wenig vollwertiges Eiweiß aufgenommen wird,
- » der Konsum von zu vielen Nahrungsmitteln mit Yin-Charakter (siehe Anhang, S.392).

Meditation – geistige Energie leiten

Erstaunlich viele Menschen in der westlichen Welt praktizieren auf der Suche nach innerem Frieden verschiedene Formen der Meditation. Meditation hilft ihnen, zu entspannen, den Geist zu befreien und Probleme des Lebens zu lösen.

Meditationen können das Energieniveau des Körpers erhöhen. Mit der Zeit helfen sie Ihnen, mit Ihren inneren Energiebewegungen und Ihren Gefühlslagen in Berührung zu kommen. In der Meditation können Sie den Weg und den Zweck Ihres Geistes in diesem Leben beleuchten. Viele Menschen erhalten während vertiefter Meditation plötzliche Einsichten in ein oder mehrere frühere Leben. Das *Samsara*, der vollständige Kreislauf aller Reinkarnationen, und das damit verbundene Karma kann in einer Reihe von Meditationen entdeckt werden. Durch umfassendes Wissen und Verstehen des eigenen Samsara kann das Karma in Dharma verwandelt werden. Diese Transformation in diesem Leben zu vollziehen befreit vom Zyklus materieller Existenz.

In Indien wurde schon meditiert, bevor Geschichte geschrieben wurde. Körperliche Bewegungsabläufe des Hatha Yoga mit gleichzeitiger Besinnung kennzeichnen bis heute die Praxis der »Körpermeditation«. Meditation hat ihren Ursprung im Versinken im Nichtsprachlichen. Sie entstammt ursprünglich der Vereinigung von Mann und Frau.

Meditationen beginnen mit bewusstem Atmen. Für einen Yogi kommt meditative Atemkontrolle, kombiniert mit dem bewussten Einsatz der Chakren, der Meisterung des Lebens gleich. Yoga-Atmung entspannt den physischen Körper, den feinen Energiekörper und den Geist und beeinflusst den Energiefluss zwischen diesen drei Einheiten.

Im Folgenden finden Sie einige Meditationen, die Ihnen helfen können, die Einheit von Geist und Körper zu erlangen und zu erhalten.

Meditation der Wellenatmung

Legen Sie sich auf den Rücken, die Beine etwas geöffnet; die Arme liegen entspannt zu beiden Seiten des Körpers, ohne ihn zu berühren. Beginnen Sie mit einem tiefen und langsamen Atmen, um zur Stille zu kommen.

Atmen Sie Prana, die allumfassende Lebensenergie, ein. Füllen Sie erst Ihren Bauchraum mit dieser Kraft ... lassen Sie diese Energie in Ihrer erweiterten Einatmung auch Ihren Brustraum anfüllen ... und nun werden Ihre Schultern von dieser füllenden Energiewelle erfasst.

Mit der Ausatmung lassen Sie die Fülle der Atemenergie zuerst in Ihrem Bauchraum verebben ... Fühlen Sie dann, wie sich die Welle Ihrer Brust entzieht ... und lassen Sie sie zuletzt von Ihren Schultern wegströmen.

In dieser dynamischen Meditation wird das Fließen durch kein Luftanhalten während des Ein- und Ausatmens unterbrochen. Wenn Sie diesen Atemzyklus mit zunehmender Intensität wiederholen, wird der obere Teil Ihres Körpers von einer Wellenbewegung erfasst, die aus Ihrer Mitte kommt.

Fühlen Sie das Kommen und Gehen dieser Welle, die neue Lebenskraft bringt, während sie von Altem reinigt.

Sie können diese Meditation auch im Lotussitz durchführen; Ihr Körper wird dabei im Prozess der langen Einatmung mehr und mehr aufgerichtet und fällt am Ende der Ausatmung leicht nach vorne.

Sonnenaufgangsmeditation

Legen Sie sich in der »Leonardo-da-Vinci«-Position (siehe Seite 65) hin. Ihre Arme liegen auf beiden Seiten Ihres Körpers in einem 45°-Winkel zu Ihrem Körper. Verlangsamen Sie Ihren Atem und vertiefen Sie ihn mehr und mehr.

Stellen Sie sich nach einiger Zeit der Ruhe geistig vor, irgendwo an einem bestimmten Ort in der Natur zu stehen, wo Sie einen wunderschönen Sonnenaufgang erleben. Beruhigen Sie sich durch tiefe Atemzüge und spüren Sie in Ihren Füßen den Kontakt mit der Erde. Ziehen Sie nun mit lang anhaltenden Einatmungen das Licht und die Wärme dieser Sonne in Ihr Drittes Auge und lassen Sie sie in sich nach unten fließen, bis Ihr Bauchraum mit dem warmen Licht der Sonne gefüllt ist.

Während Sie ausatmen, dehnen Sie diese Energie der Sonne, die Sie in Ihrem Bauchraum angesammelt haben, in Ihrem ganzen Körper aus, bis Sie sie in Ihren Fußsohlen und Zehen, Handflächen und Fingerspitzen – und zuletzt auch in Ihrem Kopf spüren. Lassen Sie an diesen »Enden« Ihres Körpers Energie ausstrahlen, wobei Sie Ihr siebtes Chakra auf dem Kopf als wichtigste Austrittsstelle der Energie und Ihre Haare als feine »Energieantennen« nutzen. Diese ausgestrahlte Energie mag vielleicht noch zum Teil »Altes« von Ihnen enthalten, das Sie loslassen – oder Sie sind nur ein großer Energiekanal, der Sonnenenergie durch sich durchströmen lässt.

Wenden Sie diesen meditativen Prozess an, um das Licht der Sonne in Ihrem Körper zu assimilieren. Sie werden sich Ihres Körpers stärker bewusst, sobald Ihr Körper »erleuchteter« wird. Erinnern Sie sich? Für einen Tantriker bedeutet »Erleuchtung« bewusstes Sein in jeder Körperzelle.

Möchten Sie dieses »Erleuchten« Ihres Körpers vorantreiben oder möglicherweise sogar ein krankes Organ mit dieser Meditation heilen, so erweitern Sie sie auf folgende Weise:

Nehmen Sie mit einer langen und kraftvollen Einatmung das Licht der sich vorgestellten Sonne in Ihr Drittes Auge auf und lassen Sie den Lichtstrom in Ihre Mitte fließen. Während Sie die Atmung anhalten, wird diese vorgestellte und internalisierte Sonnenenergie dort mit Ihrer eigenen Substanz angereichert und durch die Kraft Ihres Willens verstärkt. Ausatmend lassen Sie nun diese Energie von Ihrem Zentrum in Ihren ganzen Körper strömen. Wiederholen Sie diesen Schritt einige Male.

Leiten Sie dann wie im Folgenden beschrieben die Energie zielgerichtet durch die verschiedenen Körperteile. Laden Sie in jeder Einatmung Ihren Bauchraum durch erneute Aufnahme der Lichtenergie Ihrer visualisierten Sonne auf, bevor Sie die Energie zu einem anderen Teil Ihres Körpers fließen lassen:

Atmen Sie Lichtenergie von Ihrer Mitte aus hinunter in Ihre Beine, kanalisieren Sie sie durch Ihre Fußgelenke und lassen Sie sie durch die Fußsohlen und Zehen nach außen strömen. Verfolgen Sie diesen Energiefluss geistig. Lassen Sie ihn Energieblockaden in Ihren Beinen auflösen, indem Sie die Lichtenergie bewusst durch die dunkle Verdichtung fließen lassen.

Leiten Sie während der nachfolgenden langen Ausatmungen die lichtvolle Energie der Reihe nach in die verschiedenen Organe Ihres Rumpfes: die Genitalien, den Darm, die Blase und die Nieren, den Magen, die Leber mit der Gallenblase, die Bauchspeicheldrüse, die Milz, das Herz, die Lunge und durch den Bereich Ihrer Schultern, Arme und Hände. Wenn Sie das warme Licht der Sonne als heilende Energie in Ihr Herz oder in ein krankes Organ senden, konzentrieren Sie sich bei der Ausatmung besonders auf das Loslassen von Schmerz. Lassen Sie den kraftvollen Strahl des Lichts durch die dunklen Energieknoten fließen, bis – durch einige weitere konzentrierte Atmungen – Ihr Herz und/oder Ihr krankes Organ in mehr Licht (sich ausdehnende Energie = gesunder Energiefluss) erstrahlen kann.

Erneut ausatmend lassen Sie den lichterfüllten Energiestrom in Ihrer Wirbelsäule hochsteigen und durch Ihren Nacken fließen. Hellen Sie damit Ihren Kopf von innen her auf. Lassen Sie die aus Ihrem Zentrum hochgeflossene Energie der Sonne aus Ihren Augen strahlen. Kanalisieren Sie das Licht durch die Windungen Ihrer Gehörgänge und sensibilisieren Sie Ihre Ohren für das Gehörte und dessen Wahrheitsgehalt. In der Ausatmung durch die Nase wird diese energetisch gereinigt. Senden Sie die Energie, die in Ihrer Ausatmung durch die Wirbelsäule vom Bauchraum in Ihren Kopf hochgestiegen ist, in Ihren Mund und alle seine Bereiche. Wenn Sie diese Energie in Ihre Lippen fließen lassen, sensibilisieren Sie diese für die Nahrung, die Sie aufnehmen. Spüren Sie auch die hohe Empfindungsfähigkeit Ihrer Lippen.

Die Sinne gereinigter und klarer, bringen Sie während einer

Ihrer nächsten Ausatmungen die Energie von Ihrem Zentrum hinauf in Ihr Gehirn und ersetzen damit die Energie unerwünschter Gedanken. Dabei können Sie den Kreislauf alter, immer wiederkehrender Gedanken spiralartig durch Ihr siebtes Chakra nach außen senden, um sich endgültig davon zu befreien. Wenn nötig, können Sie diesen Teil der Übung mehrmals wiederholen.

Kommen Sie langsam mit körper-integrativen Atmungen zum Ende der Meditation. Atmen Sie ein, und absorbieren Sie dabei das warme Licht der visualisierten Sonne in Ihr Drittes Auge. Füllen Sie Ihren Bauchraum mit dieser Energie an, die Sie dort mit der Energie Ihrer Willenskraft verschmelzen lassen. In einer langen Ausatmung dehnen Sie nun diese Lichtenergie von Ihrem Zentrum aus gleichmäßig in Ihrem ganzen Körper aus. Erleben Sie diesen Atemzyklus einige Male, bis Sie zu guter Letzt fühlen, wie Energie durch Ihre Fußsohlen, Zehen und Finger und Ihren Kopf austritt.

Wenn Sie noch einen Schritt weiter gehen und die bewusst eingeatmete Sonnenenergie von Ihrem Zentrum langsam ausatmend in Ihren ganzen Körper fließen und letztlich über Ihre Haut austreten lassen, können Sie, abhängig von Ihrer Konzentration, Ihrer Empfindungstiefe und der Anzahl dieser Atmungen, stark erweiterte Erfahrungen machen.

Diese in die Tiefe führende Körpermeditation kann zu einem hochbewussten Sein im Körper führen – und Ihre Liebesmeditationen mit Ihrem Partner auf ein ganz neues Niveau führen.

Meditation zur Vereinigung von Körper und Geist

Unser Körper ist Energie, materialisiert von der Substanz der Erde, während unser Geist Energie ist, die mit dem Universum verbunden ist. Wie Sie bereits im kurzen Überblick am Anfang des Buches lesen konnten, ist die Seele oder Psyche (das griechische Wort für Seele) das verbindende Glied zwischen beiden. Die Seele verbindet uns mit dem Universum und lässt uns unseren Anteil an der universellen Energie nutzen. Und die Seele ist es, die unseren Körper zu Bewegungen führt, die über die rein instinktmäßige Erhaltung des dünnhäutig sensiblen Tierkörpers hinausgehen. Dieser Zusammenhang ist der Hintergrund für folgende Meditation:

Legen Sie sich in der »Leonardo-da-Vinci«-Position (siehe Seite 65) auf den Rücken; die Arme liegen ausgestreckt auf beiden Seiten in einem für Sie angenehmen Winkel zum Körper.

Ziehen Sie während des Einatmens Energie vom Zentrum der Erde in Ihr *Hara*. Das Hara ist das Erdzentrum im menschlichen Körper und liegt etwa zwei bis drei Zentimeter unter dem Nabel. Es wirkt auf der Vorder- sowie auf der Rückseite des Körpers. Wenn Sie ausatmen, lassen Sie diese Energie in Ihrem ganzen Körper verströmen.

Mit der nächsten Einatmung nehmen Sie bewusst Energie vom Universum in das kosmische Zentrum Ihres Körpers (Nabel) auf. Diese Energie dehnen Sie wiederum während der Ausatmung im Körper aus. Es ist in all den Ausatmungen, in denen Sie Energie vom Zentrum in den Körper strahlen lassen, notwendig, die Ausatmung sachte zu beginnen, um den Energiefluss bewusst zu spüren.

Kombinieren Sie nun die beiden vorangegangenen Atmungsarten, indem Sie Energie vom Zentrum der Erde und gleichzeitig Energie vom Universum in Ihren Nabel einatmen. Lassen Sie diese verbundene Energie in ihrem Zentrumschakra, sich während der Ausatmung in Ihrem gesamten Körper ausbreiten.

Diese Meditation harmonisiert die Verwobenheit von Körper und Geist und stärkt die eigene Willenskraft. Bestimmt entdecken Sie mehrere positive Aspekte, die sich durch diese Meditation für Sie persönlich ergeben.

Chakra-Meditation

Legen Sie sich mit leicht geöffneten Beinen auf den Rücken, Ihre Arme liegen neben Ihrem Körper. Entspannen Sie sich, sodass Sie mithilfe tiefer Atemzüge immer bewusster in Ihrem Körper sind, bis für Sie und Ihre Wahrnehmung nichts anderes mehr existiert als Ihr Körper und seine Atmung. Ziehen Sie während des Einatmens – wie am Ende der vorangegangenen Meditation als »Kombination« beschrieben – gleichzeitig Energie von der Erde durch das Hara und Energie vom Universum durch den Nabel in Ihr Zentrumschakra. Beim Ausatmen lassen Sie diese Energie hinunter zu Ihrem ersten Chakra, dem Steißbein, fließen.

Richten Sie nun in der angeführten Reihenfolge die Wahrnehmung Ihrer Sinne auf Ihr erstes Chakra (etwa sieben Minuten):

a) Nehmen Sie sich die Zeit, es intensiv zu fühlen.

b) Visualisieren Sie, während Sie Ihr Erdchakra fühlen, die Farben und/oder verschiedenen Farbtöne und machen Sie sich dabei die Formen, in denen diese Farben auftauchen, bewusst. Lassen Sie beides, Farben und Formen, frei ineinanderfließen.

c) Konzentrieren Sie sich nun im Fühlen Ihres Erdchakras auf Ihr inneres Hören und nehmen Sie mögliche Töne oder eine ganze Tonfolge wahr.

d) Konzentrieren Sie sich nun, während Sie Ihr Erdchakra noch immer fühlen, auf die Wahrnehmung Ihres Geruchssinns. Möglicherweise können Sie in Verbindung mit einem Geruch auch einen Geschmack Ihres Chakras herausfinden.

e) Verbinden Sie nun alle Wahrnehmungen Ihrer Sinne für dieses Chakra, während Sie es fühlen.

Nachdem Sie diese Phasen der Sinneswahrnehmung für Ihr erstes Chakra erfahren haben, lassen Sie mit einer langen Einatmung Ihre Aufmerksamkeit zum zweiten Chakra wandern, um dort weiter zu forschen. Die vollständige Chakra-Meditation ist der Prozess, der Reihe nach durch alle Chakren zu wandern. In der ersten Erfahrung dieser Meditation können Sie allerdings sehr froh sein, wenn Sie bereits in jedem Ihrer Chakren neben dem Fühlen der Region, in der das Chakra liegt, eine weitere eindeutige Sinneswahrnehmung haben.

Begeben Sie sich nun – vollkommen unabhängig davon, wie viele Sinneswahrnehmungen Sie für jedes Ihrer Chakren hatten – mit Ihrer Aufmerksamkeit in einer lang anhaltenden und tiefen Ausatmung vom siebten Chakra in der Wirbelsäule zum Steißbein, dem Erdchakra. Wieder tief einatmend leiten Sie den Energiefluss in der Vorderseite Ihres Körpers durch alle Chakren hindurch zum siebten Chakra hinauf. Ausatmend lassen Sie den Energiestrom in Ihrer Wirbelsäule wieder zum ersten Chakra fließen. Dieser vollständige Kreislauf wird die sieben Energiezentren Ihres Körpers und Ihre Wirbelsäule von Energieblockaden befreien und energetisch kräftigen. Setzen Sie diesen Kreislauf so lange fort, wie Sie es als gut empfinden. Im Passieren der einzelnen Chakren können Sie noch einmal kurz die zuvor empfundenen Wahrnehmungen aufleben lassen.

Wenn Sie sich in diese Meditation versenken, werden Sie feststellen, dass ihre Vervollkommnung eines guten Trainings bedarf. Sie können deshalb am Anfang ein oder wenige Chakren auswählen, auf die Sie sich konzentrieren; dies gilt insbesondere, wenn Sie die Existenz mancher Chakren nicht oder kaum empfinden können. Wollen Sie diese Meditation vollständig durchführen, müssen Sie sich auf einen Prozess einlassen, der seine Zeit erfordert.

Verfolgen Sie bei mehrfachem Wiederholen dieser Meditation die Veränderungen der Wahrnehmungen in Ihren Chakren. Leben ist Bewegung und so variieren unsere Gefühle, was Veränderungen in den Farben der Chakren (und der Aura) mit sich bringt. Das gleiche Prinzip des kontinuierlichen Wandels gilt für alle anderen Sinne, den Gehörsinn, den Geruchssinn und den Geschmackssinn. Beobachten Sie Ihren eigenen Prozess, wenn Sie sich stufenweise durch Teile dieser Meditation begeben.

» Sie können diese Meditation auch anderweitig variieren: Möglicherweise ist einer Ihrer Sinne sehr verkümmert, z. B. der Geruchssinn. Sie können nun allein mit einer Fixierung auf Ihren Geruchssinn durch alle sieben Chakren wandern.

Führen Sie diese Meditation, festgelegt auf Ihren Geruchssinn, wiederholt durch, bis sich Ihr Geruchssinn verbessert
hat.

» Sie können bei dieser Meditation Ihre Handinnenflächen
für das Empfangen universeller Schwingungen nach oben
geöffnet halten – oder eine Verbindung mit der Erde suchen,
indem Sie die Handinnenflächen nach unten legen. Es überrascht nicht, wenn Sie entsprechend der bewussten Position
Ihrer Handinnenflächen einen gewissen Unterschied im Gefühl Ihrer Chakren wahrnehmen.

Inwiefern Sie bei dieser Meditation Interessantes über sich
selbst entdecken können, möchte ich Ihnen anhand einer eigenen Erfahrung schildern:

Eine persönliche Erfahrung

*Während einer Chakra-Meditation fühlte sich mein Herzcha-
kra schwer an. Es hatte eine bräunlich-gelbe Farbe, es waren
keine andere Farben, keine Formen und keinerlei Bewegung
zu sehen. Mein Gehör nahm nur einen dumpfen, fast nicht
hörbaren Laut wahr und es roch und schmeckte nach ranziger
Butter, eine Wahrnehmung, die ich von mir wegschieben wollte. Etwas schockiert musste ich eingestehen, dass mein Herz
ziemlich »gesäuert«, wenn nicht ganz und gar sauer war und
ich mich nicht mehr in allen Bewegungen auf dieser Welt frei
fühlte. Ich forschte in meinem Herzen tiefer nach. Zum Vorschein kam ein tief liegender Ärger, der sich erst einmal nur
als Frustration zeigte: Nach meinem Aufbruch aus Mexiko
und vielen interessanten Reisen, kam ich an der Grenze zu den*

USA wegen des Besitzes von Echinacea-Samen (Sonnenhut-samen) als vermeintliche Drogenhändlerin für eine Nacht ins Gefängnis. Meine Versuche, eine Erklärung zu bekommen und Klärung zu schaffen, wurden immer wieder zurückgewiesen, bis ich vor wenigen Jahren selbst aufgab. Mein Herzchakra zeigte mir, dass ich mit mir selbst verständnisvoller umgehen sollte. Ich nahm den Hinweis ernst und einige Wochen später war die »ranzige, alte Butter« in meinem Herzchakra nicht mehr vorhanden.

Ein Wort der Warnung bezüglich dieser Meditation: Hüten Sie sich bei dieser Meditation davor, dass Ihr Kopf sofort Vorstellungen von den Sinneswahrnehmungen Ihrer jeweiligen Chakren hat und diesen bestimmte Wahrnehmungen zuschreibt. Wenn Sie solche gedanklichen Vorstellungen auf Ihre Chakren projizieren, können Sie deren wahren – energetischen wie psychischen – Zustand nicht erkennen.

Die »Innere Flöte«

Die Chakra-Meditation kann sich zur »Inneren Flöte« weiterentwickeln, einer tantrischen Meditation, die im Lotussitz, auf dem Stuhl in gerader Haltung oder im aufrechten Stehen durchgeführt wird.

Richten Sie Ihre Konzentration auf den Sakralen Plexus, der die beiden Chakren, das Erdchakra am Steißbein und das Sexualchakra an den Genitalien, miteinander verbindet. Es ist übrigens interessant, dass die beiden Chakren, die am stärksten mit der Erde und der Fortpflanzung unserer Gattung als »Erdwesen« zusammenhängen, im Tantra *Sakraler Plexus* genannt werden, was einen Bezug zu *heilig* hat.

Lassen Sie – begleitet von tiefer Atmung – Energie durch die gesamten sieben Chakren fließen. Beim Einatmen lassen Sie die Energie auf der Vorderseite Ihres Körpers vom Sakralen Plexus nach oben zum Kronenchakra aufsteigen, bei der Ausatmung fließt sie in der Wirbelsäule zum ersten Chakra hinunter. Von dort steigt sie in der nächsten Einatmung wie zuvor wieder nach oben, um dann wieder in der Wirbelsäule nach unten zu fließen. In den nächsten Atmungen wiederholen Sie diesen Prozess, bis der Energiefluss gut in Bewegung gekommen ist. »Berühren« Sie nun ein ausgewähltes Chakra, indem Sie dort Ihr Bewusstsein, das mit dem Energiefluss bei diesem Chakra angekommen ist, verweilen lassen. Das Ausatmen öffnet dieses Chakra, sodass es Energie aussenden kann – so wie bei der Flöte dem offenen Loch Luft entweicht. Wie beim Spielen einer Flöte können Sie wählen, eines oder mehrere Chakren zu »öffnen« oder zu »schließen«. Das Einatmen schließt ein Chakra – es nimmt Energie auf und hält sie.

Sie können alle sieben »Chakra-Noten« berühren und auswählen, welche Chakren Sie durch Atmung verbinden wollen. Spielen Sie so auf Ihrer »Inneren Flöte«, um mit den Energiezentren und dem Kundalini-Kanal Ihres Körpers vertraut zu werden.

Gegen Ende der Meditation können Sie mithilfe einer langen Inhalation die Energie vom Sakralen Plexus zu Ihrem Kronenchakra hochleiten. Wenn Sie während dieser Meditation die Aufmerksamkeit speziell auf Ihre sexuelle Energie gerichtet hatten, kann nun ein leuchtendes Blitzen Ihr Gehirn »freiblasen«. Diese Erfahrung von »Lichtblitzen« kann dazu führen, dass Sie die Welt auf andere Weise sehen.

Es ist ratsam, entsprechend Ihrer Lebenssituation vorsichtig auszuwählen, welches Chakra nach der Meditation offen und welches geschlossen sein soll. Berücksichtigen Sie beim Beenden dieses »Flötenspiels« die hohe Sensibilität der offenen Chakren. Hören Sie auf Ihren Körper, inwieweit Ihre Chakren geschützt und vielleicht besser geschlossen sein wollen, wenn Sie z. B. kurze Zeit später auf die Straße gehen und unter vielen Menschen sind. Chakren, die bewusst für einen Zeitraum geschlossen werden, führen nicht zu Energieblockaden, wie Sie vielleicht befürchten könnten.

Lassen Sie mich in diesem Zusammenhang darauf hinweisen, dass Sie sich mit zunehmender Erfahrung bewusst entscheiden können, von Ihren offenen Chakren – zur Reinigung oder zum konkreten Schutz – Energie stark ausstrahlen zu lassen. Sie werden dabei nicht energielos, wenn Sie sich kontinuierlich über Ihr siebtes Chakra mit universeller Energie und durch Ihre Beine – als der Verlängerung Ihres Erdchakras – mit Erdenergie aufladen. Der Schutz für Ihre Chakren ist dadurch gegeben, dass durch den starken Energiefluss nach außen keine Energie von außen in Ihre Chakren eindringen kann.

Kosmischer Koitus

Während unser Kronenchakra energetisch mit dem Universum in Berührung ist, ist unser Basischakra mit dem Erdzentrum verbunden. Auf diese Weise angelegt, ist unser Körper energetisch eine dreidimensionale Säule zwischen den beiden Elementen. Mit meditativem Atmen, wobei die vertikale Stellung der

Wirbelsäule konkret als Säule benutzt wird, die Erde und Universum verbindet, haben Yogis und Tantriker lange Zeit mit ihrem physischen und feinsinnigen Körper den »Kosmischen Koitus« praktiziert. Bei einem entwickelten Tantriker ist der Kosmische Koitus eine ständig beibehaltene Lebenshaltung.

Eine übliche Position, um zu erlernen, die Energieströmung des Universums aufzunehmen, ist der Lotussitz. Andere mögliche Stellungen sind eine aufrechte Position auf einem Stuhl oder das Stehen. Besonders geeignet ist dabei die Berg-Position des Hatha Yoga. Die Schritte der Meditation sind:

» Einatmend wird Energie aus dem Universum ins siebte Chakra aufgenommen.
» Beim Anhalten des Atems wird diese Energie in der Wirbelsäule zum Steißbein geleitet.
» Ausatmend wird die Energie an die Erde übergeben.

Dieser klassische Kosmische Koitus kann in umgekehrter Richtung Erdenergie ins Universum leiten; das unterstützt die Öffnung des Kundalini sehr stark oder kann bei bereits geöffnetem Kundalini eine sehr intensive Wirkung haben. Darüber, inwieweit diese Übung energetisch auch die Erde beeinflusst, habe ich noch keinerlei Wissen, sondern nur anfängliche Vermutungen.

Die Energie kann im Verlauf derselben Meditation in beide Richtungen gesandt werden. Zuerst wird Energie vom Universum nach unten geleitet und mit Bedacht an die Erde abgegeben. Mit der nächsten Atmung wird von einer anderen Stelle aus Energie von der Erde nach oben geleitet und bewusst ans Universum übergeben.

Der ursprüngliche Kosmische Koitus kann auch eingesetzt werden, um Energie aus dem Universum oder der Erde in sich aufzunehmen und anschließend auf andere zu übertragen. Dies wird auch im Liebeskontakt bewusst angewandt. Darüber erfahren Sie im nächsten Kapitel mehr.

Eine persönliche Erfahrung

Auf einer belebten Geschäftsstraße in Montreal, in dem Wohnviertel, in dem sich meine Wohnung befindet, bekomme ich alles, was ich zum täglichen Leben brauche. Des Öfteren bin ich dort unterwegs, während ich den Kosmischen Koitus bewusst erlebe und Energie von den fünf Chakren vom Sexualchakra bis zum Dritten Auge ausströmen lasse. Dabei geschieht es jedes Mal, dass meine Augen auf das Augenpaar eines anderen Menschen in einer – für die Geschäftigkeit dieser Straße – unglaublichen Tiefe treffen und jene Person und ich uns beim Aneinander-Vorbeigehen respektvoll wie in einer wortlosen Übereinstimmung über das Wesen des Mensch-Seins grüßen – und uns dann nie mehr wiedersehen.

Alles ist Liebe

Wenn Sie in diesem Sinne Ihre Existenz auf der Erde bereichert haben, wird Ihnen die Bedeutung der Aussage »das Universum schwingt mit Vibration von Liebe« vertraut sein. Je mehr Sie mit wirklicher Überzeugung auf dem Weg sind, etwas über Ihre eigene Energie und die Energie des Lebens in seiner universellen Gesamtheit zu lernen, desto näher sind Sie an dem Punkt angelangt, an dem Sie zutiefst empfinden, dass alles, was Sie sind und was das Leben ist, tatsächlich Liebe ist. Dies führt Sie dazu, sich über die in der sozialen Welt offenkundigen Verformungen der Liebe zu wundern. Tiefe Angst – das vorherrschende Gefühl im Zeitalter der Dunkelheit – kennen Sie kaum mehr, sobald Sie mehr und mehr zu Ihrem Selbst geworden sind. Die Tiefe des Vertrauens, das sich zunehmend in Ihrem alltäglichen Leben zeigt, war Ihnen zuvor nicht bekannt. Sie nehmen wahr, dass Sie mehr und mehr in der Lage sind, sich vom weltweiten Netz destruktiver Vibrationen zu lösen, selbst in Situationen, in denen Sie vollkommen davon »umgarnt« sind.

Es wird Ihren Alltag völlig verändern, wenn Sie sich für Liebe als Grundlage lebenslangen Lernens entschieden haben. Sie werden Ihren Alltag nicht mehr als »grau« erleben. Wenn Sie sich dann irgendwann »ansatzweise grau« fühlen, ist Ihnen dieses Empfinden so fremd, dass Sie sich fragen, wie es dazu gekommen sein kann. Und Sie werden diese Situation sogleich verändern.

»Menschliches Verständnis« und »Mitgefühl« – nicht zu verwechseln mit falscher Harmonie durch die Annahme einer Rolle innerhalb des Psychodramas anderer Personen – sind dann nicht mehr nur Worte, um zu beeindrucken. Sogar Ihre körperlichen Bewegungen werden ein physischer Ausdruck von Liebe, Wahrheit, Demut und Mitgefühl sein.

Und dann ist es auch nicht mehr nötig, die Aufmerksamkeit eines anderen auf sich zu ziehen, um momentane Bedürfnisse und Wünsche zu befriedigen.

Sie werden einfach nur
Sie selbst *sein*.
Als diese Wahrheit Ihres Selbst
sind Sie einzigartig attraktiv.

Sie werden dafür nichts zu tun haben.

Als logische Folge dieses Prozesses wird/werden Ihnen der/die richtige Partner/in oder die richtigen Partner begegnen. In seiner oder ihrer Begleitung können Sie Ihre Entdeckungsreise – mit ihren Aufgaben und zugleich mit ihrer Schönheit und ihren wunderbaren Überraschungen – auf der Erde teilen.

Die bewusst tantrische Beziehung

Nachdem Sie sich auf Ihren Weg des tantrischen Lebens begeben haben und mit Ihrer Energie bereits verschiedene bewusste Erfahrungen gemacht haben, die zum Teil »Neuland« waren, wenden wir uns nun der Beziehung zwischen Mann und Frau zu. Für eine tantrische Beziehung hat Sexualität mit Spiritualität zu tun, und da es »keine Abkürzung zum Spirituellen gibt«[12], beginnen wir mit grundlegenden Aussagen und gehen stufenweise hin zum »großen Maithuna«, der tantrisch-sexuellen Vereinigung.

Die Vereinigung als Chance der Erweiterung

Tantra kennt keine Aufspaltung des Lebens in verschiedene Bereiche. Sich als Teil der Einheit alles Lebenden, der gesamten Lebensenergie zu verstehen und zu fühlen, ist die Grundlage von Tantra. Aus dieser Grundüberzeugung heraus gibt sich ein Tantriker der Essenz des Lebens hin, um bewusst zu *sein*. Dabei kommt der Vereinigung von Frau und Mann eine ganz besondere Bedeutung zu.

In der westlichen Welt wird diese Vereinigung oft so betont, dass es den Anschein erweckt, als sei Tantra mit Sexualität gleichzusetzen. Das stimmt keineswegs. Das weitreichende »rechtshändige Tantra« (siehe Seite 68) des Buddhismus hat nichts mit konkreter Sexualität zu tun; es sublimiert die Sexualität in den geistigen Bereich. Das erheblich seltenere »linkshändige Tantra« des Buddhismus – einschließlich der Shambala-Tradition – und das Hindu-Tantra nutzen Sexualität als »Instrument der Kraft höchsten Ranges«[13] für gesundes und spirituelles Leben. Sexualität, die körperliche Vereinigung der beiden Geschlechter, ist dementsprechend kein Ziel in sich selbst. Das Ziel dieser Vereinigung ist es, über die eigenen Begrenztheiten – körperlich, psychisch und energetisch – hinauszuwachsen und sich so zu erweitern, dass man/frau sich als Mensch bewusst als Teil des gesamten Universums fühlt. In einer Vereinigung verwebt ein Paar seine Energien, tauscht sie aus bzw. akkumuliert sie.

Im originalen Tantra geht es *nicht* darum, dass der Mensch sich als ein solcher Teil des Kosmos *denkt*; das wäre ein Leichtes. Es geht darum, sich konkret mit seinem eigenen Körper und seiner gesamten Existenz als ein Mikrokosmos des gesamten Alls zu fühlen – mithilfe des Energieflusses im Körper. Das Visvasara-Tantra (im Deutschen auch Visavajara-Tantra genannt) drückt dies so aus: »Was hier ist, ist irgendwo; was hier nicht ist, ist nirgendwo.«[14] An diesem Punkt scheinen Hindu-Tantra und die Kosmologie der Maya ihre Übereinstimmung zu haben. Allerdings kann für diese These kein Beweis geliefert werden, da der spanische Bischof Landa im 16. Jahrhundert alle originalen Schriften der Maya verbrannte und wenige Jahre später die Geschichte der Maya aus seiner Sicht schrieb.

Eine tantrisch-sexuelle Beziehung unterscheidet sich von anderen sexuellen Beziehungen durch das Bewusstsein um den Energiefluss in sich selbst als Mikrokosmos im Makrokosmos; dabei ist natürlicherweise in der Demut und dem Respekt gegenüber dem All ein Besitzergreifen gegenüber dem Partner völlig undenkbar.

Es gibt ebenso viele tantrische Lebenswege wie authentisch lebende Menschen und ebenso viele unterschiedliche Formen tantrischer Beziehungen, wie es Paare authentisch lebender Menschen gibt. Der Bedeutung des authentischen Lebens und authentischer Ausdrucksweisen wegen gibt es kein tantrisches System. Wenn also von einem »Tantrismus« gesprochen wird, dann wurde das, was Tantra ist, nicht richtig verstanden.

In diesem Kapitel über die tantrische Beziehung gehe ich von der Annahme aus, dass wir am Ende des Zeitalters der Dunkelheit erst einmal auf der Suche nach unserem authentischen Grund sind. Dazu müssen wir uns zunächst Basiskenntnisse über unsere Energie als Teil der Energie des Universums durch eine neu zu erlernende Wahrnehmung aneignen.

Die Psychologie einer zeitgemäßen tantrischen Beziehung

Im alten Indien wurden die Beziehungen im Rahmen einer homogenen Gesellschaft gelebt, während Paarbeziehungen zu unserer Zeit zwischen Menschen geknüpft werden, die einen völlig unterschiedlichen familiären und oft auch kulturellen Hintergrund haben. So gehen wir in diesem Kapitel einzig und allein von unserer heutigen Lebenssituation in den westlichen Gesellschaften aus.

Biologische Grundlagen einer sexuellen Dichotomie

Der größte Bereich des gefühlvollsten Körperteils einer Frau liegt im Inneren ihres Körpers; aus diesem Grunde sind die damit verbundenen Gefühle natürlicherweise sehr intim. Der vergleichbare Körperteil eines Mannes liegt mit Ausnahme der Prostata außerhalb des Körpers und deshalb verinnerlicht der Mann seine intensivsten Empfindungen nicht auf dieselbe Weise. Männer haben jedoch ebenfalls eine sehr sensible Stelle in ihrem Körper, von der viele Menschen nichts wissen. Dieser sensitive Bereich des männlichen Körpers kann vom Innenbereich des Afters aus – wegen der Haut des Darmes indirekt – berührt werden. Er liegt an der Prostatadrüse und wird als »männlicher G-Punkt« bezeichnet.

Frauen, die die tiefe Empfindsamkeit ihrer Vagina noch nicht entdeckt haben, meinen, dass ihre Klitoris ihr Organ höchster Sensibilität ist. Obgleich Genuss die alleinige Funktion dieses Organs ist, ermöglicht allein ein Orgasmus der Klitoris nicht, sich so weit wie das Universum zu öffnen. Die

Erfahrung der viel komplexeren Empfindungstiefe der Yoni muss vorhanden sein, um durch Orgasmen zu solch einem erhebenden Meilenstein zu kommen. Von der Biologie her ist es den Frauen – im Vergleich zum Mann – leichter möglich, die Universalität im Körper zu spüren, da sie in ihm werdende Menschen tragen und den Teil eines anderen Menschen in sich aufnehmen können.

Lassen Sie mich hier auf einen gravierenden Unterschied, der nach wie vor von Mann und Frau gelebt wird, hinweisen: Die Frau ist offen für einen Sexualkontakt, wenn sie in ihrem Herzen dem Mann gegenüber Vertrauen hat. Der Mann öffnet sein Herz und dessen Chakra, wenn sein Penis akzeptiert wird.

Da die Yoni im Körperinneren der Frau liegt, hat für sie das Gefühl der Intimität verständlicherweise große Bedeutung. Wenn sie mit dem Mann keine Vertrautheit empfinden kann, kann sie nicht ohne Weiteres Begrenzungen überschreiten, um sich für ihn und sein Eindringen in ihren Körper zu öffnen. Wenn dieser Punkt im Kontakt mit einem Mann missachtet wurde, fühlt sie sich schnell missbraucht, auch wenn sie selbst das Fehlen dieser Vertrautheit ignoriert hat. Auf der Suche, geliebt zu werden, übergehen Frauen oft ein in ihrem Körper natürlich vorhandenes psychologisches »Verhaltens- und Empfindungsmuster«. Es schützte sie ursprünglich instinktiv für den Fall einer Schwangerschaft vor einer genetisch nicht vorteilhaften Verbindung. Da die meisten Frauen sich von ihrer ureigenen Natur entfernt haben, besitzen sie dafür keine Empfindungsfähigkeit mehr.

Ein Mann, dessen sexuelle Organe sichtbare »Auswüchse« aus seinem Körper sind, die er während des Wasserlassens routiniert berührt, verbindet damit natürlicherweise nicht so viele Gefühle der Intimität. Deshalb lehrt die tantrische Praxis den Mann, das Sexualchakra bewusst mit dem Herzchakra zu verbinden; dadurch ist er besser in der Lage, mit der Frau intim zu kommunizieren. Wenn er mit ihr keine befriedigende Beziehung gestalten kann – da ihr ohne Vertrautheit ein echtes Öffnen nicht möglich ist –, wird sein Lingam leicht zu einer »Schusswaffe«. Der Mann wird deswegen dann häufig von der Frau abgelehnt, wenn oft auch auf sehr generelle Art und Weise. Diese Situation »frustriert ihn zu Tode«, was ihm einen – psychologisch nachvollziehbaren – Antrieb verschafft, seine Probleme als gewalttätiger und Leben vernichtender Mann auszuleben. Dieser Prozess ist bei Weitem nicht nur in Einzelfällen zu beobachten, wie die Weltgeschichte beweist und aktuelle Geschehnisse auf der Welt zeigen.

Psychodrama und frühere Lebenszeiten

Jeder der Partner bringt das eigene soziale Programmiert-Sein in die Beziehung ein. Auch wenn beide bereits stark an der Verarbeitung des Alten zugunsten eines bewussten, »neuen Programmierens« gearbeitet haben, brechen in ihrem zwischenmenschlichen Verhalten öfter alte Wunden nochmals auf.

Seien Sie in solchen Situationen achtsam, wenn Ihr Ego auftaucht und Sie den Partner anklagen: Das Auslösen des Teufelskreises der Schuldgefühle zieht häufig eine endlose Spirale der Zerstörung nach sich.

Der Versuch, Ihr Ego – durch rationales Verstehen – fernzuhalten, könnte darin enden, Konflikte zu vermeiden. Dies trägt jedoch auf längere Sicht eher dazu bei, in einer destruktiven

Spirale zu verharren. Konflikte, zuerst als unangenehm empfunden, geben uns – auf der Suche nach angemessenen Lösungen – die Gelegenheit, uns dauerhaft von Leid und Schmerz zu befreien und uns zu verändern. Durch Konflikte – und deren Lösungen – können wir zu wahrer Harmonie gelangen.

Im Zeitalter der Dunkelheit wurden wir darauf trainiert, endlose Kreisläufe von Schuldgefühlen auszuleben. Dies sah und sieht dann so aus: Ein Mensch fühlt sich nicht gut, schiebt dem anderen die Schuld zu, der diese keineswegs annehmen und fühlen will. Er weist die Schuld wieder dem anderen (oder einer ganz anderen Person) zu. Unsere Welt wird immer noch bestimmt von diesem Muster und unsere Beziehungen ebenso. Jetzt liegt es jedoch an uns und unseren aktuellen Entscheidungen, diesen Kreislauf der Zerstörung – selbst in banalen Alltagssituationen – zu durchbrechen.

Wenn wir verstehen, dass beinahe niemand der heute Lebenden nicht schon in einer prä-dominanten früheren Reinkarnation am Töten eines oder gar vieler Menschen beteiligt war, kann das auf eine neue Weise Licht auf religiöse Schuldkonzepte wie die »Erbsünde« werfen. In unserer Zeit und mit unserem Wissen können wir uns aus dieser negativen Spirale befreien, gleichgültig, worin ihr Ursprung liegt. Mit der Einsicht, dass kein Mensch sein ganzes Leben über fehlerfrei ist, und mit der Übernahme der Verantwortung für unser Tun können wir – insbesondere in unseren Liebesbeziehungen – unsere wahre Natur leben. Wir können mit und voneinander lernen und unsere Fähigkeiten als kosmische Wesen auf der Erde in lebensbejahender und für unsere Sinne wunderbar stimulierender Weise materialisieren.

Das »Feld des Liebesausdrucks«

Die Partner schaffen ihr »Feld des Liebesausdrucks« gemeinsam. Der »Tanz der Liebe« kann – metaphorisch verstanden – in einem schönen Garten geschehen, oder er kann wie freie Energie im Universum fließen. In jedem Fall ziehen wir wahrscheinlich alle einen »Tanz der Liebe« dem »Kampf der Geschlechter« vor.

Wenn Sie mit Ihrem Partner ungewollt in einen kleinen Kampf geraten sind oder plötzlich einen Kontrollwunsch ihm oder ihr gegenüber haben, forschen Sie bei sich selbst nach: Ist bei Ihnen irgendeine Angst im Hintergrund aufgetaucht, die zumindest mitgewirkt hat, dass Sie mit Ihrem Partner in diese Situation gekommen sind? Möglicherweise wurde sogar in Ihnen beiden eine alte Angst – über Jahre hinweg gut versteckt – wiedererlebt. Diese Angst kann zum Beispiel auf eine von Ihrem gleichgeschlechtlichen Elternteil »adoptierte« Angst zurückgehen, die Ihnen zuvor noch gar nie bewusst geworden war.

Schlachtfelder werden mit Tod assoziiert. Auch nur momentan erlebte Kriegsschauplätze in einer Liebesbeziehung lassen alte Wunden wieder aufbrechen und erzeugen möglicherweise neue Schmerzpunkte. Der sich daraus ergebende emotionale Rückzug kann sich – unbeabsichtigt und besonders, wenn dies ohne Klärung mehrfach geschieht – zu einer Ablehnung aller Liebesvibrationen entwickeln. Ohne ein erneutes Entfachen des Liebesfunkens kann dies den emotionalen Tod der Beziehung bedeuten.

Seien Sie sich dessen bewusst, wenn Sie innerlich vom Stand des »verletzten Kindes« aus handeln, das im Zeitalter der Dunkelheit aufgewachsen ist, in dem sein freier Willen oft beschnitten wurde.

Im Gegensatz zu falscher Harmonie durch Konfliktvermeidung sind wahre Harmonie und Vertrauen dem Partner gegenüber die psychologische Grundlage, die von wesentlicher Bedeutung für das gemeinsame Schaffen eines »Feldes des Liebesausdrucks« ist. Durch Konflikte, die nicht vermieden werden, können Sie sich und Ihren Partner viel besser kennenlernen. Sie können tiefes Vertrauen ineinander gewinnen und sich befreien. Gehen Sie davon aus, dass eine Beziehung nie ohne Konflikte sein kann, da jeder Partner aus einem völlig anderen Lebenshintergrund kommt.

Ein Paar, das aus verschiedenen Kulturkreisen zusammenkommt, kann selbstverständlich mit bedeutend umfassenderen Konflikten konfrontiert werden. Behalten Sie diesen grundsätzlichen Punkt gegebenenfalls im Auge.

Die psychologische und energetische Freiheit, mit der jeder Partner in die Beziehung kommt, ist für die Gestaltung des »Feldes des Liebesausdrucks« sehr bedeutungsvoll. Betrachten wir daher nun die verschiedenen Hintergründe, die die beiden Liebespartner mitbringen:

Die Situation der Frau

Bei raschem Blick können die folgenden Überlegungen als übertrieben, eigenartig oder veraltet betrachtet werden. Doch ich glaube festgestellt zu haben, dass auch heute noch viele Frauen, was immer sie mit Männern erlebt haben und leben, noch nicht völlig frei sind von einer tief liegenden Angst, die über Jahrtausende von Müttern und Großmüttern weitergereicht wurde: die Angst vor rau penetrierenden Männern. Meist wurde diese tief liegende Angst gar nicht erkannt. Sie ist keineswegs leicht zu erkennen, da sie in das gewohnte Verhalten jeder Frau gegenüber Männern eingekleidet ist. Wir wissen alle, dass diese ursprüngliche männliche Rauheit erforderlich war, damit Männer die Natur erobern und somit das Notwendige zum Überleben ihrer Familie beschaffen konnten. In sehr alten Zeiten haben die Frauen sicherlich oft darunter gelitten.

Setzen Sie sich in Ruhe mit dieser Frage auseinander und überprüfen Sie, ob die Intensität, mit der Sie Ihre Shakti-Energie ausdrücken können, damit noch etwas zu tun hat.

Shakti – die intensivste Lebensenergie

Shakti ist die intensivste Lebensenergie. Deshalb steht die psychologische und energetische Entwicklungsstufe der Frau bezüglich ihrer persönlichen Freiheit auf dem Niveau, auf dem sie ihr Shakti ausdrücken kann. Die »Verkörperung des Shakti« in Frauen wird generell in fünf verschiedene Stufen »inneren Feuers« eingeteilt:

Nicht orgasmisch oder prä-orgasmisch:
Noch immer werden Mädchen vor dem Zeitpunkt ihrer sexuellen Reife in diese Stufe eingeordnet. Doch dies ist ein Irrtum. Bei kleinen Kindern ist die Energie im Körper in vollem Fluss. Allerdings erleben sie diesen »Orgasmus« nicht im Grad sexueller Reife. Sie erleben alles unbewusst als Einheit, von der sie energetisch ein Teil sind. Der für sie oft schmerzhafte Prozess der Anpassung an die Gesellschaft und ihre Regeln verändert

dieses Erleben und trennt sie von diesem Einheitsgefühl. Kleine Mädchen spielen natürlicherweise häufig mit ihrem Körper und seinen Öffnungen. Sie taten dies auch vor 50 und 60 Jahren, zu einer Zeit, als es ihnen, wenn sie ertappt wurden, oft lebenslange Schwierigkeiten brachte. Sie wurden für ihr Handeln verdammt, was nicht selten zu einer schweren Krankheit führte, die oft, wie meine Praxis zeigt, als Krebskrankheit der weiblichen Organe begann.

Im Hinduismus des alten Indien dagegen, der oft als die »liberalste Religion« bezeichnet wurde, wurden (ausgewählte) Mädchen der Brahmanenkaste bereits von früher Kindheit an gelehrt, diese sexuell unreife Orgasmusfähigkeit beizubehalten, um sich durch den Energiefluss bewusst als Teil des Universums zu fühlen und die Kräfte des Universums in sich selbst nutzen zu können. Sie wurden oft zu Yoginis, die die Angst vor dem Tod völlig überwunden hatten und über starke magische Kräfte verfügten.

Hat eine Frau nach der Geschlechtsreife niemals einen Orgasmus gefühlt, so weiß sie oft nicht recht, wie er sich anfühlt. Ihr psychologischer Hintergrund, verwoben mit ihrem sozialen Programmiert-Sein und den damit verbundenen eingelernten Denkformen, hat möglicherweise ein Netzwerk von Energieblockaden geformt, das Orgasmen verhindert.

In der Tat haben viele Frauen niemals die Chance gehabt, über diesen Grad an Shakti-Ausdruck hinauszuwachsen. Es ist überraschend, wie verbreitet der mangelnde Shakti-Ausdruck in unserer heutigen Welt immer noch ist. Heute praktizieren noch 23 afrikanische Länder die Beschneidung der Klitoris. Unzählige andere Frauen leben in anderweitig sexuell unterdrückerischen Gesellschaften. Vermutlich sind davon 85 bis 90 Prozent der weiblichen Weltbevölkerung betroffen.[15] Selbst im Westen kommt es vor, dass die Fülle oberflächlicher Informationen über Sexualität Frauen, die sich auf dieser Entwicklungsstufe befinden, befähigt, Orgasmen vorzutäuschen: Sie wissen, dass der Mann ihren Orgasmus braucht, um sexuelle Befriedigung zu finden. Sie verhalten sich dementsprechend, damit sie seine Zuwendung nicht verlieren. Diese Fälle treten in meiner Praxis wesentlich häufiger auf, als man vermuten würde. Wenn die Frau ökonomisch vom Mann abhängig ist, ängstigt sie sich andernfalls um ihr Überleben.

Manchmal orgasmisch:
Frauen in diesem Entwicklungsstadium sind beizeiten fähig, loszulassen. Die zwei von der Natur gegebenen Phasen, während denen sie sich leichter für eine sexuelle Verbindung mit einem Mann öffnen, sind die üblichen zehn Stunden Fruchtbarkeit im Monatszyklus (siehe Anhang, S. 400) einer Frau und – weniger stark – die unmittelbaren Tage vor der Menstruation. (Dabei fördern die Orgasmen den Menstruationsfluss.)

Ich bin in meiner Praxis der Bio-Kosmo-Energie-Behandlungen einige Male Frauen begegnet, die sich ein einziges Mal in ihrem Leben mit einem Mann sexuell vereinigt haben und Mutter geworden sind. Kein Zweifel, sie waren mit diesem Mann während oder die letzten Tage vor ihrer monatlichen Fruchtbarkeit zusammen gewesen, da die Spermen des Mannes 36 Stunden bis fünf Tage befruchtungsfähig im Körper der Frau bleiben (siehe Anhang, Seite 401).

Orgasmisch:

Sobald Frauen herausgefunden haben, welche Art der Küsse, Stellungen und Bewegungen für sie am genussreichsten sind und welche sie zu einem Orgasmus anregen können, haben sie eine Vorstellung von der Kraft der Shakti-Energie. Dann lassen sie sich stärker darauf ein, sie zu erfahren, vorausgesetzt, ihre Einstellung erlaubt es ihnen.

Wenn eine Frau erst gerade beginnt, ihre Shakti-Fähigkeit zu entdecken, kann sie meinen, der Höhepunkt für den Mann sei die Ejakulation. In diesem Fall kann sie bereit sein, eine Liebesbegegnung abzubrechen, wenn sie sieht, dass ihr Partner müde oder momentan weniger energetisch als sie selbst ist.

Vielfach orgasmisch:

Erlebnisse mit ihrer Shakti-Energie erweitern das Leben dieser Frauen über das normale Erleben hinaus. Diese Frauen wissen, was sie wollen. Sie haben erfahren, dass die Intensität eines lang anhaltenden Orgasmus oder einer Serie von Orgasmen zu einer Ekstase werden kann.

Es kann Frauen dann passieren, dass sie sich gelangweilt und verärgert fühlen, wenn sie ihr Shakti-Potenzial wegen der raschen Ejakulationen des Mannes oft nicht erleben können. Dieser ungewöhnlich intensive und leidenschaftliche Ausdruck der Shakti-Energie kann zu guter Letzt zum »Stadium höchsten Glücksgefühls« in einem ausgedehnten Orgasmus führen.

Amrita orgasmisch:

Dieser ungewöhnlich ausgedehnte Orgasmus erlaubt Frauen, sich in die Weite und Offenheit des Universums vorzuwagen.

In einem Amrita-Orgasmus können Frauen sieben Gipfel der Ekstase erreichen, von denen jeder nächstfolgende zu einem höheren Crescendo führt. Am endgültigen Höhepunkt der Ekstase angekommen, setzt ihr Körper die Amrita-Flüssigkeit frei, die fälschlich oft als »weibliche Ejakulation« betrachtet wird. Da die Ejakulation den körperlichen Orgasmus abschließt und oft sogar ohne vorangehenden Orgasmus kommt, ist die Anwendung dieser Bezeichnung für den Amrita-Orgasmus völlig fehlangebracht. Der Amrita-Orgasmus ist nur durch die komplett empfundene Verschmelzung mit der Energie des Universums zu empfinden; er ist keineswegs ein Abschluss wie die Ejakulation, sondern eine unglaubliche Öffnung, die Spiritualität und Sexualität vollständig miteinander verbindet.

Eine Frau, die zu einem erweiterten Orgasmus des Amritas fähig ist, kann Orgasmen auch in Situationen ohne sexuelle Berührung erleben und diese Amrita-Flüssigkeit ausscheiden. Sie kann zu orgasmischen Gefühlen kommen, wenn sie sich mit dem Universum intensiv vereint und die Weite des Universums in sich selbst fühlt. Das kann zum Beispiel geschehen, wenn sie in freier Natur auf einem Baum sitzt oder auf der Erde liegt und das Pulsieren der Sterne in ihrem Körper fühlt. Auch eine sanfte Berührung der Haut an Händen und Fingerspitzen, die mit Bewusstsein angereichert sind (siehe Seite 227), kann ihre Hingabe an die Einheit mit dem Kosmos so weit auslösen, dass ihr innerer Energiefluss frei wird und ihr Amrita zur Ausschüttung kommt.

Amrita wird von den Bartholindrüsen ausgeschieden, die – wiederum verwirrend – oft als »weibliche Prostatadrüse« bezeichnet werden. Diese kleinen Drüsen, die bei sexueller Erregung die Vagina befeuchten, liegen auf beiden Seiten am unteren Teil der Vagina. Amrita ist eine milchige oder transparente Flüssigkeit, die sehr rasch verdunstet. Entsprechend tantrischer Texte ist diese Flüssigkeit höchst nährreich – physisch wie psychisch betrachtet.

Während einer einzigen Liebesmeditation kann das Amrita von einer Frau einige Male ausgeschieden werden. Dabei scheidet sie jedes Mal durch zwei sehr kleine Ausgänge der Bartholindrüsen, die seitlich von der Vaginalöffnung zum Damm hin liegen, eine volle Tasse Amrita-Flüssigkeit aus. Die dieser Erfahrung zugrunde liegende ungeheure Lebenskraft scheint ähnlich wie die eines ausbrechenden Vulkans zu sein: Wenn die Frau nicht penetriert ist, wird die Amrita-Ausschüttung zu einer Fontäne, die bis zu zwei Metern Höhe erreicht.

Eine persönliche Erfahrung

An einem späten Abend führte in Varanasi ein Brahmane in seinem Ritualgewand eine Zeremonie an meinem nackten Körper durch, wobei wir die indische Göttin »Kali« und die »Weiße Göttin« des Okzidents ehren wollten, um die Lebenskräfte von Ost und West unseres Planeten zu vereinen. Ich war in einer tiefen Meditation und fühlte die unterschiedlichen Energieschwingungen der verschiedenen Kontinente, während ich im Schwebezustand nirgends und zugleich überall in einer endlosen Weite war. Dieser endlose Raum schien ebenso auch in mir selbst zu sein. Plötzlich wurde mir eine kühle Flüssigkeit zwischen die Beine gegossen. Überzeugt, dass der Brahmane Wasser des Ganges über mich gegossen hatte, sorgte ich mich nach dem Ritual ein wenig über eine krank machende Wirkung dieses sehr schmutzigen Flusswassers. Seltsamerweise waren jedoch nirgendwo mehr Spuren von einer vergossenen Flüssigkeit zu sehen. Als ich ihn später dazu befragte, schaute er mich eigenartig an. In seinem Blick lag einerseits der Vorwurf des ergebenen Hindus, für den das Wasser von »Mutter Ganga« heilig ist. Andererseits war darin ebenso Belustigung zu erkennen, als er mir langsam eröffnete, dass es keineswegs Wasser des Ganges, sondern mein eigenes »Amrita« gewesen war, das so hochgeschossen war, dass es in der Zeit, bis es die Schwerkraft zwischen meine Beine goss, erkaltet war. Erst dann erinnerte ich mich, dass ich während meines tranceartigen Zustands einen explosionsartigen Durchbruch im meiner Nabelgegend verspürt hatte. Diesen kannte ich bereits von einer anderen Situation, bei der ich in der Vereinigung mit einem mit der Kosmologie der Maya sehr vertrauten Mann bei den Maya-Ruinen von Palenque in Mexiko eine unbeschreiblich intensive Welle an Liebesgefühl erlebt hatte.

Die Situation des Mannes

Auch wenn man derzeit schätzt, dass mindestens 90 Prozent der Männer keinen Orgasmus kennen und die gewöhnliche Form der sexuellen Vereinigung von Mann und Frau mit einer – oft viel zu raschen – Ejakulation endet, so ist ein Mann doch wesentlich mehr als ein funktionierender Organismus, dessen dominierendes Gehirn gelegentlich einem »spermien-schießenden Penis« unterworfen ist. Diese Einschätzung halten viele Frauen für wahr und fürchten sie unbewusst vielleicht; es ist daher nötig, dass beide – Frauen wie Männer – auf einer Entdeckungsreise lernen, wie intensiv, voll und schön Männer als Mikrokosmen sein können – ein jeweils ganzheitliches Selbst, das Gehirn und Körper entsprechend tief gehender, authentischer Wünsche einsetzt. Dann wird im gemeinsam gestalteten Beziehungsfeld der vom Mann eingebrachte Anteil der Frau willkommen sein.

Diese Weisheit kann besonders im gemeinsam gestalteten Liebesausdruck gewonnen werden, wenn ein Mann die offene Weite des Kosmos durch die Ekstase einer Frau erfahren kann.

Als Mann haben Sie hoffentlich schon lange festgestellt, dass Sie im Bett nicht »gut« sein müssen und dass Sie keineswegs für den Orgasmus der Frau verantwortlich sind. Konzentrieren Sie sich auf sich selbst und auf Ihren Orgasmus, und kommunizieren Sie mithilfe des feinsinnigen Energieflusses Ihres Körpers mit dem Ihrer Geliebten. Dann kann Ihre Vereinigung zu einem kosmischen Fest werden.

Ejakulation – Orgasmus

Erst wenn Sie im Kontakt mit Ihrer Geliebten über »die Gefahr« hinausgekommen sind, rasch zu ejakulieren (siehe Seite 290 ff.), und Sie wahrnehmen, auf einer »inneren hohen Energiewelle« zu schwingen, ist es Ihnen möglich, Ihren inneren Orgasmus zu fühlen. Sie kommen so in den Genuss, das Fließen eines kraftvollen Energiestroms durch Ihren Körper zu empfinden. Möglicherweise sind Sie dann auch in der Lage, ein starkes Vibrieren Ihres ganzen Körpers zu fühlen. In diesem Vibrieren können Sie Energie auf Ihre Geliebte übertragen; das erregt sie und kann sie tief befriedigen. Wenn allerdings das

Vibrieren nicht aus dem Energiefluss Ihres Körpers kommt, sondern durch Ihren Kopf »künstlich« erzeugt wird, hat es verständlicherweise nicht diese Wirkung. Der Energiestrom in ihr erfährt dann nicht die wahre Anregung.

Die mangelnde Fähigkeit des Mannes, seinen Orgasmus zu verlängern, langweilt und frustriert eine orgasmische Frau. Im Extremfall ist sie verärgert, wenn ihr Shakti-Ausdruck keinen Raum finden kann. Es ist auch ein Irrtum, zu glauben, dass der Mann durch das Hinauszögern der Ejakulation zum wirklichen Orgasmus gelangt. Er mag ihn zwar sexuell zufriedenstellen, aber um die orgasmische Fülle erleben zu können, braucht er das innere Energieschwingen.

Von der rein biologischen Funktion Ihres Lingams nicht mehr beherrscht, können Sie bewusst auswählen, wie Sie Ihre orgasmische Energie am besten anwenden. Durch diese Wahlfreiheit – fern der eindimensionalen Schiene zur Ejakulation, die den Weg zum Orgasmus völlig versperrt – verbessert sich Ihr Leben ganzheitlich. Sie fühlen eine unbegrenzte sexuelle Potenz, haben lang haltende Erektionen und die Fähigkeit zu mehreren sexuellen Vereinigungen am Tag. Wenn Sie Ihre Orgasmen verlängern und seltener oder – außer bei Kinderwunsch – am besten gar nicht ejakulieren, sehen Sie wesentlich jünger aus. Es steht außer Frage, dass Sie sich dann auch jünger und wesentlich lebendiger fühlen.

Treffen Sie jedoch in keinem Fall die Entscheidung, eine Ejakulation hinauszuzögern, erst dann, wenn die Spermien bereits unterwegs sind. Die Unterbrechung einer Ejakulation kann eine Blaseninfektion verursachen und Druck auf die Prostatadrüse ausüben, der über längere Zeit hinweg zu einer Krebserkrankung führen kann. Einige wenige befähigte Yogis können dies anders und ohne Gesundheitsschädigung handhaben, es braucht dazu jedoch ein sehr langes und schwieriges Training. Näheres dazu können Sie bei André van Lysebeth: »Tantra für Menschen von heute« nachlesen. Ohne ein solches Training muss Ihnen davon abgeraten werden.

Frauen können Männern helfen, ihre Orgasmen zu verlängern. Ihre anhaltende Ekstase kann zu einem gesteigerten Selbstwert des Mannes beitragen und ihn stark motivieren, seine Orgasmen auszudehnen. Dies gibt ihm die Gelegenheit, sein Ego – bei gleichzeitigem Entdecken seiner weiblichen Seite – zurückzulassen. In der Natur ist das männliche Ego eine Notwendigkeit für das Überleben der Spezies. In unseren Tagen fördert jedoch genau dieses Ego Gewalt und bewaffneten Konflikt. Die mit dem Orgasmus einhergehende Verstärkung der weiblich-gefühlvollen Anteile in Männern kann uns letztlich von der Übermacht der Waffen und Kriege in der Welt wegführen. Da nur unbefriedigte Penisse Grund haben, die Zerstörung von Leben zu suchen, ist diese Angelegenheit eindeutig eine Sache von Mann und Frau.

Praktische Vorbereitungen für eine sexuelle Liebesbegegnung

Für Tantriker des alten Indiens waren spontane Liebesbegegnungen nicht üblich. In der Regel werden in Indien wahrscheinlich für eine tantrische Liebesbegegnung auch heute noch Vorbereitungen getroffen, doch kann der touristische Einfluss hier zu manchen Veränderungen beigetragen haben. Wir befassen uns nun mit sinnvollen Vorbereitungen für eine zeitgemäße tantrische Liebesbegegnung.

Zeit und Raum

Um Ekstase und Magie in einer sexuellen Vereinigung erleben zu können, bedarf es generell einer Organisation des Lebens, die Raum für bewusstes Lieben gibt.

Bewusstes Lieben kann nicht in drängender Hetze empfunden werden. Wenn die Gedanken von Verpflichtungen gejagt sind, weil »dieses« oder »jenes« noch zu machen ist, liegt das Feld des Liebesausdrucks brach. Es ist nicht ratsam, 20 oder 30 Minuten dazwischenzuschalten, um schnell eine Übung bewussten Liebens aus einem Buch (es gibt solche Bücher, in denen der Zeitaufwand für tantrische Übungen angegeben ist) zu machen. Meinen Erfahrungen nach fühlen sich Frauen meist völlig blockiert, wenn nur kurze Zeit zur Verfügung steht. Es fehlt ihnen dann die Möglichkeit des Loslassens und der Hingabe.

Das Leben verläuft heute viel schneller, als es während der Hochblüte des Tantra in der indischen Antike der Fall war. In der westlichen Welt ist nahezu jeder Mensch in einer Vielzahl sozialer Interaktionen eingebunden. Sie nehmen Zeit in Anspruch und scheinen oft sogar das Leben zu beherrschen. Wenn Sie wirklich ein Wachsen Ihrer Beziehung kultivieren und durch Ihre Beziehung wachsen wollen, müssen Sie wahrscheinlich zeitlichen Freiraum für ekstatische Liebesbegegnungen einplanen und diese Planung vermutlich sogar in ihrem Kalender festhalten.

Wenn Sie Kinder haben, müssen Sie zeitlich noch genauer planen, um Freiräume für Ihre Beziehung zu schaffen. Hierzu eine vielfach bewährte Form, die Sie vielleicht realisieren können: Einen Abend und eine Nacht pro Woche dürfen Ihre Kinder bei Freunden verbringen, und die Freunde Ihrer Kinder dürfen einen Abend und eine Nacht pro Woche bei Ihren Kindern verbringen. Dasselbe lässt sich für jeweils ein Wochenende pro Monat umsetzen.

Ein Raum voller Chaos oder, im Gegensatz dazu, in starrer Ordnung und steriler Sauberkeit schafft nicht die grundlegende Atmosphäre, die für eine tantrische Begegnung notwendig ist. Natürlich wissen wir alle sehr wohl, dass die Umgebung, die wir uns schaffen, ein Spiegel unseres inneren Zustands ist. So ist auch der Raum, in dem Sie Ihrer Beziehung ganzheitlich liebenden Ausdruck geben, ein Spiegel Ihrer Beziehung. Je mehr sich Ihr Liebesausdruck zum Universum hin geöffnet hat, desto mehr wird sich auch Ihr Raum verändern. So kann es zum Beispiel sein, dass Sie mehr Raum mit weniger Dingen darin brauchen.

Eine tantrische Beziehung kann am freiesten in einem Raum gedeihen, der frei von vielen äußeren Einwirkungen ist. Am besten ist ein Raum, in dem alles Gewünschte vorhanden ist, um Ihre Gefühle für bewusstes Lieben zu steigern. Dies sind selten sehr materielle Dinge, denn Sie befassen sich jetzt mit der wahren Materialität Ihres Lebens, Ihrem Körper.

Einzigartig wie wir sind, mit unserer großen Verschiedenheit bezüglich der Gefühle und dem Geschmack, variieren die Räume, die für bewussten Liebesausdruck geeignet sind:

» Für das eine Paar ist es wichtig, einen Raum zu haben, der weit und offen wie der Kosmos ist, nur mit einer komfortablen Matratze und ausgewählter Musik.

» Einem anderen Paar vermittelt die behagliche Atmosphäre eines kleinen Raumes ein Gefühl von Geborgenheit, das sie mit Kerzenlicht intensivieren wollen.

» Manche Partner beginnen das Ritual bewussten Liebens in einem Raum, der nicht nur mit Trommeln, Flöten und anderen Instrumenten, sondern auch mit Federn und anderen Kleinigkeiten ausgeschmückt ist; deren Gebrauch kann sie während des Liebestanzes zu Erregung und Ekstase führen.

» Andere Liebende bevorzugen es, irgendwo im Freien zu sein, wo sie sich eins fühlen mit der Natur und dem Universum und frei sind von allen Wertsetzungen der Gesellschaft. Sie werden von der umgebenden Flora und Fauna inspiriert und vom Klang eines nahen Wasserlaufs fortgetragen.

» Der Strand oder ein Hausdach unter freiem, sternenklarem Nachthimmel sind weitere Beispiele der endlosen Möglichkeiten.

Falls ein Paar in einer festen Beziehung zusammenlebt, ist ein spezieller Raum – entsprechend ihres Geschmacks gestaltet – für profunden Liebesausdruck am besten geeignet. Dies kann das Schlafzimmer sein. Wenn beide Partner zu einem Mikrokosmos herangereift sind, wird jeder von ihnen dazu tendieren, einen eigenen Raum zu haben, in den sie sich gegenseitig einladen oder in dem sie sich gegenseitig besuchen.

Geistige, energetische und körperliche Reinigung

Eine bewusste Liebesbegegnung – im Gegensatz zu der spontanen sexuellen Begegnung, die jedoch auch zu einer bewussten Liebesbeziehung werden kann – gedeiht in einem Raum, der für und mit Freude vorbereitet wurde. Körper und Geist müssen gleichermaßen bereit sein, um ein Öffnen für die tiefe Kommunikation des ganzheitlichen Selbst mit dem oder der Geliebten zu ermöglichen.

Für viele Menschen ist »Bett-Akrobatik« nicht mehr ausreichend, für andere war sie es niemals gewesen. Eine wahrhaft tantrische Beziehung kennt diese gar nicht.

Mehr und mehr Menschen wunschen sich heute, die Vervollkommnung als authentisches Selbst finden und die ureigenen Gefühle intim ausdrücken zu können. Viele Menschen denken allerdings, dass sie dazu keine Möglichkeit haben, weil sie so viel Energie für die Interaktionen innerhalb der Gesellschaft aufbringen müssen, um ihre materielle Existenz zu sichern. Am besten können wir unsere Existenz jedoch sichern, wenn wir der Welt mit jenen Fähigkeiten dienen können, die wir am liebsten und deshalb auch am bestem ausüben. Dies entspricht der Idee, die dem Sankrit-Begriff »Arth« (siehe Seite 43) zugrunde liegt. In der Ausübung unseres größten Talents – zugunsten des Wohlbefindens anderer – sind wir selbst am besten bedient.

Allerdings werden wir auch dann einem gewissen Stress und einer Anspannung durch die Existenz innerhalb unserer gegenwärtigen Welt kaum völlig entfliehen können.

Im Zeitalter der Dunkelheit ist es zur Gewohnheit geworden, Alkohol und Drogen zu gebrauchen, um uns vermeintlich vom Berufsstress zu entspannen. Dieses Mittel der Entspannung verringert Hemmungen wirkungsvoll und wird oft als Stimulation für eine sexuelle Begegnung eingesetzt. Doch inzwischen können wir lernen, bewusst auszuwählen, was wir unserem Körper zuführen.

In den original tantrischen Ritualen gab es als Vorbereitung auf die Liebesbegegnung eine Art Fasten. Im vorbereiteten Raum waren geringe Mengen von vier der sogenannten »Fünf M« vorhanden. Diese Bezeichnung stammt von den Sanskrit-Anfangsbuchstaben für Wein, (Ziegen-)Fleisch, Fisch, getrocknetes Korn. Das fünfte »M« war das Maithuna, die sexuelle Vereinigung. Diese Abkürzungen kamen offenbar zustande, da die Initiierten nicht jeden in das Wissen der Vorgänge einweihen wollten und deshalb in Indien eine Art Geheimsprache entwickelt worden war. Die Riten dauerten sehr lange, weshalb etwas Nahrung nötig war, die sich in der Hitze hielt. Wir wissen also, dass die ursprünglichen Hindu-Tantriker zumindest während ihrer Rituale keine Vegetarier waren.

Wenn Sie Ihren Geist von der Anspannung eines hektischen Tages befreien wollen, fangen Sie am besten bereits damit an, wenn Sie die Türe Ihres Arbeitsplatzes hinter sich schließen. Halten Sie für einen Moment inne und nehmen Sie sich die Zeit, diesen Ort bewusst zu verlassen. Tragen Sie die Probleme der Arbeit nicht mit sich nach Hause. Die Lösung dieser Probleme wird ohnehin nicht gefunden, wenn Sie geistig fortwährend in ihnen gefangen sind. Setzen Sie dann dieses Zurücklassen in körperliche Aktion um, indem Sie jeden Schritt in dem Bewusstsein machen, sich von allen Problemen im wahrsten Sinne des Wortes zu distanzieren. Wenn Sie bereits voller atmen, gehen Sie Ihre Schritte bewusst mit der Sicht auf Ihr ganzheitliches Da-Sein, ein Leben, das weit über Ihre Existenz in der organisierten Arbeitswelt hinausgeht – solange Sie sich noch nicht im Sinne von »Arth« erhalten. Wenn Sie eine Wahlmöglichkeit haben, nehmen Sie den schönsten Weg nach Hause oder zum Ort Ihrer Liebesbegegnung.

Es ist gut möglich, dass Sie sich anschließend reif für ein Bad oder eine Dusche fühlen. Viele haben bereits die Erfahrung gemacht, dass ein Bad nicht nur körperlich reinigt, sondern weitere positive Wirkungen hat, wie die einer psycho-hygienischen und einer energetischen Reinigung. Dieses Bad hilft auch, die Maske, die Sie für die Kollegen am Arbeitsplatz und den Weg zur Arbeit angelegt haben, abzunehmen. Im Wegspülen des Arbeitstages – einschließlich unerwünschter Gedanken und Gefühle – werden Sie frei für eine ritualisierte Form des Reinigens und werden sich letztlich entsprechend Ihres derzeitigen Bewusstseinsstandes authentisch fühlen. Natürlicherweise hat alles, was wir mit Bewusstheit tun, unvergleichlich mehr Wirkungskraft.

Vielleicht haben Sie auf Ihrem Nachhauseweg festgestellt, dass Ihr Körper automatisch tiefer atmete. Nehmen Sie diese Gelegenheit wahr und holen Sie damit neue Lebensenergie in Ihren Körper. Fahren Sie mit diesem Atmen fort. Nutzen Sie es auch, um bewusst in der Gegenwart und – mehr und mehr – in

Ihrem Körper zu sein. Zusätzlich können Sie sich dabei darauf konzentrieren, diese Atmung für das psychohygienische Reinigen zu nutzen.

Sich rein zu fühlen macht nicht nur schön, sondern weckt auch den Wunsch, schön zu sein und die Körpersinne mit dem Partner auf wunderbare Weise zu erfahren.

Schönheit und Wahrheit

Wirkliche Schönheit ist untrennbar mit Wahrheit verbunden. Die Verformung der Wahrheit verunstaltet die Schönheit. Aufgrund des Anpassungsprozesses an die Gesellschaft, den wir im Zeitalter der Dunkelheit durchlebt haben, erleben wir an diesem Punkt emotional oft eine große Konfusion. Vielen fällt es schwer, die Wahrheit zu hören, und noch viel weniger können wir sie mit allen unseren fünf Sinnen wahrnehmen. Vielleicht durchleben Sie eines Tages eine Phase der Trauer, wenn Sie wahrnehmen, wie lange Sie echte Schönheit in Ihnen selbst und in Ihrem Leben verhindert haben, weil Sie sich sinnlich nicht in unbekannte Erfahrungen vorgewagt haben.

Eine Wahrheit der Natur ist zum Beispiel, dass der ursprüngliche Geruch unserer Körper wohltuend ist und unsere Sinne erfreut. Allerdings hat in unserer deodorisierten Gesellschaft fast niemand jemals diese Tatsache registriert. Die uns beigebrachte Verunsicherung hinsichtlich unseres physischen Körpers, damit wir zu besseren Konsumenten werden, hat uns so weit geschwächt, dass wir die Schönheit unserer eigenen Natur und unserer natürlichen Intuition nicht mehr wahrnehmen können.

Möglicherweise wollen Sie an diesem Punkt anfangen, sich

als Geliebte gegenseitig spielerisch wieder zu ihrem ursprünglichen Geruchssinn und Geschmackssinn zurückzuführen, indem einer von Ihnen dem anderen mit verbundenen Augen eine Beere oder eine andere Frucht unter die Nase hält. Wenn er erraten hat, was für eine Frucht es ist, darf er sie mit verbundenen Augen essen. Ein anderes Mal können Sie sich gegenseitig – einer nach dem anderen – beschnuppern, um den ursprünglich reinen Geruch der geliebten Person herauszufinden.

Synergie zwischen den Liebenden

Die Tantriker des alten Indien ritualisierten die Vorbereitung und die Art der sexuellen Vereinigung. Obwohl das Ereignis eine meditative Konzentration bedeutete, war die Verbindung von Geist und Körper in ihrem Ausdruck und in ihren Bewegungen völlig spontan. Das Paar verließ Raum und Zeit und fühlte eine Weite und Endlosigkeit, wenn es mit den Vibrationen des Universums schwang.

Um in diese Erfahrungsbereiche gelangen zu können, ist es nötig, auf derselben Wellenlänge wie der Partner zu schwingen.

Dies war im antiken Indien kein Problem, da Tantriker in der Regel Angehörige derselben Kaste, der Brahmanen, waren. Ihr Leben verlief auf dem Hintergrund einer homogenen Gesellschaft mit kaum unterschiedlichen Wellenlängen. In unseren heutigen multikulturellen Gesellschaften erleben wir geradezu das Gegenteil. Wir leben in einem übervölkerten sozialen Umfeld mit Menschen verschiedenster ethnischer Herkunft. Sie alle haben höchst unterschiedliche Wellenlängen und andersartige Energieeinflüsse.

Es ist für ein Paar deshalb wichtig, die Wellenlängen ihrer

Schwingungen bewusst aufeinander abzustimmen (zu »synergetisieren«). Wenn sich einer der Partner momentan auf hoher, der andere im Vergleich dazu auf niedriger Frequenz befindet, können sie zusammen nicht zu Ekstase finden, solange sie nicht synergetisieren.

Es gibt Menschen, deren Energieschwingung immer auf hoher Frequenz liegt, während andere beständig auf niedriger Frequenz schwingen. Bei solch extremen Gegensätzen ist es nicht ratsam, ein Paar zu bilden, auch wenn beide eine Veränderung der Frequenz begrüßen würden, damit Aussichten auf eine energetisch wechselseitige Beziehung bestehen. Erinnern Sie sich: Ein Tantriker hat Interesse, seine fünf Schichten (siehe Seite 77) auf derselben Wellenlänge zu haben, weil er sonst nicht in Einklang mit sich selbst ist. Es ist äußerst schwierig, die eigene, durch alle fünf Schichten gehende Frequenz in relativ kurzer Zeit sehr stark zu verändern. Ein plötzlicher, rascher Wandel der Frequenz hat die Tendenz, Krankheit mit sich zu bringen, da die Schwingungsfrequenz der fünf Schichten in sich selbst dabei völlig aus dem Lot gerät.

Ebenso ist es fragwürdig, warum sich ein Mensch mit hoher Frequenz, die auch mit einem gewissen Niveau des Bewusstseinstandes zusammenhängt, auf eine wesentlich geringere Schwingungsfrequenz begeben sollte. Es ist unmöglich, eine hohe Frequenz auf Dauer niedriger zu halten, ohne stark darunter zu leiden. Entsprechend meinen Beobachtungen haben Paarbeziehungen, in denen die Frequenz sehr unterschiedlich ist, nur kurzen Bestand, solange der Partner mit der höheren Frequenz für den anderen nicht eine Art Ersatzfunktion für Mutter oder Vater angenommen hat. In diesem Fall können wir aber keineswegs mehr von einer tantrischen Ausrichtung der Beziehung sprechen.

Ein geringfügiger Unterschied in der Frequenz der beiden Partner ist akzeptabel. Erfahrungsgemäß gleicht derjenige Partner, der die niedrige Schwingungsfrequenz hat, diese bald seinem Partner an und erfährt dabei meist auch einen großen Bewusstseinssprung, einen sogenannten Quantensprung.

Einstimmungen in den Liebestanz

Es gibt zahllose Wege, sich in jene Begegnung einzustimmen, die unser positivstes Lebensgefühl kundtut: die Liebe. Dieses psychische Gefühl lässt die Energie in unserem Körper völlig frei fließen und verleiht uns die Fähigkeit, als Menschen energetisch miteinander zu schwingen und Energie bewusst auszutauschen und zu akkumulieren. Einige solcher Wege will ich Ihnen hier beschreiben:

Der Tanz

Tanz war schon immer ein seelenvoller Ausdruck, in dem sich Paare gefunden haben, und er ist nach wie vor ein erfreulicher Weg, auf dem sich zwei Personen für eine tiefere Liebesbegegnung annähern können.

Lassen Sie die Schwingungen der ausgewählten Musik in Ihren – nackten oder bekleideten – Körper kommen und sich diesen – wie von selbst – bewegen, egal, wie Sie dabei aussehen. Je mehr Sie sich der Freude der Bewegung hingeben, umso leidenschaftlicher wird Ihr Tanz. Sie können diesen Tanz in einen sensuellen Tanz des Sakralen Plexus überführen. Bringen Sie dazu Ihre Hüften in eine schwingende Bewegung und befreien Sie Ihr erstes und zweites Chakra. Nach einer Weile können Sie im Tanz Ihren Sakralen Plexus im Rhythmus mit dem Ihres Partners vor und zurück wiegen.

Sicher sind Sie bereits mit der Inneren Flöte (siehe Seite 205) vertraut; dann können Sie in Ihren tanzenden Bewegungen die Energie in diesem Kanal zum siebten Chakra hochsteigen lassen. Im fortgesetzten Tanz können Sie zum Beispiel gemeinsam eine wirbelnde Säule der Vitalität schaffen, die Erde und Universum energetisch verbindet. Lassen Sie Ihrer Intuition Raum, um Ihre Aura mit einzubeziehen. Machen Sie daraus ein farbenfrohes und erhebendes Spiel der Bewegung.

Das Sich-Öffnen füreinander kann sehr feinfühlig sein, wenn die Liebenden ihren Tanz zum Beispiel in einer Distanz beginnen und sich langsam mit einem Energieaustausch durch liebende Hände näherkommen. Erinnern Sie sich an das Aura-Mudra auf Seite 148.

Austausch durch die Hände

Setzen Sie sich dazu beide – entsprechend Ihres Wohlbefindens bekleidet oder nackt – im Lotussitz gegenüber und lassen Sie Ihre Hände entspannt von den Knien nach unten hängen. Zuerst schließen Sie am besten Ihre Augen, da der Blick dabei nach innen gerichtet ist und Sie Ihren eigenen Energiefluss gut wahrnehmen können.

Konzentrieren Sie sich beide auf ein langsames und tiefes Atmen. Während des Ausatmens leiten Sie die Energie vom Zentrumschakra in die Hände, wodurch diese sensibilisiert werden. Um die Energie eindeutig fühlen zu können, spielen

Sie zuerst mit dem Energiefeld zwischen Ihren eigenen zwei Händen, wie Sie es bereits vom individuellen Aura-Mudra (siehe Seite 148) her kennen. Wenn Ihnen die Schwingungen der Energie zwischen Ihren Händen vertraut geworden sind, verweben Sie Ihre Energien mit Ihrem Partner in einem vierhändigen Quartett.

Lassen Sie sich in dieser Energieverbindung mit Ihrem Partner von der Energie führen. Oft springt man in der Annäherung zum Liebespartner über feine energetische Begegnungsschritte hastig hinweg, um ein bestimmtes und doch unbenennbares Ziel zu erreichen. Lassen Sie sich nicht auf eine solche Abkürzung ein, welche Sie um die Schönheit und Gefühlstiefe einer exquisiten Liebesschwingung bringt, nur weil Sie vielleicht zu rasch zu einem Koitus kommen wollen. Es ist besser, dem Energiefluss zu folgen und sich ihm hinzugeben, als einfach vorwärtszudrängen. Dies führt Sie zu einem späteren Zeitpunkt, jedoch wesentlich schneller, als Sie denken, zu einer höheren und tief befriedigenden Erfahrung.

Sie können den Energiefluss zwischen den Händen in Gang setzen und intensivieren, wenn Sie während der Einatmung eine oder mehrere Energiequellen nutzen. Sie können dazu:

» Energie vom Zentrum der Erde in sich aufnehmen und zum dritten Chakra hochfließen lassen,

» Energie des Universums durch das Kronenchakra bewusst empfangen und sie in der Wirbelsäule zum Zentrumschakra sinken lassen (Prinzip des Kosmischen Koitus, siehe Seite 208),

» Energie des Lichts und der Wärme einer sich vorgestellten Sonne an einem wunderschönen Ort in der Natur in das

Dritte Auge absorbieren und sie hinunter in den Bauchraum fließen lassen,

» die eigene Mitte mit Lebenslachen füllen.

Gemeinsames Schwingen der Chakren

Eine weitere Möglichkeit zum Entwickeln einer tiefen und gleichzeitig hohen Begegnung ist ein übereinstimmendes Ausrichten der Chakren beider Partner.

Setzen Sie sich dazu in den Lotussitz und beginnen Sie, sich auf Ihr eigenes Zentrumschakra zu konzentrieren.

Bei entgegengesetzter Atmung sendet jeder von Ihnen in der Ausatmung Energie vom dritten Chakra in dasselbe Chakra des Partners, der diese Energie – einatmend – in sich aufnimmt. Dies bedeutet, dass die Energie zwischen beiden Zentrumschakren hin und her schwingt, was auch zu einem leichten Schwingen Ihres Rumpfes führen kann. Wenn Sie Ihre Zentrumsenergie so intim austauschen, gelingt es Ihnen, gemeinsam auf derselben Energiewelle zu surfen.

Nach einiger Zeit können Sie dieses Energieschwingen auf den Solarplexus bei Ihnen beiden ausdehnen, wenn Sie Ihre beiden Herzchakren mit einbeziehen. Während der entgegengesetzten Ausatmung sendet jeder Energie vom Solarplexus (Zentrums- und Herzchakra) in dieselben Chakren des Partners, der diese Energie dort einatmend in sich aufnimmt und beim Ausatmen wieder an seinen Partner zurückschwingen lässt.

In einer späteren Phase können Sie auch Ihre Sexualchakren als Energiequelle mit einbeziehen, wodurch der Zugang zu erotischer Begegnung eröffnet wird.

Zuletzt können Sie die Energie zwischen Ihren jeweiligen fünf Chakren – vom Sexualchakra hoch bis ins Dritte Auge – hin und her schwingen lassen, was zu einem gemeinsamen, wunderschön schwingenden Energietanz Ihrer Körper werden kann.

Herz-zu-Herz-Begrüßung

Diese Begrüßung ist ein jahrtausendealtes Ritual, das die beiden Liebenden, die oft am Abend nach einem völlig unterschiedlichen Tagesablauf zusammenkommen, sensibel auf eine Liebesbegegnung vorbereitet.

Bekleidet oder nackt sitzen sich die Partner im Lotussitz gegenüber und bringen ihre Handflächen vor ihrem Herzchakra im klassischen Namaste-Gruß aus Südostasien (siehe Seite 73) zusammen.

Atmen Sie nun so tief, dass es für Ihre Wahrnehmung nichts anderes mehr als Ihren Körper und seine Atmung gibt.

Konzentrieren Sie sich nun beide in dieser Position mit geschlossenen Augen auf Ihren eigenen Energiekreislauf, der durch das Namaste-Mudra Ihrer Hände gegeben ist. Dieser Kreislauf, dem die Prinzipien der Polarität zugrunde liegen, kann als energetische Schwingung gefühlt werden, die von der rechten Hand in die linke strömt; dazu werden die natürlichen Energiekanäle in den Armen, den Schultern und dem Hals genutzt. Mit tiefem Atmen kann jeder den Fokus bewusst auf das authentische Selbst als Teil des gesamten Universums richten.

Wenn Sie sich nach einiger Zeit in Ihrem authentischen

Selbst zu Hause fühlen, öffnen Sie langsam die Augen und nehmen sich die Zeit, in Ruhe tief in den »Spiegel der Seele« Ihres Partners zu blicken. Erkennen Sie nun – ohne Worte – das authentische Selbst Ihres Gegenübers. Nehmen Sie mit dem Herzen Ihres Geliebten Kontakt auf. Schätzen Sie – wenn Sie schon längere Zeit zusammen sind, von Neuem – seine Andersartigkeit. Den Urgrund seines Spirits – wieder neu – entdeckend, können Sie gar nicht anders, als ihn in seiner vollständigen Andersartigkeit als gleichwertig zu respektieren.

Wenn Sie sich mehr und mehr voneinander angezogen fühlen, führen Sie schrittweise Ihre Stirn zusammen und verweilen Sie gemeinsam still in dieser Haltung; vielleicht nehmen Sie dabei auch ein leichtes Vibrieren an der Stirn des anderen wahr. In diesem Akt der Verbundenheit mit dem »wahren Ort menschlicher Intelligenz« des anderen, seinem Herzen, können Sie einander Intimes mitteilen. (Alte ägyptische Texte verweisen auf das Herz als dem »wahren Sitz menschlicher Intelligenz«.)

Folgen Sie nun Ihren inneren Antrieben und lassen Sie geschehen, was immer geschieht. Sie können zu völlig überraschenden Erlebnissen gelangen – allerdings nur, wenn Sie frei von jeglicher Erwartungshaltung sind.

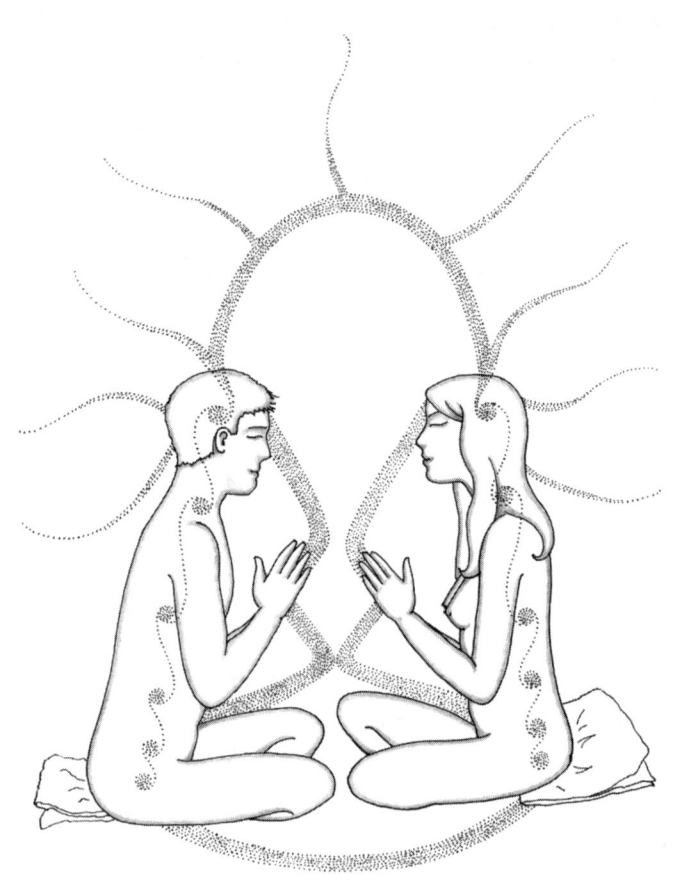

Herz-zu-Herz-Begrüßung

Eine persönliche Erfahrung

Mein letztes Jahr in Deutschland verbrachte ich in einer bemerkenswerten und frohen Beziehung zu Johannes.

Eines späten Nachmittags bat er mich, mich auf die Matratze im anderen Teil des Raumes zu setzen, er wolle etwas sehen. Wir saßen uns im fahlen Licht der Dämmerung im Lotussitz mit dem Namaste-Mudra gegenüber und blickten einander intensiv an. Abwartend, was geschehen würde, fixierten meine Augen sein Gesicht. Ohne zu blinzeln, gab ich mich einer tiefen Atmung hin, was mich in einen anderen Bewusstseinszustand versetzte.

Von diesem Moment an veränderte sich mein Gesichtsausdruck mit unglaublicher Geschwindigkeit – ohne dass ich etwas dazu getan hätte. Zahllose Gesichter huschten über das meine, Gesichter von Frauen, jung und alt, aus Zeiten und Kulturen weit über die Geschichte und die Erde verstreut. Es war eine außergewöhnlich feinsinnige Empfindung, da nur wenige meiner vielen kleinen Gesichtsmuskeln (wenn wir einen ernst-ärgerlichen Gesichtsausdruck haben sind 60 unserer Gesichtsmuskeln in Anspannung, bei einem Lächeln dagegen nur drei Muskeln) hier und dort winzigen Veränderungen unterzogen waren, sobald ein Gesicht und das Grundwissen um das dazugehörende Leben kam und ging.

Johannes war inzwischen von vorüberziehenden Frauengesichtern aus Ägypten, Indien, der Türkei, Afrika, Russland, Griechenland, dem vorkolumbianischen Amerika und zahlreichen anderen Kulturen begrüßt worden. Von diesen Frauen aller Altersgruppen betrachtet, nahm sein Gesicht eine eigenartige Mischung aus Zweifel und Offenheit und aus

Unglauben und Überraschung an. Sein verblüfftes Gesicht schimmerte durch den Schleier weiblicher Geschichte, der über mich hinwegglitt, hindurch – bis die Muskeln auf beiden Seiten meines Mundes ein Lächeln in mein Gesicht setzten. Ich konnte mich nicht mehr halten, und ein plötzliches Lachen brach aus mir – der in Leben und Zeit gegenwärtigen Frau – heraus und holte mich in die sogenannte Realität zurück.

Der jähe Abschluss dieser »multikulturellen Darstellung der Geschichte der Frau« verursachte bei Johannes einen Anflug von Ärger, der diesen außergewöhnlichen Film nicht abbrechen lassen wollte.

Die hingebend-nährende Dynamik

Der Liebesausdruck ist so voller innerer und äußerer Bewegung, dass mir der statische Begriff »Position« zu einschränkend erscheint. Deshalb ersetze ich ihn in diesem Buch generell durch »Dynamik«.

Je bewusster Sie Ihre Emotionen und Ihre inneren Energiebewegungen wahrnehmen, desto mehr nehmen Sie es auch in der Beziehung wahr, wenn Ihr Partner von Ereignissen des Tages ausgelaugt ist. Wenn Sie selbst in einer solchen Situation sind, fühlen Sie sich erst einmal nicht offen für Ihren Partner. Für jeden dieser Fälle ist diese hingebend-nährende Dynamik ein vortrefflicher Weg, um energetisch gemeinsam wieder auf dieselbe Wellenlänge zu kommen.

Legen Sie sich für diese Liebeseinstimmung beide auf die Seite, sodass Sie wie Löffel aneinanderliegen; der (stärker) gestresste Partner liegt auf der inneren, zu nährenden Seite.

Selbstverständlich sollen Sie für diese Dynamik beide eine bequeme Körperstellung einnehmen.

> Die hingebend-nährende Dynamik hilft,
> » ein harmonisches Gleichgewicht zu schaffen, das nötig ist, um unterschiedliche Wellenlängen so anzupassen, dass letztlich beide gleichmäßig auf derselben Frequenz schwingen (synergetisieren),
> » den Energiefluss in den Körpern beider Partner zu stimulieren,
> » die Chakren beider Partner aufeinander abzustimmen.

Zu Beginn atmen Sie am besten eine Zeit lang gemeinsam rhythmisch. Atmen Sie gleichzeitig ein, halten Sie den Atem an, atmen Sie aus und legen Sie eine Atempause ein.

Dann beginnt der Partner, der sich an den Rücken des anderen schmiegt, seine Atmung entgegengesetzt oder reziprok zur Atmung seines Partners einzustellen. Beim vertieften Ausatmen überträgt er aus den eigenen Chakren Energie in die Rückenseite des zu nährenden Partners. Ideal ist es, wenn der Strom der Energieübertragung in die entsprechenden Chakren des Empfängers geleitet wird.

Erinnern Sie sich dabei, dass Sie Ihre Chakren durch das Ausatmen öffnen können wie die Löcher einer Flöte, denen Luft entweicht (siehe Seite 206). Lassen Sie entsprechend Ihren Chakren Energie entweichen, die Ihr Partner erst einmal nur unbewusst aufnimmt.

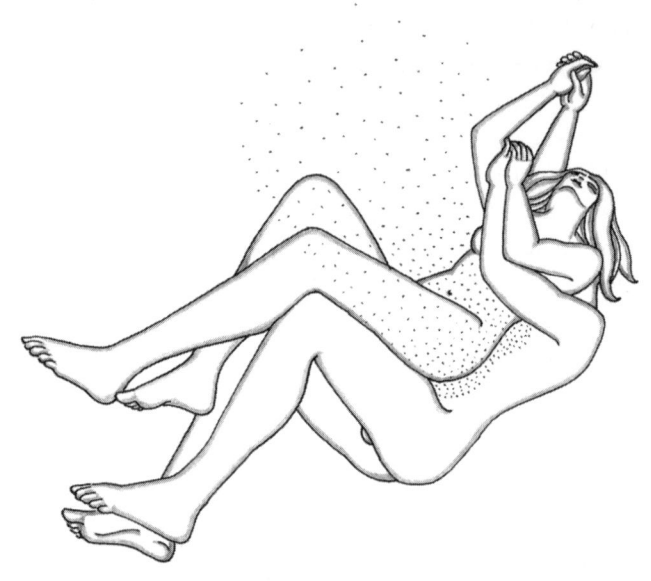

Die hingebend-nährende Dynamik (»Löffelposition«)

Nach einiger Zeit wird der Rücken des innen liegenden Partners, der während des Tages Spannung angesammelt hat, gelöster. Es mag fast so erscheinen, als beginne er erst jetzt, wirklich zu atmen. Die frei gegebene Energie empfangend, ist er fähig, die Anspannung und den möglicherweise damit verbundenen psychischen Schmerz loszulassen, indem er mit offenem Mund ausatmet. Häufig geht dieses Ausatmen völlig unbeabsichtigt in eine Art befreiendes Stöhnen oder »Luft-Ablassen« über, das das Loslassen von Energie stark unterstützt.

Wenn Ihr Partner nun in der Lage ist, sich auf sein Atmen zu konzentrieren, ist es zugunsten eines verstärkten Loslassens am besten, wenn Sie beide bewusst aufeinander abgestimmt entgegengesetzt atmen. Einer von Ihnen atmet aus, während der andere einatmet. Beide machen gleichzeitig eine Atempause, der eine mit voller, der andere mit leerer Lunge.

Während des Einatmens lädt sich der nährende Partner mit Energie aus einer ausgewählten Quelle auf: Prana; das sich vorgestellte Bild der aufgehenden Sonne; eine Quelle; Energie aus der Erde; Energie aus dem Universum. Es gibt bei der Auswahl für den kreativen Geist einer liebenden Person keine Grenzen. In dieser körperlichen Nähe atmet der empfangende Liebende die verstärkte Energie des bewusst ausatmenden Partners ein und gewinnt dadurch an Vitalität. Seine positiv empfundenen Gefühle für das Leben können auf diese Weise wieder in ihm aufkommen und sein Geist wird für erweiterte Dimensionen des Lebens frei.

Bei dieser Dynamik ist es für den Gebenden sehr wichtig, Energie von einer äußeren Quelle in sich aufzunehmen, um durch die Energieübertragung an den Partner nicht den eigenen Energiepegel zu senken. Der geistige Gebrauch einer unbegrenzten Energiequelle erlaubt zudem eine viel kraftvollere Energieübertragung zum momentan geschwächten Geliebten.

Auch wenn nach einiger Zeit das Gefühl entstanden ist, dass diese Dynamik sehr wirkungsvoll war, so ist es doch keineswegs ratsam, die Körperpositionen auszutauschen. Der ursprünglich gestresste Partner lässt möglicherweise in seinen Ausatmungen noch energetische Schwere nach außen strömen, und der Prozess des Loslassens setzt sich oft noch auf sehr subtiler Ebene länger fort. Dieser nun neu gestärkte Liebende wird nicht das Risiko auf sich nehmen wollen, den Partner einen Rest der losgelassenen Energie, die er selbst als belastende Schwere empfunden hatte, empfangen zu lassen.

Beide Partner werden von diesem versorgenden Energiefluss beeinflusst und kommen durch diese Dynamik zu einer inneren Ruhe, die jedoch auch einen Anteil an Erregung mit sich bringt. Der frei gewordene Energiefluss schafft außerdem ein Gefühl der Leichtigkeit und führt zu einer Ausdehnung der Aura beider Partner.

Entgegengesetztes Atmen als Energiequelle

Paare können ihre Gesundheit verbessern, indem sie die in ihren Körpern vorhandenen Energieblockaden durch entgegengesetztes Atmen auflösen. Es ist speziell in der »Hingebend-Nährenden Dynamik« gut möglich, mit Traumata der Vergangenheit umzugehen. Sie können bewusst noch einmal durch einen alten Schmerz gehen und ihn mithilfe des energetischen Ausatmens des nährenden Partners loslassen, bis Sie sich – zwanglos – daran erinnern, dass nun

Sie

allein

die Person sind,

die Ihr Handeln, Reagieren und Interagieren

und

die Art des von Ihnen geführten Lebens

– unter Berücksichtigung der äußeren Umstände und

mit Wertschätzung der darin liegenden Lernchancen –
selbst wählt,
während Sie sich bewusst werden,
dass Sie Ihr eigener Schöpfer sind.

Die Schmetterlings-Dynamik

Meine Einführung in diese Dynamik geschah während der ersten Heilbehandlung, die ich auf dem amerikanischen Kontinent durchführte. Ich war dabei vollständig bekleidet (die Kleidung muss aus reiner Naturfaser sein) und ihr lag keinerlei sexueller Charakter zugrunde. Ich führe dies an, um nochmals daran zu erinnern, dass Tantra ein Lebensweg ist, in der die Sexualität ein integraler Bestandteil und nicht das Ziel in sich selbst ist. Wir haben bereits darauf hingewiesen, dass Tantra – das Leben als Selbst in Ganzheit – als eine Form altindischen Schamanismus – Heilung für das Leben als Selbst in Ganzheit – bezeichnet werden kann (siehe auch Seite 22 und Seite 71).

Bei dieser Behandlung zog ich mit meinen Einatmungen die Energie so intensiv von meiner Yoni und meinem Erdchakra in meine Wirbelsäule hoch, dass ich damit auch die Energie in der völlig blockierten und bewegungslosen Wirbelsäule eines Mannes, dessen Kopf mit seinem Kronenchakra in der Nähe meines Sexualchakras lag, auflöste und diese letztlich durch mein Kronenchakra ans Universum abgab.

Die Schmetterlings-Dynamik ruft im ganzen Körper der geschützt liegenden Person tiefe Beruhigung hervor. Sie ist ein guter Weg, um Leid loszulassen und sich gleichzeitig von einem liebenden Partner emotional genährt zu fühlen. Der Kopf des liegenden Liebenden liegt mit dem siebten Chakra am Sakralen Plexus (siehe Seite 80) des anderen und verbindet sich damit. Wie Sie bereits wissen, liegt im Zentrum des Sakralen Plexus bis zum Zeitpunkt seines Erwachens die Energie des Kundalini wie eine zusammengerollte Schlange.

Während des lang ausgedehnten Ausatmens kann die liegende Person durch ihr Kronenchakra Energie in den Sakralen Plexus des sitzenden Geliebten übergeben, der – zur gleichen Zeit einatmend – diese Energie in der Wirbelsäule hochströmen und während des Ausatmens durch das siebte Chakra ans Universum ausfließen lässt. Wenn das »schlafende Kundalini« im sitzenden Liebenden kurz vor dem Erwachen ist, kann eine kräftige Energieübertragung vom Kronenchakra des liegenden Liebenden in den Sakralen Plexus des Sitzenden eine enorme Wirkung haben.

Der Kanal der »Inneren Flöte«, der mit dem Nadi Sumsumna in der Wirbelsäule übereinstimmt und der stärkste Energiekanal im Körper ist, ist besonders gut für diesen Energiefluss geeignet, der durch die entgegengesetzte Atmung der beiden Partner in Bewegung gesetzt wird. Er kann dazu beitragen, dass sich eines Tages das erweckte Kundalini in den drei Energiekanälen in und neben der Wirbelsäule hochschlängelt. Wenn die Partner in der Meditationspraktik der »Inneren Flöte« versiert sind, können sich ihre Erfahrungen der doppelt langen »Inneren Flöte« der Schmetterlings-Dynamik ins Unermessliche steigern.

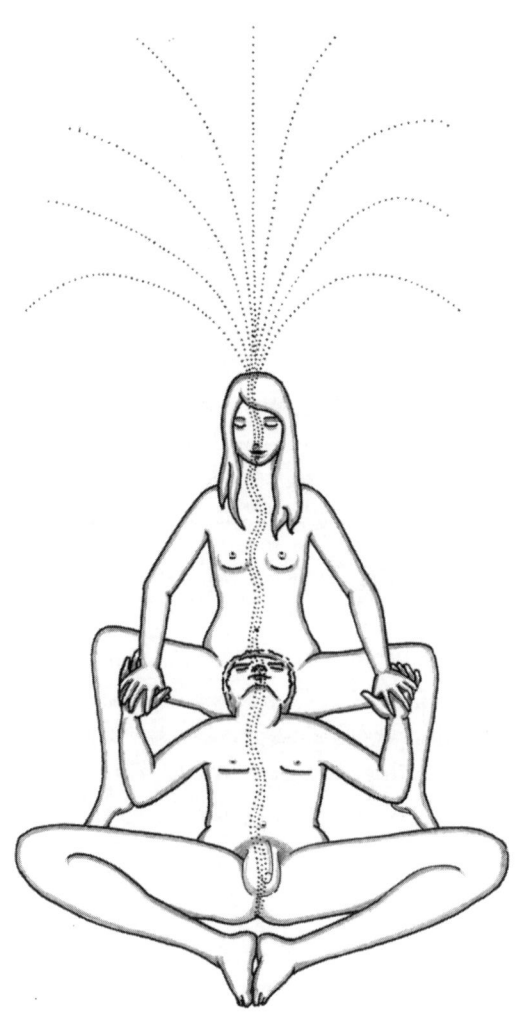

Schmetterlings-Dynamik

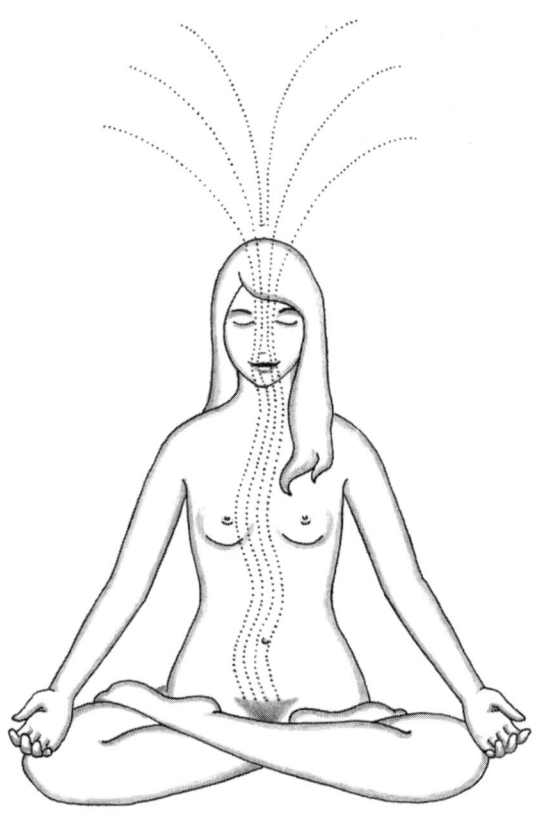

Empfindung der Inneren Flöte

Falls die Frau die sitzende Position eingenommen hat, erlaubt die negative Polung ihres zweiten Chakras ihrem Partner, sich mit ihrer Hilfe – wie in der oben geschilderten Heilbehandlung – von ernsthaften Rückenschmerzen, die von blockierter Energie herrühren, zu befreien. In dieser ruhenden Position entspannt sich der Rücken des Mannes und die Energieblockaden lösen sich während seiner starken und langen Ausatmungen und der Haltung des Loslassens auf. Kraftvoll einatmend zieht die Frau die Energie, die sich so in ihm loslöst, in ihre Yoni. In der verlängerten Einatmung leitet sie diese Energie durch ihre »Innere Flöte« – oder in ihrem bereits geöffneten Kundalinikanal – nach oben und befreit sich von ihr durch ihr Kronenchakra während eines langen und kraftvollen Ausatmens.

Unterschätzen Sie als sitzende Liebende dabei nicht die Notwendigkeit der vollständigen Abgabe der Energie durch das siebte Chakra, da Sie sonst Kopf- und/oder Nackenschmerzen, im schlimmsten Fall auch Rückenschmerzen bekommen können. Wenn Sie sich nicht sicher sind, ob Sie alle Energie abgegeben haben, atmen Sie noch ein zweites Mal die Energie am Kronenchakra aus, bevor Sie sich auf eine erneute Einatmung und eine Übernahme von Energie aus den sich lösenden Blockaden am Rücken Ihres Geliebten einlassen. Am besten duschen Sie danach, während Sie noch immer stark ausatmen.

Genießen Sie als sitzende Person die tiefe Befriedigung, dem Partner sensitive Wärme, Schutz und gegebenenfalls Hilfe in seinem Heilprozess geben zu können. Dabei ist es keineswegs so, dass Ihre vertikale Position den ausgestreckt liegenden Geliebten dominiert, sondern dass Sie beide sich von Tabus befreien können.

Vielleicht verspüren Sie als die/der sitzende Geliebte nach einiger Zeit den Wunsch, sich während dieser intensiven Konzentrationen zurückfallen zu lassen. Bei dieser horizontalen

Variation der Schmetterlings-Dynamik können Sie Ihre beiden »Inneren Flöten« vereinen; das kann Sie gemeinsam in eine vertieft kosmische Erfahrung führen.

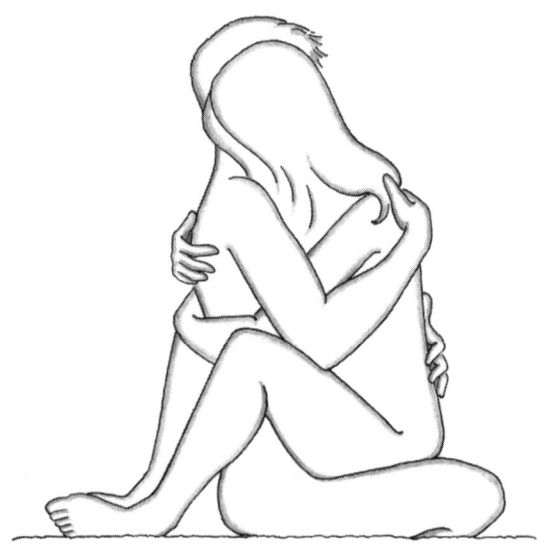

Yab-Yum-Dynamik

Die Yab-Yum-Dynamik

Die Sitzweise des Yab-Yum wird weitverbreitet praktiziert; die Möglichkeit, eine Beziehung durch ihre vielfältigen Variationsmöglichkeiten des bewussten Einbeziehens des Fließens und Schwingens von Energie zu vertiefen, ist jedoch den meisten völlig unbekannt. Yab-Yum bedeutet »Vereinigung von Vater und Mutter« (manchmal auch von Großvater und Großmutter), wobei die ursprüngliche Bedeutung auf ihn als den Schöpfer hinweist, während sie der Schöpfung ihre tatsächliche Gestalt verleiht.

Diese Dynamik kann auch in den ersten Schritten des »Liebestanzes« angewandt werden. Die Frau sitzt dabei auf den Oberschenkeln des Mannes.

Stimmen Sie zuerst über ihre gleichzeitige Atmung und Ihre innere Konzentration überein. Beim Einatmen nehmen Sie durch Ihre beiden Wurzelchakren Energie von der Erde in sich auf und lassen diese in Ihren »Inneren Flöten« zum obersten Chakra, dem Kronenchakra, am oberen Kopfende hochsteigen. Gleichzeitig ausatmend lassen Sie die Energie an Ihren Kronenchakren ausfließen. Zusammen können Sie so eine sehr starke Energiesäule bilden.

Wenn Sie nach einiger Zeit in entgegengesetztes Atmen übergehen, können Sie einen geistigen Energiebogen zwischen Ihren beiden Kronenchakren schaffen, den Sie für die Übergabe von Energie vom einen zum anderen nutzen. Lassen Sie sich erst einmal auf ein freies Experimentieren mit dem Energiefluss ein. Weiterführende Informationen bezüglich des Energieflusses und der Energieübertragungen in dieser Yab-Yum-Dynamik finden Sie im nächsten Teil dieses Buches.

Wahrnehmungen prä-dominanter Lebenszeiten

Im Verlaufe dieser Dynamik können plötzlich völlig andersartige »Bilder« und Wahrnehmungen Ihrer selbst und Ihres Partners aufkommen. Vielleicht sehen Sie manche Ihrer eigenen prä-dominanten früheren Lebenszeiten oder jene Ihres Partners. Durch Ihren zunehmend befreiten Energiefluss kann es geschehen, dass Sie plötzlich nicht nur den Energiefluss in sich und mit Ihrem Partner fühlen, sondern auch das Energiefeld, die Aura Ihres Partners sehen. Sie können sich selbst dabei energetisch als weit ausgedehnt erfahren und im Empfinden Ihrer eigenen Aura Ihre Haut nicht mehr als Abgrenzung gegenüber allem anderen Lebendigen spüren.

Dies sind nur einige der wunderbaren Wege des Lernens, die sich Paaren eröffnen, wenn keiner der beiden sich zurückhält, indem er etwa in Gefühlen der Schwere der Vergangenheit verharrt, und wenn in keinem eine Erwartungshaltung bezüglich eines gewünschten Ergebnisses vorhanden ist.

Eine persönliche Erfahrung

Ich hatte soeben meinen Aufenthalt in San Cristóbal de las Casas im Süden Mexikos begonnen und Unterkunft in einer kleinen Hütte weit oben an einem steilen Abhang gefunden. Eines Morgens wurde ich von verzaubernder Flötenmusik geweckt, die ihr Echo durch das Tal sandte. Ähnlich wie in meinen frühen Teenager-Jahren hoben mich die hohen Töne wie einen Vogel in die Lüfte und ließen mich über die naheliegenden, bewaldeten Hügel gleiten. Die tiefen Töne ließen mich immer wieder weich auf warmer Erde landen.

Nach wenigen Tagen bewegten sich meine Gespräche mit dem Flötenspieler Siddharta über bloße Unterhaltungen hinaus. Eines Tages befanden wir uns im Kerzenlicht in der Yab-Yum-Dynamik und unsere Körper schwangen gemeinsam lange in einem harmonischen Energierhythmus hin und her. Als wir in der Bewegung innehielten, spürten wir, wie stark die

Energie zwischen unseren Herzchakren während unseres entgegengesetzten Atmens hin und her schwang.

Wir hielten einander, atmeten lange und tief ein, was uns noch näher zusammenbrachte. Nachdem wir so den Herzschlag des anderen intensiv gespürt hatten, ließen wir uns mit einem langen, lauten Ausatmen rückwärtsfallen.

Als wir uns nach kurzem Ruhen, bei dem ich mich durch meinen Nabel mit dem Kosmos verbunden hatte, wieder in langsamen Bewegungen aufsetzten, war mir das Gesicht, dem ich jetzt im fahlen Lichtschein weniger Kerzen begegnete, aus lang vergessenen Geschichtsbüchern her bekannt. Es war zweifelsohne jenes von Ludwig II., dem bayerischen König, der von seinen Zeitgenossen völlig unverstanden blieb. Nur durch eines seiner vier extravaganten Schlösser, die er der Nachwelt hinterließ, ist er heute in aller Welt bekannt.

Tantrische Traditionen sexuellen Liebesausdrucks

Im tantrischen Liebesausdruck finden die Körpersinne volle Anwendung, nicht nur, um sich der Bezauberung und Begeisterung hinzugeben, sondern auch, um weit über sich selbst hinauszugehen und sich durch sie als Mikrokosmos im Makrokosmos zu erleben. Dies wurde im Hindu-Tantra als »Vereinigung des Atman mit Brahman« bezeichnet, die Vereinigung der Seele, die auf der Erde im Körper ist, mit dem Absoluten, dem Universum. Der Körper mit seinen Sinnen wurde als ein »Vehikel« verstanden und auch so benannt, um spirituelle Höhen zu erleben. Er wurde ebenso als der »Tempel des Geistes« bezeichnet. So war zum Beispiel in Legenden Savitri die Tochter des Universums, nach der in Indien Tempel benannt sind, während Satiavan, ihr Geliebter, der Sohn der Sonne war. Die Frau war von alters her mit der Weite des Universums vertraut, weshalb niemandem in den Sinn kam, die heutzutage bekannte Frage nach dem weiblichen Selbstbewusstsein zu stellen. Schließlich war die Frau die mächtige Gestalterin der konkreten Schöpfung.

Die Anfänge erster tantrischer Liebes-Kultformen liegen im Dunkel. Es wird vermutet, dass die geheimen Rituale bei Stämmen der indischen Ureinwohner Bengalens entstanden sind.[16] Seit ältesten Zeiten werden Traditionen des bewussten Berührens überliefert, wozu Mudras symbolisch bedeutsame Einübungen waren, die die Konzentration auf die Energie bestimmter Himmelskörper mit einschloss (siehe Seite 108). Sie wurden durch den Klang der Stimme und durch Augenkontakt und Visualisierungen verstärkt und darüber hinaus durch bewusstes Atmen besonders zur Geltung gebracht. Traditionen oraler Anregung waren hoch entwickelt und hatten die Ausschüttung von Körperflüssigkeiten zur Folge, von denen manche heute kaum noch, wenn überhaupt, auftreten. Alle Körpersinne wurden eingesetzt, um das freie Fließen der Energie im Körper, die Verlängerung des Orgasmus und die Magie bestimmter Bewegungen und Positionen, sogenannter Asanas, zu leben. All dies schien für das Erlangen einer mystisch-kosmischen Ekstase unverzichtbar.

Für den weiteren Verlauf dieser Übungen möchte ich hier festhalten, dass im Hinblick auf die grundsätzliche Atmung und ihren Einsatz für die Energieleitung

» das Ausleiten, Geben und Senden von Energie während des Ausatmens geschieht und

» das Anziehen, Aufnehmen und Empfangen von Energie während des Einatmens erfolgt.

Die Bedeutung von Augenkontakt und Visualisierung

Im Tantra werden die Augen als Spiegel bzw. als Pforte zur Seele verstanden. Sie sind die hauptsächliche Quelle für das Sich-Öffnen für Intimität.

Über die Augen nehmen wir wahr, wer der andere ist, da jeder ständig völlig unbewusst in seinen Augen seine wahren Gefühle zeigt. Somit geben wir in einer Liebesbeziehung ganz selbstverständlich und auf höchst eigene Weise durch die Augen Energie von unserem Herzchakra an die geliebte Person und können mit ihr durch den Augenkontakt intensiv Energie des Herzens austauschen. Augenkontakt ist der natürlichste Beginn einer Liebesbegegnung.

Im Tantra wird speziell der Einsatz des linken Auges betont, um in den Spiegel der Seele des anderen zu schauen. Ich habe nirgendwo eine Erklärung hierfür gefunden. Meine Vermutung ist, dass das Auge der weiblichen Seite, der Yin-Seite der meisten Menschen, einen weicheren, zur harten Realität distanzierteren Blick hat. Dementsprechend träfe für Linkshänder das Gegenteil zu. Bei bewusster Konzentration auf sein Wurzelchakra oder Erdchakra nimmt der Mann Energie aus dem Zentrum der Erde in sich auf und lässt diese in seine Augen hinaufströmen. Von dort projiziert er sie ausatmend in die Augen der Frau. Ihr Einatmen erlaubt ihr, diese Energie anzunehmen, was sie mit der Erde, der Mutter, die uns nährt, verbindet.

Konzentriert die Frau ihre Aufmerksamkeit so stark, dass sie in ihrem Sexualchakra, speziell in ihrer Klitoris, ihren Herzschlag spürt, kann sie von dieser tiefen Empfindung in ihren Genitalien aus Energie in ihre Augen senden. Von dort strahlt sie – ausatmend – diese Energie in die Augen ihres Geliebten. Mit einer Einatmung heißt er diese sicherlich nun etwas leidenschaftlichere Ausstrahlung ihres Blickes willkommen.

Es kräftigt Ihren Partner, wenn Sie ihn mit dem Gefühl, in Ihrer Körpermitte zu sein, wo sich Schwingungen der Erde und des Universums (siehe Zentrumschakra, Seite 80) energetisch miteinander verflechten, anblicken. Ihr starkes Ausatmen intensiviert dieses Geschenk an Energie, das die geliebte Person durch eine Einatmung in sich aufnimmt.

> Das Visualisieren eines kraftvollen Energieursprungs erlaubt Ihnen, dessen Energie in sich aufzunehmen und durch tiefen Augenkontakt liebevoll an Ihren geliebten Partner zu übermitteln. Bei hoher Sensibilität hat er die Möglichkeit, mit seinem inneren Auge die Ursprungsquelle zu erkennen.

Bewusste Berührung

Bewusste Berührung – in Indien trainiert durch Mudras – führt zu einem Erwachen der Energie und zu der Möglichkeit, ihren Fluss auszurichten. Je mehr Bewusstsein in die berührende

Hand und die Fingerspitzen gegeben wird, desto wirksamer werden sie das vorhandene Energiepotenzial stimulieren und leiten können. Energie strömt gebündelt aus den Fingerspitzen und feldartig aus den Handinnenflächen. Selbst wenn nur das Energiefeld um den Körper (Aura) vom Geliebten berührt wird, kann darin von einer sensitiven Person das Fließen der Energie im Körper, zu dem diese Aura gehört, gefühlt werden. Dies ist meine tägliche Praxis bei den Bio-Kosmo-Energie-Behandlungen, die im Anhang dieses Buches beschrieben werden.

Tantra zufolge kann körperliche Berührung
an einer Stelle ruhend oder energetisch dynamisch,
sanft kneifend, drückend, kratzend,
mit den Fingerspitzen streichend oder bürstend,
vorsichtig klopfend oder klapsend sein.

Tantra zufolge ist Berührung am Körper von
unterschiedlicher Geschwindigkeit
und hat unterschiedliche Stärkegrade,
sie kann Berührung mit einer Hand sein, deren Energiefluss intensiv und voller Bewusstheit ist,
und sie zur Erfahrung eines »unbekannten Reiches«
führen.

Wenn Ihr Partner nervös wirkt, legen Sie Ihre Hand ruhig an eine Stelle seines Körpers. Beginnen Sie nach einer Weile, langsam die Haut an und um diese Stelle zu streichen. Dies ist ein ausgezeichneter Weg, Ihren Geliebten zu beruhigen, solange Sie nicht in ein aufreizendes Streicheln oder ein Streicheln übergehen, durch das Sie bei Ihrem Partner eine aktive Reaktion bewirken wollen. Letzteres kann bei einer nervösen Person neuen Stress und damit mehr Nervosität verursachen.

Wenn Ihr Partner zu ruhig ist, holen Sie ihn mit einer beinahe bewegungslosen, feinen Berührung dort ab, wo er sich befindet. Vertiefen Sie dann die Berührung, indem Sie sanft aus Ihrer – äußerlich bewegungslosen – Hand Energie in seinen Körper strahlen. Beginnen Sie nach einiger Zeit mit einem leichten Streichen seiner Haut, das Sie langsam etwas schneller werden lassen.

Damit der Partner eine Berührung annimmt und sie als »gut« empfindet, müssen Sie verstehen, wo er sich innerlich gerade befindet. Ihr Mitgefühl, das Sie beim streichelnden oder streichenden Hautkontakt an Ihren Geliebten kommunizieren, befähigt Sie zu diesem Verstehen. Das bedeutet aber keineswegs, dass Sie selbst verloren gehen im Psychodrama des Partners. Bleiben Sie trotz allen Mitgefühls bei sich.

Sie haben richtig festgestellt, dass ich immer wieder das Wort »streichen« benutze. Im ursprünglichen Tantra schien es kein Streicheln im heutigen Sinne gegeben zu haben. Es war mehr ein Streichen der Haut. Es könnte der Schluss gezogen werden, dass diese Menschengruppe – der Tantriker im damaligen und heutigen Indien – emotional nicht so sehr beruhigt werden musste und muss. Des Weiteren war und ist im wirklichen Tantra niemals der Weg einer Verführung des Geliebten gegangen worden, um ein bestimmtes Ziel zu erreichen. Streicheln ist bei Erwachsenen oft von dem Wunsch beseelt, zu etwas zu verführen. Ein Tantriker entscheidet aus seinem authentischen Grund und seiner spezifischen Verbindung mit dem Universum heraus, in welche Situation er geht, in welcher er bleibt und welche für ihn oder für sie der Vergangenheit angehört.

Die Vielzahl der Steigerungsstufen von Berührung kann veranschaulichen, wie subtil die Grenze zwischen Genuss und Schmerz ist. Je geübter ein Mensch durch bewusstes Atmen und Loslassen im Wahrnehmen und Leiten des Energieflusses ist, desto mehr nähert er sich der Fähigkeit, Schmerz in orgasmisches Gefühl umwandeln zu können. Frauen, die diese Stufe erreicht haben, empfinden bei der Geburt ihres Kindes größte Lust und Freude.

Im späten Kama Sutra, das nicht dem tantrischen Wissen der spirituellen Führer des indischen Altertums, den Brahmanen, sondern der Kaste der »Geschäftsleute und Hausbesitzer« entstammt, sind Beschreibungen von starken Berührungen und »Liebesbissen« zu finden, die sogar Blut fließen lassen. Diese können möglicherweise zur Befreiung von Energie, die fest in Blockaden gestaut ist, angewandt werden; so kann man auch die Aggressivität, die in sado-masochistischen Beziehungen sexuell ausgedrückt wird, verstehen.

Berührungen können von enormen Energieblockaden befreien. Der Prozess des Loslassens und Auflösens von Energieblockaden wird am wirkungsvollsten durch die Ausatmung beider Partner unterstützt. Dabei wird die Energie aus dem positiven Pol (bei Rechtshändern die rechte Hand, bei Linkshändern die linke Hand) in den Energieblock, der sich in einem Chakra, einem Muskel, einem Gelenk oder auch einem Knochen befinden kann, geleitet. Der Energiefluss kann mit einer Ausatmung so intensiv aus der Hand in eine Energieblockade des Geliebten fließen, dass sich diese auflöst. Dieser Prozess kann sich zunächst als Schmerz äußern. Das wird verständlich, wenn man das diesem Prozess zugrunde liegende Prinzip versteht: Das Anstoßen einer gut in Fluss gekommenen Energie an einem Energieblock schmerzt, gleichgültig, ob sich die Blockade starr zeigt, sich zu öffnen beginnt oder sich sogar ganz auflöst. Je stärker der behandelte Geliebte mithilfe der Ausatmungen loslässt, desto weniger Schmerzen wird er empfinden und desto mehr Chancen bestehen, dass sich der Energieblock ganz auflöst. Berücksichtigen Sie dabei, dass Druck in einer Berührung die Energie nicht fließen lässt; die Hand darf also nicht mit Druck auf der Energieblockade des Geliebten liegen, sondern sie muss leicht aufliegen.

Ferner können energieschwache Chakren oder Körperteile in einem der Partner mit einem ähnlichen Berührungsprinzip gestärkt werden. Durch die positiv gepolte Hand wird bei starkem Ausatmen ohne Druck Energie in die energieschwache Körperstelle übertragen, die der empfangende Geliebte durch gleichzeitige Einatmung dort aufnimmt. Wenn die Energie des Behandelnden nicht ausreicht, kann er sich bei seinen Einatmungen durch die bewusste Aufnahme von Prana, der Energie der Erde oder des Universums oder der Energie der Sonne über die jeweils damit verbundenen Chakren energetisch aufladen.

Sind die Hände – als die beiden entgegengesetzten Pole – an zwei der sieben Chakren gelegt, können sie den natürlichen Energiefluss zwischen ihnen in Gang setzen, um die Energiebewegung in der »Inneren Flöte« des Geliebten neu zu beleben. Neben dem gefühlsmäßigen Effekt kann der Einfluss der Hände intensiviert werden, wenn beide Liebende entgegengesetzt atmen.

Zum Beispiel kann die Frau ihre linke Hand auf die Genitalien ihres Geliebten legen, während ihre Rechte an seinem Herzchakra ruht. Während der ersten Hälfte der langen Einatmung nimmt sie Energie aus seinem Sexualchakra in ihre linke Hand auf. Immer noch einatmend lässt sie diese Energie in ihrem linken Arm hoch zur Schulter und hinüber zum Nacken fließen. Nun, am Anfang der langen Ausatmung, lässt sie die Energie durch die rechte Schulter und den rechten Arm hinunter in ihre Hand fließen; von dort gibt sie diese Liebesenergie in sein Herz, wo er sie mit einer gleichzeitigen Einatmung empfängt. Somit kann er seine sexuelle Energie besser mit seinem Liebesgefühl verbinden.

Auf umgekehrte Weise wie eben geschildert kann der Mann bei der Einatmung die angehäufte Energie vom Herzchakra seiner Geliebten in seine negativ gepolte linke Hand aufnehmen und über seine rechte Hand in ihr Sexualchakra leiten; dadurch wird ihr Liebesgefühl mit ihrer sexuellen Energie verbunden.

Schmerz als orgasmisches Gefühl

Berührung schenkt Genuss. Selbst im Fall der Loslösung schmerzhafter Energieblockaden sprechen viele Behandelte von einem wohltuenden Schmerz. Dieser Schmerz kann, wie Sie schon gelesen haben, in ein orgasmisches Gefühl umgewandelt werden. Erinnern Sie sich: In einem Orgasmus ist der Energiefluss im Körper frei. Der Befreiungsprozess des Energieflusses im Körper kann somit durch Bewusstheit in ein orgasmisches Gefühl umgewandelt werden.

Das Genussgefühl durch eine Berührung wird vertieft, wenn der Partner, der sie empfängt, dafür ganz offen ist. Die Offenheit des Geliebten ist ein Geschenk für Sie, und die Freude steigert sich, sobald es ein gegenseitiges Geben wird. Beide geben und beide bekommen bei einer Berührung.

Falsch verstandene Liebe

Baut einer der Partner im Hinblick auf die Berührung eine Erwartungshaltung auf, kann der andere leicht innere Ablehnung entwickeln. Kein Partner sollte erwarten, durch Berührungen des Partners Energie zu erhalten, oder gar ein Recht daraus ableiten, vom anderen »nehmen« zu dürfen. Das gilt auch für die Liebesbeziehung insgesamt. Eine solche Situation wird meist nicht erkannt, solange der einseitige Energietransfer anhält und der ständig Gebende davon überzeugt ist, dadurch seine Liebe auszudrücken. Nehmen Sie sich deshalb in einer Beziehung, in der sich das Geben und das Empfangen nicht die Waage halten, vor einer möglichen Wiederholung alter leidvoller Muster Ihrer Kindheit und/oder früherer Beziehungen in Acht.

Formen bewusster Berührung

Wenden wir uns nun den konkreten und bekannten Formen der Berührung der sensibelsten Körperteile von Frau und Mann zu. Es geht uns hierbei im Besonderen um den Energiefluss im Körper, der durch die bewusste Aufmerksamkeit in den Fingerspitzen und Handflächen verfeinert und zugleich verstärkt empfunden wird. Dadurch kommt die Energie im Körper wesentlich intensiver in Bewegung. Diese Berührungen können uns im Weiteren zu Erfahrungen führen, wie wir durch unsere Sinneswahrnehmungen über uns selbst hinausgelangen können.

Berührungen der Frau
»Das Kronjuwel« – Gleichzeitige Berührung von Klitoris und Brustwarzen
Ein sanftes Berühren der Klitoris und das gleichzeitige liebevolle Spielen mit den Brustwarzen erregt viele Frauen auf gefühlswarme Art und Weise. Wenn Sie dabei die aus dem Aura-Mudra (siehe Seite 148) gewonnenen Einsichten in den Energiefluss umsetzen, kann ein Experimentieren mit der Polung beider Hände neue Nadis öffnen.

Berührung des Sakralen Punktes
Ein befreiter Sakraler Punkt lässt die Frau offen sein, wodurch unbegrenzte Kreativität in der Berührung erlebt und entdeckt werden kann. Da ein unbelasteter G-Punkt in allen Kanälen des Körpers ein freies Fließen von Energie bewirkt, entstehen dadurch in einer kosmischen Liebesbeziehung endlose Möglichkeiten des Erlebens. Hierbei will ich Ihnen nochmals empfehlen, vor der Berührung des Sakralen Punkts die Blase zu entleeren, um wirklich loslassen zu können.

Vereinigung von vorderem und südlichem Pol
Sein Zeige- und/oder Mittelfinger bewegt achtsam ihren Sakralen Punkt (vorderer Pol), während sein Daumen ihre Klitoris

(südlicher Pol) erregt. Das Auf und Ab der Energieflut zwischen diesen beiden Polen kann ihren Genuss elektrifizieren und sich auf ihren ganzen Körper ausdehnen.

Berührungen des Mannes
»Das Spiel der Flöte«
Bewegen Sie den Penis mit Ihrem vollen Bewusstsein in Ihren Fingerspitzen und spielen Sie mit seinem Lingam mit einem Aussenden eines leichten Energiestroms aus den Fingerspitzen so, als würden Sie auf eine Flöte spielen.

»Ringspiel mit dem Lingam«
Bilden Sie mit Fingerspitzen und Daumen einer Hand einen Ring, der den Penis »umfingert«, und bewegen Sie den Schaft nach oben und unten. Von fein (yin) zu stark (yang) können Sie diese Bewegung vielfach verändern, indem Sie unterschiedlichen Fingern die besondere energetische Betonung der Berührung geben. Jeder der Finger hat eine energetische Affinität mit einem Planeten unseres Sonnensystems. So steht der Daumen für die Venus, für Lebensintensität, Erotik, Logik und Willenskraft; der Zeigefinger für Jupiter, d.h. »Ich bin mein eigener Kreator«; der Mittelfinger für Saturn und den Einfluss von außen durch die soziale Welt und das Universum; der Ringfinger für Sonne und damit für Licht und Gesundheit und der kleine Finger für Merkur, die Weisheit.

Machen Sie dabei auch ausfindig, wie sich die Berührungen der verschiedenartig gepolten Hände für jeden der Liebenden – den gebenden und den empfangenden – anfühlt.

Das »Halten des magischen Stabes«

Die Kräftigung eines teilweise erigierten Lingams kann energetisch durch ein feinfühliges Umarmen – »Umhanden« – mit Ihrer positiv gepolten Hand erfolgen. Das Senden von Energie aus der Handinnenfläche in den Penis – speziell, wenn sie unterhalb des Frenulums geleitet wird – stimuliert auf einfache Art, selbst wenn sich die Hand dabei gar nicht sichtbar bewegt.

»Namaste«

Die Frau ehrt den errichteten »Stab des Lichts«, indem sie ihn in Namaste-Position zwischen ihre beiden Hände nimmt. Mit Konzentration kann sie den Energiekreislauf zwischen ihren entgegengesetzt gepolten Händen schließen (siehe Seite 73) und Energie von sich als Mikrokosmos in den Lingam senden. Sie kann dabei auch eine andere Meditation vollziehen, indem sie ihre Atmung nutzt, um Energie aus einer anderen Ursprungsquelle – Erde, Universum, inneres Bild einer aufgehenden Sonne usw. – in ihrer Mitte aufzunehmen. Die dort angehäufte Energie kann sie mit der Ausatmung aus ihrem Zentrumschakra durch ihre Arme leiten und durch ihre Hände in den Lingam ihres Geliebten strömen lassen.

Gleichzeitiges Berühren

Ein zärtliches Klopfen oder Reiben des Lingams an den Genitalien oder auch am After der Frau kann von jedem der Partner ausgeführt werden. Man kann langsam beginnen und schneller werden und auch der Berührungskontakt zwischen den beiden ersten Chakren der Partner kann – von fein zu stark und wieder von stark zu fein – variieren. Der Energiefluss kommt dadurch bei beiden sehr stark in Bewegung.

Setzen Sie bei den Berührungen Ihrer beiden Sexualchakren und Sakralen Geflechte, wie immer Sie Lust haben, auch Ihre Hände ein.

Oft wird der Mann auf starke Weise erregt, wenn sich die Frau im Liebesakt selbst berührt, um orgasmisch zu fühlen. Er wird in seinen Empfindungen und Beobachtungen verstärkt und blüht auf, auch weil er dadurch weiß, dass sie ihn nicht für ihren eigenen Orgasmus verantwortlich macht, wie es in der Vergangenheit gang und gäbe war. Es ist traurig, wenn Frauen dies vermeiden, weil sie meinen, sein Selbstwert könne dadurch erschüttert werden.

> Äußerer Friede ist abhängig von innerem Frieden. Eine Liebesbeziehung ist viel befriedigender, wenn beide Partner wissen, wie sie sich selbst durch Berührung inneren Frieden geben können (siehe Seite 164).

Traditionen oraler Anregung

Die bekannteste und auf der Welt am häufigsten angewandte Form oralen Liebesausdrucks ist ein Kuss auf die Lippen. Diese einfache Berührung der Lippen hat ihren Ursprung in uralter Zeit: Die Mutter hat die Nahrung (vor-)gekaut und hat sie von Mund zu Mund ihrem kleinen Kind gegeben.

Ein einfacher Lippenkuss kann eine unüberschaubare Kette an Möglichkeiten eröffnen: zarte Lippenberührung, ein Küssen auf den Lippen und – im Mundinneren – unter den Lippen, ein Lecken der Lippen, der Zunge und des Gaumens. Der Kuss mancher Menschen ist wie eine Erfrischung an der »Quelle des Lebens« oder hat gar ein wenig mit dem Kuss der legendären »Sak Nikte«, der Prinzessin der Lebenskraft in den Maya-Kultur gemein. Dieser Kuss erweckt die Schlangenkraft, für den Tantriker den Kundalini-Fluss.

Kleine »Liebesbisse« können sanft berührend (yin) oder kräftig (yang) erfolgen. Ein leichtes Saugen und ein kaum wahrnehmbares Hauchen sind feinfühlige, zarte Liebkosungen der Lippen – und auch an vielen anderen Körperstellen.

Küsse verlieren ihren Reiz, wenn sie mechanisch gegeben werden, den Kopf oder die Augen auf etwas anderes gerichtet. Der Empfänger muss dabei ihren oberflächlichen Charakter wahrnehmen. Genuss bringt es dagegen, wenn man sich in die Tiefe der Gefühle vorwagt, ohne besorgt zu sein, was kommen mag. Ein solches Küssen kann den Energiefluss im Körper verstärkt in Bewegung bringen und sogar Energie vom Kronenchakra in den Körper strömen lassen. Das sensible Küssen der Chakren verstärkt deren Energiebewegung und erleichtert ihr Öffnen zu vorhandenen Energie-Ursprungsquellen.

Ein bewusster Kuss an der Innenseite der Oberlippe kann von der Frau bis hinunter in die Genitalien gefühlt werden. Diese sensible Stimulierung des zweiten Chakras wird durch ein feinfühliges Ziehen an ihrer inneren Oberlippe hervorgerufen. Ihr Partner zieht dabei mit seiner Zunge oder den Lippen leicht an ihrem Frenulum, dem Vorhautbändchen, das von der Oberlippe nach innen führt. Die Frau kann dabei ihren Energiefluss visualisieren, wenn er von ihrem indirekt stimulierten

Gaumen in den Nadis nach unten zu ihrer Klitoris strömt. Bei einer stark orgasmischen Frau, die zwischendurch auch immer wieder mit den Lippen des Partners spielt, kann dies bereits zu einem klitoralen Orgasmus führen.

Die dabei indirekt erfolgende Stimulation des Gaumens, mit dem das Frenulum und die Oberlippe verbunden sind, löst in der Zirbeldrüse die Ausschüttung einer warmen Flüssigkeit aus; sie hat ihren Ursprung im siebten Chakra. Diese Flüssigkeit wird meist mit Speichel verwechselt, wenn sie plötzlich ihren Mund erfüllt. Alten tantrischen Texten zufolge stammt diese hoch energetische, feine Flüssigkeit aus dem feinstofflichen Körper. Sie wird entsprechend altindischer Tempelpraxis als erster Höhepunkt des »Trankopfers« betrachtet, das den Empfänger, den Mann, nährt und seine Vitalität stimuliert.

Diese Energie des Kronenchakras kann die Frau hervorrufen, wenn sie bei einem Orgasmus ihre Zunge sanft an ihren Gaumen presst. Dadurch wird die »Energiefontäne« ihres Kronenchakras in Gang gesetzt; sie ist wesentlich intensiver, wenn sie ihre Zunge während des gesamten Orgasmus am Gaumen hält. Wenn sie dann ihrem Geliebten ihre Zunge darreicht, um daran zu saugen, überträgt sie diese kraftvolle Energie an ihn.

Das Küssen des Dritten Auges an der Stirn öffnet es für eine klare und transparente Sichtweise durch den uns umgebenden »Schleier der Illusion« (unsere Fixierung auf die materielle Welt). Dadurch werden wir zu vertieftem Sehen fähig – in andere Zeitperioden und in frühere oder zukünftige prä-dominante Lebenszeiten hinein.

Ein Küssen und Spielen der Lippen mit dem Ohr kann die Energie im ganzen Körper rasch zum Fließen bringen. Dabei

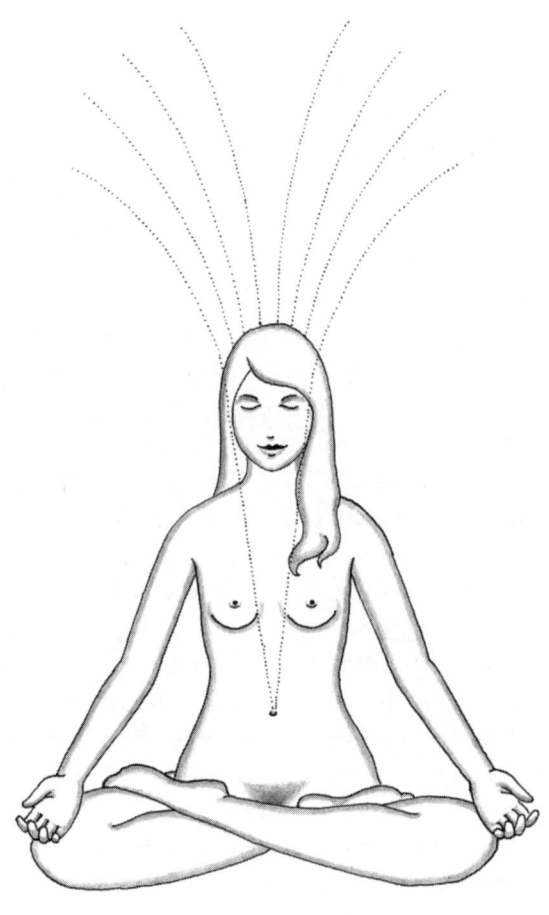

Trichterartiger Energiefluss vom kosmischen Zentrum zum Universum.

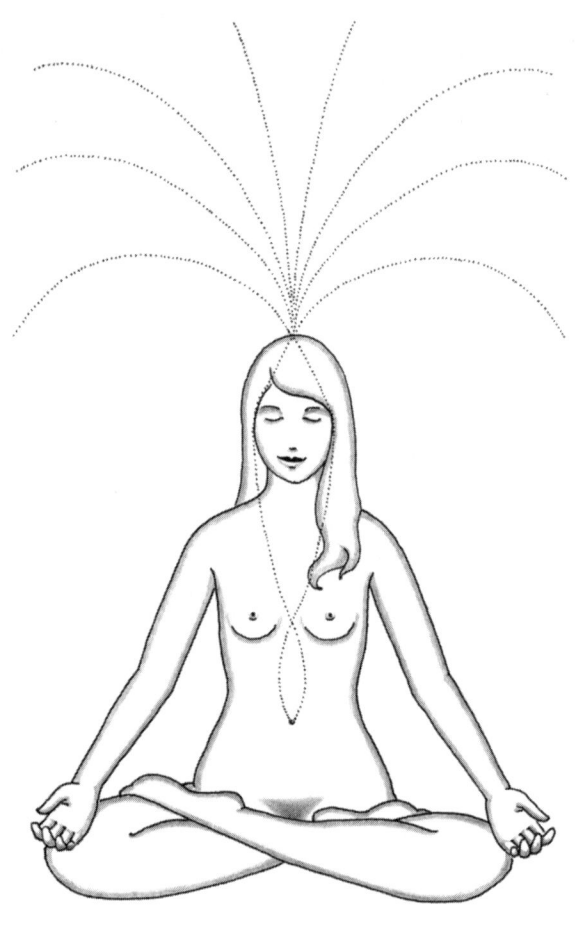

Energiefluss vom kosmischen Zentrum zum Universum;
er kreuzt das Herzchakra und bündelt sich am Kronenchakra.

kann ein selten bewusst benutzter Energiekanal geöffnet werden, der die Ohren mit dem Zentrumschakra verbindet. Vom kosmischen Zentrum dieses Chakras, dem Nabel, kann Energie schnell und intensiv – manchmal auch das Herzchakra kreuzend – nach oben in beide Ohren »schießen«. Dort entweicht sie über die Öffnung am siebten Chakra ins Universum. Die Energieverbindung mit dem Universum, gewöhnlich am siebten Chakra gefühlt, ergreift dabei unter Einbeziehung beider Ohren den ganzen Körper. Das kosmische Zentrum im dritten Chakra wird dabei als Öffnungspunkt des »Trichters« genutzt.

Durch diese Erfahrung konnte ich das antike tantrische Symbol für den Tausendfachen Lotus am siebten Chakra besser verstehen, den ich seit dieser Erfahrung schon bei kurzer Konzentration auf mein Kronenchakra sofort fühle.

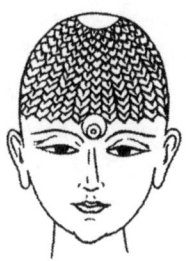

Tausendfacher Lotus am Siebten Chakra

Eine persönliche Erfahrung

Jahrelang war ich frei von Kopfschmerzen gewesen. Doch jetzt, nachdem ich das Haus von zwei älteren jüdischen Frauen, die wie ich in Mexiko lebten, verlassen hatte, dröhnte mein Kopf vor Schmerz und schien beinahe zu explodieren.

Wenige Minuten, nachdem ich zu Hause angekommen war, kam ein mir bekannter und ungewöhnlich hochgewachsener Guatemalteke, um einen Behandlungstermin zu vereinbaren. (Telefone waren in Mexiko damals eine Seltenheit.) Meine wenig erfreuliche Situation wahrnehmend, ging er bald wieder und gab mir zur Verabschiedung einen feinen Kuss auf mein linkes Ohr. Diese sanfte Energieübertragung entfachte einen Energiestrom in mir, der von meinem Ohr gezielt zu meinem Zentrumschakra schoss, wo er unmittelbar meine Kraft verstärkte. Von dort jagte er mit gleicher Geschwindigkeit wieder hoch, dieses Mal allerdings zu meinem rechten Ohr. Als dieser Mann mein Haus verlassen hatte, öffnete sich dieser energetische Dreiangel – geformt durch mein drittes Chakra und die beiden Ohren – zum Universum und gab mir ein starkes und unbeschreibliches Gefühl vollkommener Endlosigkeit.

Erst viel später fiel mir auf, dass ich durch diese Energieerfahrung, die mich sofort von den Kopfschmerzen befreit hatte, in eine Art intensives und weit über mich selbst hinausgehendes »Bewusstseinsnetz« eingeschlossen worden war:

Am selben Tag kam mir der Name »Shiva« in den Sinn. Er ließ mich nicht mehr in Ruhe, während ich immer noch das intensive Gefühl, das von meinen Ohren weg kraftvoll nach oben strömte, spürte. Ich wusste nur, dass dieser Name etwas mit dem Hinduismus zu tun hatte. Mein Interesse war ge-

weckt, und sehr bald zeigten mir erste Studien, dass nach alten tantrischen Lehren Shiva gemeinsam mit Shakti die Welt erschaffen hat. Damals kam ich auch das erste Mal mit dem Begriff Tantra in Berührung, obwohl ich bereits mehr als zehn Jahre zuvor angefangen hatte, Erfahrungen zu machen, die eindeutig tantrisch waren.

Gleichzeitig machte ich eine andere bemerkenswerte Erfahrung: Zwei Tage, nachdem der Guatemalteke mit seinem Kuss den energetischen »Trichter« von meinem Zentrumschakra zum Universum hin geöffnet hatte, kämmte ich wie üblich vornübergebeugt meine langen Haare. Durch den A-Rahmen meiner gespreizten Beine fiel mein Blick zufällig im Spiegel an der gegenüberliegenden Wand auf meinen nach unten hängenden Kopf. Ich sah meinen Kopf und das Wort »Selket« tauchte in meinem Gehirn auf. Ich hatte keine Ahnung, woher dieser Name stammte und was er bedeutete. Ohne dass ich mit irgendjemandem darüber gesprochen hatte, fiel mir wenige Tage später auf mysteriösem Wege ein englisches Buch in die Hände, das mir Selket und ihre Bedeutung als die Skorpion-Göttin des antiken Ägyptens ausführlich beschrieb. »Kein Wunder«, dachte ich, »bin ich doch in westlicher Astrologie ein Skorpion.«

Der zweite Höhepunkt in der Ausscheidung des »Trankopfers« oder »Nektars« kann durch ein Küssen der Brüste und Brustwarzen der Frau erreicht werden. In dieser erotischen Begegnung kann zwischen den Partnern eine direkte Herzensverbindung entstehen. Kaum jemand weiß, dass Brüste eine Flüssigkeit, anders als die Muttermilch, ausscheiden können. Diese feine Flüssigkeit ist süß-sauer und erscheint milchig; in einem Körper, der Giftstoffe (aus der Ernährung) enthält, nimmt sie allerdings eine grünliche bis dunkelgrüne Färbung an.

Das Küssen der Brüste – gleichgültig, wessen Geschlechts – kann intensiv therapeutischen Charakter haben: Personen, die in ihrer Kleinkindzeit nicht oder nicht ausreichend gestillt worden waren und/oder im ersten Lebensjahr Schwierigkeiten mit der Nahrungsaufnahme hatten, haben als Erwachsene oft eine Neigung zu Süchten wie Rauchen, Alkoholismus und übermäßigem Essen. Diese unbewusste Suche nach emotionaler Nahrung ist im psychodramatischen Gesamtrahmen von Erwachsenen in Industrieländern sehr verbreitet. Gestehen Sie sich selbst zu, dass tief liegende Emotionen – ob bekannt oder unbekannt – sehr stark an die ersten Lebensmonate gebunden sind, und lassen Sie sich auf ein volles, emotional nahrhaftes Genießen ein, wenn Sie die Brüste des/r Geliebten küssen.

Die Brustwarzen eines Mannes sind sehr sensibel, was manche Männer niemals entdeckt haben. Männer können verunsichert sein und nicht wissen, wie sie auf ein gefühlvolles Küssen ihrer Brustwarzen reagieren können. Sie sind häufig sogar noch unsicherer gegenüber dem Genuss, den es ihnen bereiten kann. Wenn Sie sich als Mann auf das Entdecken dieses vielleicht noch unbekannten Genusses einlassen, kann es sein, dass Ihre Geliebte dadurch eine alte Wunde aus der Ernährungssituation Ihrer ersten Lebensmonate heilen kann.

Ein wichtiger Hinweis: Werden Sie – als Mann oder Frau – aber trotz aller Sensibilität und Liebe nie zum Therapeuten oder Sozialarbeiter im Bett! Folgen Sie Ihren eigenen wahren Wünschen.

Eine persönliche Erfahrung

Die heilsame Wirkung von Küssen kann außergewöhnliche Formen annehmen. Ein mexikanischer Geliebter hatte seit ersten Schwierigkeiten in der Nahrungsaufnahme in seiner frühen Kindheit das Problem, die Muskeln um seinen Mund nicht gut kontrollieren zu können. Er hatte ein klares Gefühl in seinen Lippen fast verloren, was ihm aber nicht bewusst war, weil er es nicht anders kannte. Eines Nachts küsste er intuitiv leidenschaftlich meinen schmerzenden Nacken. Sein endloses Lippenspiel saugte die Energieblockaden aus meinem Nacken, von denen er nichts wusste. Sie waren 15 Jahre zuvor bei einem Autounfall entstanden. Seit dieser Nacht waren die Schmerzen in meinem Nacken nie mehr wieder so stark. Und für ihn begann in diesem Moment die Heilung seines Mundes. Er hatte ein wenig Gefühl und Muskelkontrolle in den Lippen und im Mundbereich gewonnen und erst jetzt war ihm bewusst geworden, dass es ihm daran immer gefehlt hatte.

Alle »oralen Traditionen« wurden im Tantra als heilige Riten betrachtet. Diese Riten können in Heilungsrituale überführt werden. Ein sanftes Küssen kann verhärtete Muskeln der Oberschenkel entspannen und das Sexualchakra von Frau und Mann heilen. Im Falle eines sexuellen Missbrauchs in der Kindheit oder in späteren Jahren bietet dies eine sehr große Hilfe.

Beim Küssen des Sexualchakras ist es zunächst ratsam, ausreichenden Augenkontakt mit dem/der Geliebten zu halten, denn durch das Programmieren während unserer Kindheit lehnen wir oft unbewusst die ersten beiden Chakren ab. Berücksichtigen Sie dies insbesondere, wenn Ihr/e Geliebte/r aus einem Kulturkreis kommt, wo diese Ablehnung auch heute noch stark ausgeprägt ist.

Beim Küssen des Juwels (Klitoris) bedarf es der Achtsamkeit, um die Energie nicht durch Überstimulierung erneut stark zu blockieren. Jegliche Überstimulierung schafft einen Kurzschluss im Energiefluss der Frau. Aus dem Wunsch heraus, die Partnerin tief zu befriedigen, tendieren viele Männer in ihrer Erregung zu einer Überstimulierung.

Die Frau kann über ihrem ausgestreckten Partner knien und ihm ihr Juwel und ihre Yoni darreichen, wenn sie mit ihrem Mund auf der Suche nach seinem Penis ist. Wenn sie dem Stadium völlig entwachsen ist, den Mann für ihre Orgasmen verantwortlich zu machen, kann sie sich dabei einem Tanz ihres Beckens überlassen und so ihre Erregung mit ihrem Geliebten steigern. Beim Umkehren dieser Position bietet er ihr seine Genitalien zur Liebkosung.

Durch die orale Anregung des zweiten Chakras kann im Körper der Frau der dritte Höhepunkt des »Trankopfers« ausgelöst werden. Über tausende von Jahren hinweg wurde dieser »Nektar«, die Orgasmusflüssigkeit in der Yoni, als besonderer Heilbalsam betrachtet. Seine Ausschüttung ist für die Frau durch ihr intensives Loslassen heilsam. Für den Mann bedeutet er potenzielle Energie (Shakti) und kann getrunken werden. (Im Falle einer vorangegangenen Geschlechtskrankheit der Frau wie Syphillis ist davon aber eher abzuraten.)

Diese klare Flüssigkeit hat keine Ähnlichkeit mit der Flüssigkeit des weiblichen Amritas oder jener der männlichen Ejakulation.

Klangverstärkung

Wenn Ihr Kehlkopfchakra frei von Energieknoten ist, können Ihrem Mund beim ganzheitlichen Ausdruck Ihres Liebesgefühls Klänge entkommen.

Kennen Sie das Gefühl, einen »Kloß« im Hals zu haben? Wenn eine solche Energieblockade vielleicht schon seit Ihrer Kindheit und Jugendzeit oder seit Situationen, in denen Sie Ihre Meinung unterdrückt haben, existiert, kann sich diese jetzt durch den zunehmend freien Energiefluss in Ihrem Körper allmählich auflösen. Wundern Sie sich nicht, wenn plötzlich eigenartige Laute aus Ihrem Kehlkopfchakra ausbrechen, wenn Sie Ihrem Geliebten sehr nah sind und sich fallen lassen. Lassen Sie es zu, auch wenn Ihnen diese Laute selbst völlig fremd sein sollten. Durch Ihre Stimme weiß er, wie Sie gerade empfinden oder was Sie besonders gerne haben. Die unterschiedlichen Töne, die bei einem Liebeskontakt, bei dem die Energie ins freie Schwingen kommt, aus Ihnen kommen, sind ebenso unbegrenzt wie die Varietät der Yin- und Yang-Abstufungen im Lippenkontakt, in Berührungen und in Bewegungen.

Lassen Sie künstliche oder kontrollierte Klänge oder jene Stimmäußerungen beiseite, von denen Sie wissen oder vermuten, dass Ihr Partner sie besonders gerne hört. Sie betrügen damit sich selbst sowie Ihren Partner und verschenken die Gelegenheit zu einer tief gehenden Erfahrung.

Geben Sie den Tönen und Klängen, die sich durch Ihr Erleben in Ihnen formen, Ausdruck und Stimme. Sie können als Stöhnen, Wimmern, Grollen, Schreien, Kreischen, Krächzen, Heulen, Weinen und Lachen oder gar durch ein Singen aus Ihrem Mund kommen. Dieses »Konzert des Liebestanzes« hat eine zutiefst persönliche Bedeutung.

Worte können in dieser Situation viel zu barsch sein. Der magische Zauber ursprünglicher Laute, die der Tiefe Ihrer wahren Emotionen entstammen, verschwindet, wenn Sie die Erfahrung dieser Gefühle auf die Worte »Ich liebe dich« begrenzen. Sie werden spüren, dass es Ihr ganzheitliches Selbst ist, das Ihr Liebesgefühl durch Ihren Körper und gerade eben auch durch die Laute, die Ihnen unkontrolliert entweichen, ausdrückt. Dadurch wird Ihre ganzheitliche Wahrheit viel besser bezeugt, als Worte es jemals könnten.

Mechanisch aus Gewohnheit oder aus innerer distanzierter Haltung geäußerte Worte, um den Partner vermeintlich zufriedenzustellen, verursachen bei ihm eher Verletztheit und einen innerlichen Rückzug, als dass sie ihn und sich selbst erfreuen. Trotzdem entkommen Ihren Lippen in den höchsten Höhen des Überschwangs vielleicht unwillkürlich ein paar Worte – und Ihr Geliebter wird ihre Wahrhaftigkeit in ihrem verbalen Schwingen erkennen.

Häufig scheinen Männer große Schwierigkeiten im freien Loslassen von Tönen zu haben. Frauen sind manchmal beinahe verängstigt, wenn ein Mann während einer explosionsartigen Ejakulation in einen tierischen Laut ausbricht. Wenn Sie verstehen, dass er gerade viel Energie, möglicherweise gar in größter Geschwindigkeit auch einen Energieknoten in seinem Kehlkopfchakra losgelassen hat, dann werden Sie kaum so darauf reagieren, dass er nicht mehr wagt, Laute auszustoßen. Erinnern Sie sich daran, dass der Energiefluss in einer Ejakulation für kürzeste Zeit – eben explosionsartig – frei wird und dann wieder in das alte Stadium zurückfällt.

Heißen Sie alle Klänge und Laute willkommen, welche authentisch entstehen. Sie können auch durch diese Töne, die aus Ihnen selbst kommen, die Existenz des Lebens über sich selbst hinaus erleben.

Eine persönliche Erfahrung
Während eines zweiwöchigen Aufenthalts im Haus einer japanischen Freundin in Tepoztlan, unweit von Mexiko-City, kam eines Abends eine Gruppe ihrer Freunde zu Besuch. Ein Mann hatte eine große, frische Narbe im Gesicht. Vier Wochen zuvor war dieser Kolumbianer eines Nachts von einem Ambulanzwagen mit hoher Geschwindigkeit angefahren und am Rand einer öden mexikanischen Landstraße liegen gelassen worden.

Als wir seine Geschichte hörten, entstand zwischen uns acht Personen eine intensive Diskussion, und es dauerte geraume Zeit, bis sich die Gruppe in kleinere, persönlichere Gesprächsgruppen aufteilte. Der Klang multikultureller Dialoge verbreitete sich im Raum wie das harmonische Summen eines Bienenschwarms. Die Energie war fast greifbar und schien den Raum zu durchdringen, als wir alle auf verschiedenen Kissen und Decken saßen.

Der Kolumbianer und ich hatten sich als eine dieser Gruppen abgespalten und unser Gespräch wurde immer intensiver. Ich fühlte ein elektrisierendes Kribbeln in meinem Solarplexus, als der Energiefluss zwischen den Chakren unserer Zentren und Herzen zu einem rauschenden Strömen anwuchs. Energie schwang zwischen unseren Körpern hin und her und erreichte schließlich eine unbekannte und unbeschreibliche Stärke. Alle Worte waren in der Ferne verschwunden, als wir, in eine dichte »Energiewolke« eingehüllt, in ein anderes Zimmer gingen.

Unsere körperliche Vereinigung sandte meinen Geist in die Unendlichkeit, ließ meine Sinne in den Abgrund tauchen und auf den Gipfel der Ekstase hochsteigen. Urplötzlich begann tief in meinem Bauch ein unterirdisches Grollen. Es brach mit einer kraftvollen Bewegung in meinem Körper nach oben, stieß durch meine Kehle und drang mit einem ultratiefen Laut nach außen. In dem Moment, in dem er meinen Mund verließ, realisierte ich, dass dieser Schrei aus den Tiefen der Erde selbst kam.

Bewusstes Atmen

Die Entspannung, die den stimmhaften Ausdruck auslöst, hat sehr viel mit dem Loslassen von Energie während der Ausatmung zu tun. Ein eingeschränktes Kehlkopfchakra lässt die verschiedenen Klänge – jeweils verbunden mit den wahren Gefühlen – nicht hervorkommen, ohne verformt zu werden. So kann es also gut sein, dass Sie in diesem Fall zuerst eine Art

Krächzen oder schwaches Wimmern aus Ihrer Kehle hören, da der Energiefluss stark eingeengt ist. Wenn Sie sich über Einengungen in Ihrem fünften Chakra, einen »Kloß im Hals« oder Knoten, bewusst werden, kann gezieltes, ausdauerndes Ausatmen die Passage befreien.

Wenn Sie auf halbem Weg zu einem orgasmischen Gipfel sind, atmen Sie sehr langsam ein. Dehnen Sie dann Ihre Ausatmung mit einer Fülle an Lauten aus. Das Volumen der losgelassenen Töne und die Tiefe des Orgasmus beeinflussen sich gegenseitig. Dies führt zu längeren Orgasmen und schrittweise zu verbesserter Lungenkapazität. Bessere Lungen führen wiederum zu einem volleren Tonvolumen.

Wenn sich das fünfte Chakra in der Liebesbegegnung löst, strömt ein Teil der Energie mit den Lauten aus dem Mund, während im Körper ein subtiler Energiefluss gewöhnlich »südlich«, zum Sexualchakra fließt. Durch eine oder mehrere tiefe Ausatmungen kann diese innere Energiebewegung angeregt werden, sich in der »Inneren Flöte« wieder nach »Norden« auszurichten, bis sie auch ins sechste und siebte Chakra gelangt.

Bewusst ausgerichtetes Atmen kann während einer sexuellen Begegnung allein oder gemeinsam mit dem Partner erfolgen. Die gemeinsame Ausrichtung lässt die Partner zur selben Zeit ein- und ausatmen oder entgegengesetzt atmen. Die gemeinsam ausgerichtete Atmung kann auch ein oder mehrere übereinstimmende Chakren einbeziehen, worauf später noch genauer hingewiesen wird.

Die Vibration angehäufter Liebesenergie kann – allein oder zu zweit – mit einer langen, zielorientierten Ausatmung zu einer kranken Person oder in ein kriegerisches Land gesandt werden. Dieses Aussenden von Energie aus der Liebesekstase eines Paares wird als »Rotes Tantra« bezeichnet.

Die Verlängerung des männlichen Orgasmus

Da ich kein Mann bin, lasse ich hier zunächst einmal einen Mann zu Wort kommen: »Unter vorzeitiger Ejakulation leidet jeder Mann, der nicht in der Lage ist, seine Ejakulation wenigstens so lange aufzuschieben, bis seine Frau nach einem oder mehreren Orgasmen befriedigt ist. Der Aufschub der Ejakulation allein beinhaltet jedoch nicht, dass der Mann zum wirklichen Orgasmus gelangt, auch wenn sein sexuelles Erleben intensiv und zufriedenstellend ist – aber es ist bereits ein Fortschritt.«[17]

Die meisten Menschen verstehen unter »Verlängerung des männlichen Orgasmus« die Fähigkeit, die Ejakulation so lange hinauszuzögern, bis die Frau einen oder mehrere Orgasmen hatte. Dies hat aber, wie André van Lysebeth klar feststellt, für den Mann nichts mit dem Empfinden eines Orgasmus zu tun.

Will ein Mann eine Ekstase erleben, muss er sich zuallererst auf seine Atmung konzentrieren und diese um ein Vielfaches vertiefen. Ohne bewusst lang und tief zu atmen, ist das Erlernen und Erleben eines Orgasmus für ihn nicht möglich.

Im Grunde müssen Sie »nur« wieder mit dem Energiefluss in Ihrem Körper so in Einklang kommen, wie Sie es als sehr kleiner Junge waren. Leider haben Sie nicht gelernt, ihn beizubehalten, so wie es im alten Indien für Kinder der Brahmanen möglich war. Sie haben sich in dem Erziehungsprozess und der Anpassung an die Gesellschaft von dem Einheitsgefühl in sich selbst und mit dem All entfernt und gelernt, alles in einzelne Bereiche aufzuspalten. Somit sind Sie nach mehreren Schuljahren im Moment Ihrer sexuellen Reife in – wie ich es vielleicht etwas überspitzt ausdrücke – die »biologische Falle« Ihres männlichen Körpers gefallen, die Ejakulation ohne Orgasmus.

Viele Männer stellten Jahre nach diesem Erlebnis auf die eine oder andere Art fest, dass die Unfähigkeit, die Ejakulation hinauszuzögern, ein wesentliches Problem dafür ist, dass ein Mann in der Beziehung zu einer Frau nicht so viel Schönes erleben kann, wie er es sich im tiefsten Inneren wünscht. Oft wurden Männer wegen dieses Problems sogar von der Frau verlassen. Manche wiederum hatten in dieser Hinsicht zwar keine Schwierigkeiten, spürten aber, dass es eigentlich noch viel mehr geben müsste.

Als beobachtender und gefühlvoller Mann haben Sie in Ihren sexuellen Liebesbegegnungen vier Phasen eines körperlichen Reaktionsmusters in sich selbst wahrgenommen:

1. Phase: Sexuelle Erregung
2. Phase: Aufbau zum Orgasmus/Prä-Orgasmus
3. Phase: Orgasmus
4. Phase: Ejakulation

Wenn ein Mann fühlt, wie sein Körper in die zweite Phase übergeht, beschleunigt sich der Prozess im Hinblick auf die Intensität der Erregung. In der ersten Phase war die Energie auf alle Chakren und den ganzen Körper verteilt. Nun, in der zweiten Phase, sammelt sich alle Energie des Körpers im zweiten Chakra. Die anderen sechs Chakren haben sich energetisch weitgehend entleert, während sich im Sexualchakra die höchste Konzentration der Energie dem Brennpunkt nähert, dem Punkt des »No Return«, an dem die Ejakulation nicht mehr aufzuhalten ist. Will der Mann nicht an diesen Punkt gelangen, muss er sich schon lange zuvor, genaugenommen bei Beginn der sexuellen Erregung, entschieden haben, entsprechend zu handeln.

Tantra lehrt, den Energiefluss vor dem Moment des »No Return« bewusst in die anderen Chakren und/oder in den gesamten Körper zurückzuleiten. Will ein Mann seine Ejakulationen zeitlich hinauszögern und darüber hinaus orgasmusfähig werden, ist Übung notwendig. Die Tantriker Indiens wissen, dass in dieser Meisterschaft die Macht der Selbst-Transzendenz liegt.

Die Methoden, den Energiefluss vom zweiten Chakra in den Körper und in alle Chakren zurückzuführen, sind

» innerliche, basierend auf bewusstem Atmen und geistiger Konzentration, und

» äußerliche, praktiziert durch bewusste Berührung.

Innerliche Praktiken

Kontrolle der Atmung

Yogis sind geübt, die Ejakulation durch Atemkontrolle zurückzuhalten. Je näher ein Mann der Ejakulation kommt, umso mehr beschleunigt sich natürlicherweise seine Atmung. Bewusstes Vertiefen und Verlangsamen der Atmung bremst den Aufbau dieser zweiten Phase des sexuellen Reaktionsmusters. Ein Atmen gemeinsam mit der Partnerin intensiviert diese Wirkung.

Entgegengesetztes oder de-synchronisiertes Atmen

Während einer Penetration ist es eine Art automatisches Verhalten, dass der Mann in der Vorwärtsbewegung, in der er tiefer penetriert, ausatmet und beim Zurückgehen einatmet. Dies stimuliert die Ejakulation. Deshalb atmen Yogis entgegengesetzt zu diesem gewohnten Atmen oder sie de-synchronisieren ihre Atmung ganz und gar von ihren Bewegungen.

Entspannung des Cremasters

Je näher der Mann an den Punkt des »No-Return« herankommt, desto weiter hat der Muskel Cremaster, der die Haut des Hodensacks auskleidet, den Penis zu einer festen Erektion hoch und – wenn nicht in einer Penetration – nahe an den Körper herangestellt, um dadurch den Lingam für die Ejakulation vorzubereiten. Yogis und Tantriker des Hindu-Tantras trainieren deshalb die Fähigkeit, den Cremaster dann zu entspannen, wenn sie spüren, dass die Ejakulation naht.

Versuchen Sie, in Übungen der gesamten Pc-Muskelgruppe den Muskel Cremaster genau ausfindig zu machen. Entspannen Sie ihn in häufigen Übungen, ohne dabei auszuatmen, da – wie bereits beschrieben – eine Ausatmung zur Ejakulation beiträgt.

Der Beginn der bewussten Energieleitung

Um die akkumulierte Energie vom Sexualchakra zurücklenken zu können, ist das Training des Pubococcygeal Muskels (Pc-Muskel, siehe Seite 187) erforderlich.

Bewusste Energieverlagerung in höher gelegene Chakren
Die Energie wird mit geistiger Kraft und einer sehr langen und tiefen Einatmung vom zweiten Chakra

– zum Herzchakra gelenkt. Den Energiefluss dort fühlend, wird ausgeatmet. Wieder tief und lang einatmend wird die Energie
– zum Dritten Auge geleitet und dann ausgeatmet. Noch einmal lang und tief einatmend lassen Sie die Energie
– zum Kronenchakra fließen.

Nach Wunsch können Sie nun zu einem vollständigen Zirkulieren der Energie in der »Inneren Flöte« übergehen; dabei fließt die Energie vom Kronenchakra in der Wirbelsäule in das Wurzelchakra und von dort – alle anderen Chakren passierend – wieder ins Kronenchakra.

Wenn die Frau ihre Energie gleichzeitig auf dieselbe Weise in ihrer »Inneren Flöte« fließen lässt, kann es geschehen, dass beide von wellenartigen Bewegungen ihrer Körper erfasst werden.

Energieleitung in die Hände
Mit einer langen und intensiven Einatmung leitet der Mann die Energie vom zweiten Chakra in sein Zentrumschakra und von dort über das Herzchakra und die Schultern und Arme in seine Hände oder in ein anderes Chakra seiner Wahl. Schließlich fühlt er die Energieschwingung in den Händen und kann sie an die Hände seiner Geliebten übertragen; das kann beide zu einer neuen, intensiven Begegnungsweise anregen.

Energieleitung in ein anderes Chakra
Tief einatmend lassen Sie die Energie vom Lingam in der »Inneren Flöte« zu einem anderen Chakra fließen, zum Beispiel in das Zentrumschakra. Ausatmend können Sie von dort Energie in das Zentrumschakra Ihrer Geliebten übertragen; sie kann die Energie von dort ausatmend in Ihr Zentrumschakra zurückfließen lassen. Dabei müssen Sie beide entgegengesetzt atmen, damit Sie die Energie zwischen Ihren beiden Zentrumschakren hin und her schwingen können.

Äußerliche Praktiken
Wenn der Mann während dieser äußerlichen Praktiken tief und langsam einatmet, wird die Rückleitung der Energie in den Körper verstärkt.

Der Ringdruck am Frenulum
Das Frenulum liegt am Penis unterhalb der Eichel. Sein Gewebe ist – wie beim Frenulum im Mund – ein starker Empfänger sexueller Energie. Durch den leichten Druck eines Ringes, den Daumen und Zeigefinger bilden, wird der Drang zur Ejakulation beruhigt, da der Energiefluss zum Körper zurückgelenkt wird. Dieser sensitive Ringdruck kann bei einer Penetration nicht vorgenommen werden.

Sanfter Druck am Perineum
Ein schwacher Druck wird am Perineum des Mannes dort ausgeübt, wo sich im Körperinneren die Verlängerung des Penis befindet. Dieser unsichtbare Teil des Penis befindet sich oberhalb der Hoden und setzt sich fast bis zum After fort. Das Peri-

neum unterstützt den äußeren Lingam, indem es während einer Erektion ebenso anschwillt und sich versteift. Mit dieser geringfügigen und äußerst feinfühligen Energieabgabe durch Zeige- und/oder Mittelfinger wird die angehäufte Energie vom zweiten Chakra in den Körper zurückgeleitet, wenn der Mann dabei tief und lang einatmet. Je stärker die Finger mit Bewusstsein angereichert sind, desto effektiver ist diese Praktik. Welcher der beiden Partner diese Energieabgabe anwendet, wird von der Reichweite und den Bewegungen im gegenwärtigen Liebesausdruck abhängig sein.

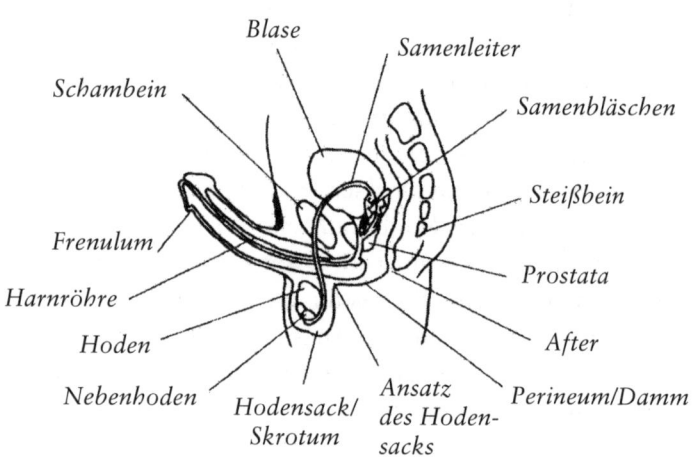

Männlicher Sakraler Plexus

Sanftes Ziehen am Skrotum

Dieses Ziehen erfolgt am Ansatz des Hodensacks, wo er dem Perineum am nächsten ist. Um den Energiefluss wieder in den Körper zurückzuleiten, ziehen Sie kurz sanft und mit aller Vorsicht – ohne die Hoden zu berühren, um ihnen keinen Schmerz zuzufügen – am Ansatz des Skrotums.

Das Fließen von Energie im Körper

Das Liebesgefühl ist freie Energieschwingung. Es kann nicht mit dem Gefühl, das durch irgendeine Abhängigkeit zu einem anderen Menschen besteht, verwechselt werden.

Ein Kind ist eine Materialisation dieser freien Liebesschwingung. In Liebe gezeugt, ist sein Energiefluss im Körper völlig frei. Dieser Zustand bedeutet höchste Gesundheit. Der Kern jeder Krankheit findet sich in einem körperlichen Ungleichgewicht, das von blockierter Energie verursacht wurde.

Sobald ein kleines Kind Traumen oder Ängste erlebt, die in diesem frühen Alter immer im Unbewussten gespeichert werden, wird sein freier Energiefluss im Körper behindert und Energieblockaden entstehen. Angst ist somit vom Energieverständnis her das Gegenteil von Liebe.

Die ersten Traumata werden gewöhnlich bereits vor und bei der Geburt erlebt: das plötzlich auftretende unbekannte Engegefühl; der Schock des Lichts; das Gefühl, keine Luft zu bekommen, was den Schrei auslöst, der die Lungenbläschen öffnet; der durchdringende Schmerz des Hungers im Zentrum des Körpers, wodurch das Kind das erste Mal erfährt, einen Körper zu haben. Wie wir alle wissen, kann das Kind jedoch auch schon zuvor im Mutterleib und im Geburtskanal weitere Traumata erfahren haben.

Verschiedene Ängste erlebt das Kind in dem Prozess, das Leben zu lernen. Selbst wenn die Eltern und die soziale Umwelt noch so verständnisvoll sind und das vorhandene Grundvertrauen im Kind unterstützen, es gibt kein Aufwachsen, das völlig angstfrei wäre.

Auf der anderen Seite, am Ende des Lebens, können wir nur sterben, wenn wir ganz loslassen und uns dem vollständig freien Energiefluss hingeben. Es ist interessant, dass der Orgasmus im Französischen als der »kleine Tod« bezeichnet wird. Dies ist eine sehr sinnvolle Bezeichnung, da im Orgasmus die Energie frei schwingt.

Je bewusster und länger der Orgasmus ist, desto mehr behält der Körper von diesem freien Energiefluss zurück. Dies ist ganz anders bei einer Ejakulation, die ohne Orgasmus erlebt worden ist: Der Energiefluss wird für eine Sekunde explosionsartig frei und fällt danach wieder in das alte Stadium zurück.

Bewusstes Atmen, das heißt Atmung mit geistiger Aufmerksamkeit, öffnet blockierte Energiekanäle. Visualisierungen unterstützen dabei die geistige Konzentration. Dadurch wird die Energie im Körper so weit wie möglich in fließendem Zustand erhalten und immer wieder neu gewonnen. Das ist nötig, da wir im täglichen Leben vielen Situationen ausgesetzt sind, die Energieblockaden entstehen lassen. Denken Sie nur an die ganz banale Situation, entspannt zu gehen oder Auto zu fahren und plötzlich bei Rotlicht stoppen zu müssen. Dabei wird Ihr Energiefluss, der mit Ihren äußeren Bewegungen in Einklang war, abrupt unterbrochen. Da wir diese Situation verstehen, wird sie nicht zum Problem; emotionale Situationen mit Kollegen, der Familie usw. sind in dieser Hinsicht jedoch oft wesentlich komplizierter.

Die Zeiten eines stärker statischen Lebens, das auf einen Ort begrenzt war, sind vorüber. Zu jener Zeit befanden sich im menschlichen Körper von Natur aus größere Spuren an Blei. Seit Mitte des 20. Jahrhunderts haben Neugeborene stattdessen etwas mehr Zink im Körper. An Zink bindet sich die (elektrische) Energie; für den Körper bedeutet dies eine Bewegung der Energie. Kein Wunder also, dass wir uns heute viel und wesentlich schneller bewegen und uns krank fühlen, wenn wir nicht genügend Bewegung haben. Es ist auch keine Überraschung, dass die Spermien des Mannes viel Zink enthalten, das ihnen ihre Beweglichkeit garantiert.

Lassen Sie uns nun nach diesen allgemeinen Erklärungen zu unserem Thema zurückkehren: Falls Ihr Geliebter eine Energieblockade aufweist, die eine erhöhte Stufe des Liebesausdrucks verhindert, versuchen Sie nicht, sie in einem einseitigen Akt aufzulösen. Sie erreichen mit Ihrer Entschlossenheit nur die entgegengesetzte Wirkung: Die Energieblockade verhärtet sich weiter.

In einer Liebesbegegnung kann ein zu langes und zu starkes Stimulieren eines bestimmten Punktes der Genitalien rasch eine innere Ablehnung hervorrufen. Die Überstimulierung bewirkt eine De-Sensibilisierung dieses Körperbereichs und führt leicht zu einem Kurzschluss im Kreislauf der Energie, die dadurch blockiert wird. Da das Leben selbst in ständiger Bewegung ist, bringt ein genussvolles und ekstatisches Spielen auf natürliche Weise Flexibilität in der Bewegung und Veränderungen in den

Berührungen und den Stellungen mit sich. Fixieren Sie sich also auch nicht auf einen bestimmten Punkt, mit dem Sie früher einmal etwas Spezielles erlebt haben.

Die Energie wird zur rechten Zeit und in der richtigen Situation zum Fließen kommen. Energie ist nicht anzutreiben und kann nicht manipuliert werden. Die Energie und ihre Bewegung hängen mit der völligen inneren Übereinstimmung zusammen. Sie steht mit unserem Geist und seinem Bindeglied zum Körper, der Psyche, in unmittelbarem Zusammenhang.

Dank psychischen Wohlbefindens in der Umgebung können Blockaden allein dadurch aufgelöst werden, dass keine Angst vorhanden ist. Der Ausdruck kann nur dann ungehindert und unbegrenzt sein, wenn beide Partner von jeglichem Kontrollwunsch frei sind. Sie wissen ja, dass Kontrolle dort ist, wo Angst ist. Lassen Sie sich und Ihren Partner also einfach sein.

Einfaches Ausspannen und Entspannen in der »Löffel-Position« oder das Liegen in der »Schmetterlings-Dynamik« (siehe Seite 250 und Seite 253) können Ihnen vielleicht ein solches Wohlgefühl verschaffen, dass Sie nichts, aber auch gar nichts mehr kontrollieren müssen. Das Gegenüber-Sitzen im Lotussitz, verbunden mit tiefem Atmen, während Sie sich in die Augen schauen, hilft ebenso, die Energieblockaden zu lösen. Ein Tanz, bei dem sich jeder der Partner in eigenem Harmonieempfinden zum Rhythmus der Musik bewegt, kann Schritt für Schritt oder auch ganz plötzlich Blockaden auflösen. Ein friedliches Ringen und Kräftemessen kann spielerisch die Energie ins Fließen bringen und Sie in ein befreiendes Lachen ausbrechen lassen.

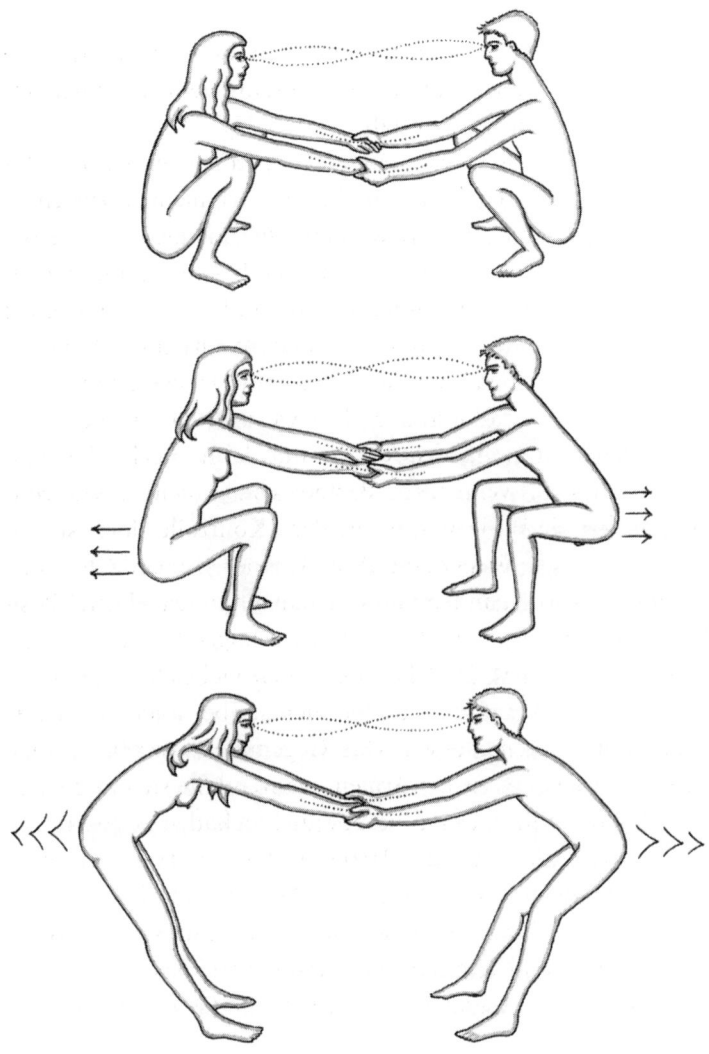

Spielerisches Kräftemessen

In einer solchen Situation des gemeinsamen und doch individuellen Wachsens können die Liebenden mitgeteilte Erfahrungen
des anderen selbst dann annehmen, wenn diese erst einmal eigenartig erscheinen. Ein solcher »Wachstumsprozess« in der
Beziehung kann durch das zunehmende Strömen von Energie
im Körper zu einer größeren persönlichen Freiheit beider Partner führen. Sie können sich dabei gegenseitig bewusste Hilfestellung beim Auflösen von energetischen Verknotungen und
Verhärtungen durch die polare Anwendung Ihrer Hände geben.

Polare Anwendung der Hände

Beginnen Sie, indem Sie Ihre negativ gepolte Hand an Ihr eigenes Zentrumschakra oder Herzchakra legen. Die Handinnenfläche Ihrer positiv gepolten Hand ruht zur selben Zeit an jenem Körperteil Ihres Geliebten, der energetisch blockiert ist.
Während Sie stark einatmen, nimmt Ihre negativ gepolte Hand
(gewöhnlich die linke) Energie ihres eigenen Chakras an. Während Sie dann Ihren Atem anhalten, leiten Sie diese Energie in
Ihrem Arm hoch und quer über Ihre Schultern hinweg in Ihre
positiv gepolte Hand. Mit der Ausatmung übertragen Sie die
Energie von Ihrer Hand in den Körperteil Ihres Partners, in
dem sich auf diese Weise bereits mit ein paar Atemzügen ein
leichter Energieblock auflösen kann.

Wenn die Energieblockade, an deren Lösung Sie »arbeiten«
wollen, dicht verhärtet ist, ist es empfehlenswert, die energetische Polung Ihrer Hände ganz anders einzusetzen. Durch Ihre
lange und starke Einatmung ziehen Sie mit der negativ gepolten Hand Energie aus dieser Energieblockade Ihres Geliebten

heraus. Atmen Sie jeweils lange mit der Konzentration auf das Loslassen aus. Schütteln Sie dabei die Hand Ihres positiven Pols (gewöhnlich die rechte Hand) aus. Diese angenommene Energie kann auch aus Ihrem siebten Chakra und aus der Schulter Ihrer negativ gepolten Seite nach oben ausfließen. Da das Risiko gegeben ist, dass ein Rest dieser absorbierten Energie in Ihnen hängen bleibt, ist es wichtig, dass Sie beim Ausatmen ernsthaft loslassen. Gelingt das völlige Abgeben nicht, ist ein kurzer Reinigungsritus angebracht. Zum Beispiel kann ein – bewusst vollzogenes – Herabgießen von Wasser vom Oberarm aus die Reste absorbierter Energie wegwaschen. Im schlimmsten Falle duschen Sie sich mit starken Ausatmungen und der Haltung, alles loszulassen.

Der Liebesaustausch

Gesunder Liebesausdruck hat seine Basis in gegenseitigem Wohlwollen. Die Liebesbegegnung ist ein spielerischer Energieaustausch, ein Geben und ein Empfangen. Beides wird ineinander verwoben und bringt beiden Energie, Freude am Leben und – im wahrsten Sinn des Wortes – Schönheit. Die Absicht, vom Partner Energie in irgendeiner Form zu bekommen oder sich gar zu nehmen, ist ein sicherer Weg, stattdessen Schwierigkeiten, Ablehnung oder gar Krankheit zu erreichen.

Geben und Empfangen sind energetisch ineinander verflochten. Dieses Zusammenspiel ist notwendig, um als zwei Individuen zusammen ein Gleichgewicht und ein gemeinsames Strömen von Energie zu erreichen. Der freie Energiefluss schenkt uns wiederum ein langes Leben.

Im Liebesaustausch ist das Gleichgewicht von Yin und Yang von großer Bedeutung.

Küsse, Berührungen und Bewegungen
» sehr sanfter und feinfühliger Art sind yin,
» sehr starker und bestimmter Art sind yang,
» passiver und empfangender Art sind yin,
» aktiver und gebender Art sind yang.

In einem Samenerguss gibt der Mann Yang-Energie ab. In seiner Liebesekstase gibt er während der Penetration der Frau Yang-Energie in ihr zweites Chakra. Er wird dadurch mehr yin, während sie, die an ihrem äußeren Sexualchakra yin-gepolt ist, diese Yang-Energie in sich aufnimmt. Gleichgültig, ob die Frau ihren Orgasmus mit einem Mann oder alleine erlebt, ihre orgasmische Befreiung gibt ihr das Gefühl, leichter geworden zu sein. Sie ist durch den Orgasmus nun erfüllt mit Yang-Energie, was sie aktiv macht.

Wenn der Mann sich stärker auf den Energiefluss in seinem Körper einlässt, wird er auch stärker yin-gepolt. Das begrüßt eine aktive Frau für die Energiebalance zwischen beiden. Ist er in einem stärker yin-orientiertem Stadium, kann er von ihr Energievibrationen der Yoni, an dessen nördlichem Pol sie mehr yang ist, empfangen.

Weiblicher Orgasmus und männliche Ejakulation unterstützen das Yin-Yang-Gleichgewicht in Frau und Mann. Eine Offenheit für diesen natürlichen energetischen Austausch ist unerlässlich, wenn Sie danach streben, ein Gleichgewicht zu entwickeln und bewusst als Mikrokosmos zu leben.

Praktische Hinweise:
Das Blut ist genauso wie die Nerven fundamental am Energiekreislauf des Körpers beteiligt. Vermeiden Sie deshalb eine Behinderung der Blutzirkulation und benutzen Sie gegebenenfalls Kissen und Decken als Unterstützung.

Beginnen Sie nicht, während Ihrer Liebesbegegnungen zu beobachten und methodisch zu werden oder Anweisungen zu befolgen und in Beurteilungen zu enden. Dies verhindert Ihr eigenes Wohlbefinden. Die Anspannung, es richtig zu machen, steht der kreativen Freiheit eines lebendigen Seins und Fühlens im Wege. Lassen Sie dem Fluss Ihrer Energie – so wie sie ist – freien Lauf, und vertrauen Sie Ihrem Körper und seiner Weisheit. Ihnen wurde in Ihrer Kindheit nicht beigebracht, diesem großartigen Lehrer, Ihrem Körper, zuzuhören. Es ist an der Zeit, diesem »Ihrer Gesundheit verpflichteten« Lehrer Gehör zu schenken. Ihre körpereigene Weisheit wird sich in einer wunderschönen Situation völlig natürlich kundtun. Geben Sie dieser großen Weisheit, die in Ihnen selber liegt, Raum.

Neue wissenschaftliche Forschungen besagen, dass tägliche Schwingungen des ganzen Körpers den Verlust der Knochendichte in zunehmendem Alter bremsen.[18] Die beste Ganzkörperschwingung ist der Orgasmus. Behalten Sie dies im Auge und im Herzen, falls Sie in den Wechseljahren oder darüber hinaus sind. Entdecken Sie in Ihrem Leben mutig Neues, wozu die Generation Ihrer Eltern oder Großeltern und alle Generationen davor keine Möglichkeit hatten.

Dynamiken des Liebesausdrucks

Die meisten Menschen aus dem Westen halten es für unmöglich, dass die auf den Wänden antiker Tempel dargestellten komplizierten Körperstellungen der Ekstase mit dem menschlichen Körper auszuführen sind. Wir Erwachsene besitzen nicht mehr den freien Energiefluss und damit die Beweglichkeit des Kleinkindes, deshalb erscheint uns diese physische Flexibilität als übertrieben. Doch in der Ekstase ist es möglich – bei einem Freisein von Energieblockaden –, dass sich Bewegungen grenzenlos entwickeln, verändern und immer flexibler werden.

Es gibt zahllose Beckenbewegungen, die Lingam und Yoni indirekt bewegen. Einige wenige werden in diesem Buch beschrieben, um Ihre eigene Kreativität anzuregen. Denken Sie in diesem Zusammenhang daran, dass jeder Körper eine einzigartige Schöpfung und deshalb ganz anders ist als alle anderen Körper. Es kann also sein, dass manche Bewegungen für Sie angenehm sind, während Sie andere für unausführbar halten.

Beim Praktizieren von Hatha Yoga sind Vergleiche körperlicher Fähigkeiten im Ausüben bestimmter Positionen völlig unangebracht. Die eine Person hat einen langen Rücken und kurze Arme und kann dadurch eine bestimmte Asanas mühelos ausführen. Andere Praktizierende müssen sich sehr anstrengen, um diese Position einzunehmen; dafür fallen ihnen andere Positionen sehr leicht. Diese Unterschiede haben ihre Ursache in der Verschiedenheit unserer Körper.

Ähnlich ist es, wenn Liebe mit dem Körper ausgedrückt wird. Bestimmte Positionen, die Ihnen mit einem früheren Geliebten Freude bereitet hatten, sind möglicherweise mit Ihrem gegenwärtigen Partner nicht durchführbar. Das Kama Sutra teilt Paare zum Beispiel nach der Länge des Lingams und der Tiefe der Yoni ein. Es werden drei Arten übereinstimmender Vereinigung zwischen Menschen einer »korrespondierenden körperlichen Dimension« aufgezählt. Dabei wird die Länge des Penis und der Vagina berücksichtigt: zum Beispiel langer Penis und tiefe Vagina. Es gibt auch Bezeichnungen für sechs Arten einer nicht übereinstimmenden Verbindung mit »nicht korrespondierenden körperlichen Dimensionen«, beispielsweise langer Penis und kurze Vagina oder kurzer Penis und tiefe Vagina.[19]

Grundlagen körperlicher Liebe

Vielleicht werden Sie nun als Paar gemeinsam unbekanntes Territorium betreten. Ihre Risikofreudigkeit, dieses Lebensfeld (oder »Land des Lebens«) zu entdecken, lässt Sie beide neuen Genuss finden. Dazu ein paar Grundlagen:

Nichtlineare Bewegungen, in Verbindung mit verschiedenen Positionen, verschaffen gewöhnlich wesentlich höheren Genuss als einfache, lineare Bewegungen.

Kreisende Beckenbewegungen der Frau unterstützen den Partner bei der Kontrolle seiner Ejakulationen.

Eine an den Mann gerichtete Anregung, seinen »Lingam tanzen zu lassen«, kann die Begeisterung beider Partner steigern, umso mehr, wenn sich die Frau diesem Tanz mit ihren Beckenbewegungen anschließt.

Das Eindringen in die Vagina führt den Lingam in die Nähe des Herzens der Frau. Dies hat für die Geliebte eine tiefe psychische Wirkung und ist eng mit ihren Gefühlen der Intimität verbunden. Die Yoni ist in der Nähe ihres Eingangs mehr yin und wird zunehmend yang, je mehr sie sich der Gebärmutter nähert. In der ursprünglichen Form verkörpert die Yoni – als Mikroorganismus der Frau – das Gleichgewicht von Yin und Yang in sich selbst. Deshalb schwanken die vaginalen Empfindungen je nach der sich verändernden Tiefe des eindringenden Lingams stark.

Die Eintrittswinkel sowie die Ausgangswinkel des Lingams in die Yoni haben große Bedeutung, ebenso wie deren Veränderungen. Verändert der Lingam beim Eindringen in die Yoni sein Tempo, verschafft dies der Frau ein besonders erhöhendes Gefühl.

Die Geschwindigkeit der Bewegung und die Veränderungen in den Bewegungen spielen in den Dynamiken des Liebesausdrucks eine besondere Rolle. Es gibt auch eine Art von Dynamik in stiller Bewegung, die sogenannte »innere Dynamik«. Dabei wird ohne körperliche Bewegung bei bewusstem Atmen und mit besonderen Gedanken und/oder Visualisierungen Energie gesandt oder erhalten. Eine »innere Dynamik« des Lingams am Sakralen Punkt der Frau kann eine innere Energievibration erzeugen, die nach mehr Liebesmagie strebt. In manchen Situationen können äußere Bewegungen und »innere Dynamik« zusammen erfolgen.

Die Unterschiede in der Geschwindigkeit, der Intensität und den Zeitpunkten, in denen die Frau während einer Penetration die Ringmuskeln ihrer Yoni bewegt, ist in der Liebesbegegnung von großer Bedeutung. Spannung und Entspannung des Pc-Muskels des Mannes sind ebenso grundlegend. In den Dynamiken werden Sie erleben, wie gut es ist, dass Sie Ihren Pc-Muskel trainieren. Sie werden auch feststellen, dass sich verändernde

Dynamiken der »Trommelschlag« eines rhythmischen Liebestanzes sind.

Dynamiken von Gesicht zu Gesicht

Die Frau ist auf ihm; der Mann liegt auf dem Rücken. Das Paar atmet zunächst gemeinsam in aller Ruhe. Nach einer Weile beginnt die Frau, ihren Körper zu bewegen oder lässt ihre Brüste über seinen Körper gleiten. Wenn sie ihren Körper in unterschiedlicher Geschwindigkeit wellenartig über ihn gleiten lässt, kann sie in ihrem Rhythmus innehalten und seinen Penis zwischen ihren Brüsten fühlen. Sie kann auch seinen Hals mit ihren Brüsten liebkosen. Dieses Chakra ist bei Männern häufig stärker unterdrückt als bei Frauen; vielleicht bedarf es besonderer Aufmerksamkeit, um es zu öffnen. Diese sensuell sanften Berührungen erhöhen die Bewusstheit in ihren Brüsten – und diese Bewusstheit ist die größte Hilfe, die Entstehung von Brustkrebs zu verhindern.

Dieses rhythmische Liebkosen beflügelt und kann zu einer Vereinigung führen. Die Frau kann dann ihren Oberkörper in einer der vielen Shakti-Dynamiken zum Universum hin öffnen. Beide Partner können sich in ihrem Nabel, dem kosmischen Zentrum, auf den Energiekontakt mit dem Universum konzentrieren und durch bewusste Atmung den Energiefluss in ihrer »Inneren Flöte« spüren. Dabei können sie jeweils aus dem siebten Chakra Energie an die Erde strömen lassen, so wie sie es vom Kosmischen Koitus (siehe Seite 208) her kennen. Dabei kann es sich um Energie aus gelösten Blockaden handeln.

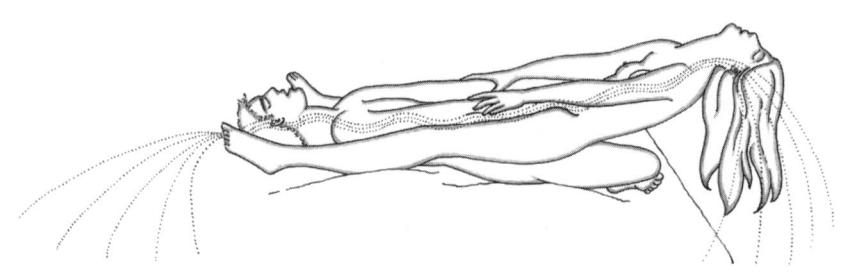

Shakti-Dynamik mit Offenheit zum Universum

Der Mann kann seinen Oberkörper anheben, was in dieser neu eingenommenen offenen Yab-Yum-Dynamik intensiven Augenkontakt ermöglicht. Entgegengesetzt atmend können Sie beginnen, Energie zwischen den beiden Herzchakren oder Zentrumschakren hin und her schwingen zu lassen. Nachdem Sie einige Zeit im Gleichklang geatmet haben, haben Sie nun die Möglichkeit, Veränderungen vorzunehmen und Ihre Liebesmagie durch gegenseitige Entdeckung zu vertiefen.

Der Frau kann mit ruhig erotischen Empfindungen auf ihm sitzen und sich dabei mit ihrer aufrechten Wirbelsäule ganz bewusst als Energiesäule zwischen Erde und Universum fühlen. Sie kann während dieser Penetration durch ihren Partner den Kosmischen Koitus erleben, der sie mit universeller Energie bereichert, die sie an den Penis ihres Partners in ihrer Yoni weiterreicht. Dabei kann sie durch intensiven Augenkontakt eine besonders tiefe Verbindung mit ihm erfahren.

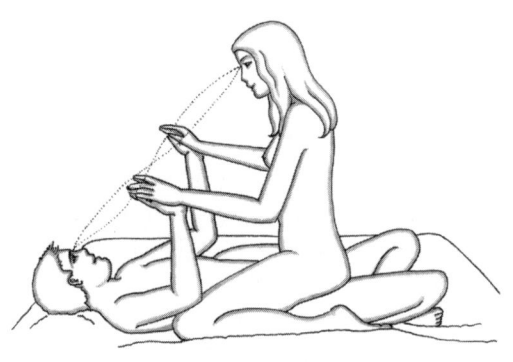

Shakti in ruhiger Erotik

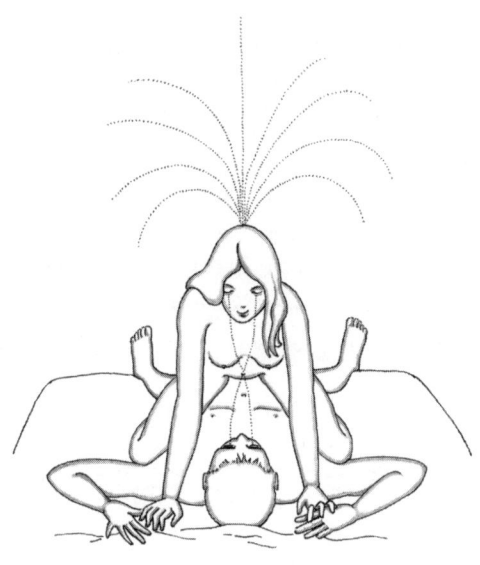

Shakti »Reiten des Pferdes«

Durch ein leichtes Senken ihres Oberkörpers geht sie in die Stellung »Reiten des Pferdes« über, wobei ihr Kronenchakra noch immer aktiv ist und der Augenkontakt anhält.

An einem bestimmten Punkt kann diese Bewegung in die »Dynamik der Einheit« übergehen, in der die »Inneren Flöten« beider Partner gemeinsam einen langen Energiekanal bilden; dabei können beide im siebten Chakra Energie an die Erde abgeben. In den Einatmungen können Sie sich mit Prana, der Lebensenergie schlechthin, aufladen. Seien Sie beim Übergang in diese Dynamik sehr vorsichtig, da nicht jeder Körperbau diese Dynamik erlaubt. Bei einem blockierten zweiten Chakra kann der Mann in dieser Dynamik Schmerzen haben. Vermeiden Sie in diesem Fall vorerst diese Stellung. Vielleicht können Sie sie später ohne Schwierigkeiten einnehmen, wenn die Blockierungen größtenteils aufgelöst sind.

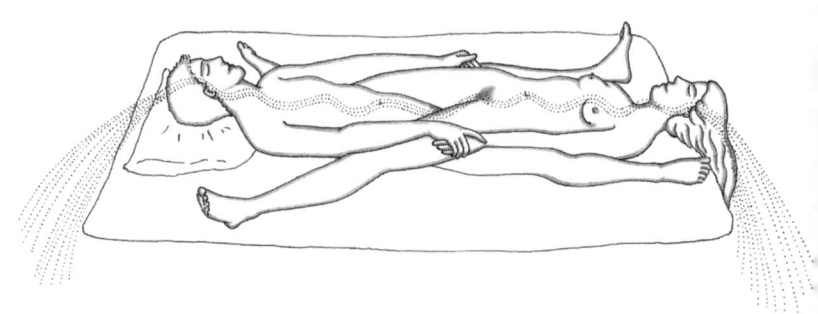

»Dynamik der Einheit«

Die »Dynamik der Einheit« kann in die Yab-Yum-Dynamik übergehen; sie kann zur Abstimmung der Chakren beider Partner genutzt werden. Bei entgegengesetzter Atmung entsteht durch die sexuelle Vereinigung und durch beide Chakren des Dritten Auges ein Energiefluss, der durch beide Partner zirkuliert. Die Erfahrungen in der Yab-Yum-Stellung werden im nächsten Kapitel vertieft, in dem die erweiterte universelle Wahrnehmung des »Unendlichen Kreises« dieser Dynamik detailliert beschrieben wird.

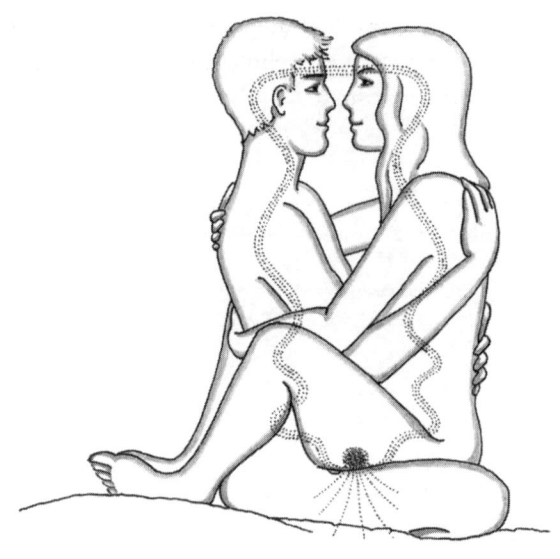

Yab-Yum-Dynamik mit aufeinander abgestimmten Chakren

Die Yab-Yum-Dynamik ermöglicht kreisende Bewegungen, ein Wiegen, Schaukeln und Hopsen, ein Vor und Zurück und ein Auf und Ab. Zweifelsohne kann sie für eine intensive Meditation genutzt werden, wobei die verschiedenen Chakren und der verstärkte Nadi der »Inneren Flöte« bewusst angewandt werden.

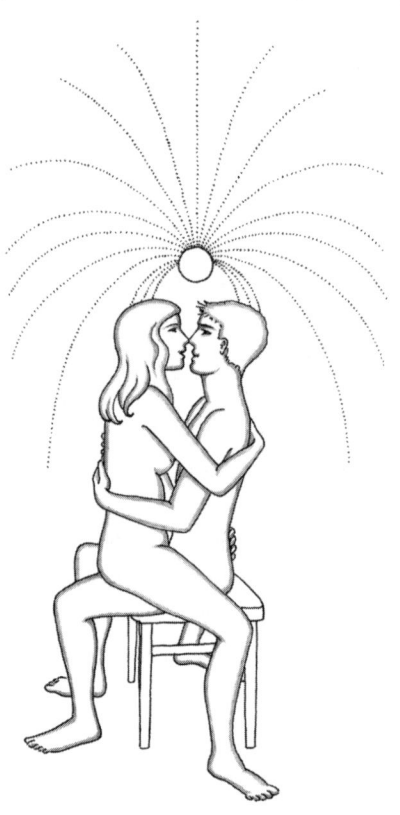

Yab-Yum-Dynamik mit unendlichem Kreis

Für die Yab-Yum-Dynamik spielt das Körpergewicht der beiden Partner eine Rolle. Falls die Frau viel schwerer ist als der Mann, kann ein Kissen unter seinem Gesäß die nötige Bequemlichkeit verschaffen.

Wenn er auf ihr liegt, kann er seinen Körper leicht reibend über ihren Körper streichen, bis sich beide erneut bewegen. Dies kann auf natürliche Weise zur »Komm-und-Geh-Dynamik« führen, bei der der Mann beim wiederholten Eindringen und Zurückziehen aus der Vagina Geschwindigkeit, Rhythmus und Penetrationswinkel variiert. Wenn Sie als Mann eine baldige Ejakulation ausschließen wollen, atmen Sie bei der Vorwärtsbewegung ein und beim Zurückziehen aus, oder atmen Sie de-synchronisiert zu Ihren Bewegungen.

Die Frau kann dabei seine Hüften halten und seine Bewegungen entsprechend ihren Wünschen verstärken oder leiten. Als Alternative zu dieser Dynamik kann sie ihre Beine anheben und ihre Füße in ihren Händen halten. Sie kann auch ihre Fußsohlen hinter seinem Rücken in Form des Namaste-Mudra zusammenführen.

Während der Penetration kann der Mann hocken, sitzen oder knien. Ihre Füße können dabei an seiner Brust, an seinen Schultern oder in der Luft sein. Auf diese Weise kann die sensible Eichel seines Lingams ihren Sakralen Punkt berühren. Diese Position können Männer mit einem relativ kurzen Lingam gut umsetzen. Während sie ihr Becken bewegt, kann er die Tiefe der Penetration verändern. Sie können gemeinsam einen wunderbar stimulierenden Rhythmus verschiedener Dynamiken komponieren. Die Bewegungen können zu einem Tanz werden, bei dem es Zeit und Raum längst nicht mehr gibt. Es gibt keinen Grund, unter einem kurzen Penis zu leiden. Lassen Sie sich nicht beirren! Es kommt darauf an, wie Sie Ihren Penis und Ihren ganzen Körper einsetzen, nicht auf die Länge Ihres Lingams.

Eine persönliche Erfahrung

Jener mexikanische Freund, der meinen Nacken durch leidenschaftliches Küssen von Energieblockaden befreit hat, hatte einen äußerst kurzen Penis, den er durch Einatmungen sogar völlig in seinem Körper verschwinden lassen konnte. Sein intuitives Wissen, wie er die Energie durch äußere Körperbewegungen, Berührungen und Atmung in seinem Körper leiten und über seinen Penis an mich übertragen konnte, war so speziell, dass diese Beziehung in nichts, aber auch gar nichts, den Beziehungen zu anderen Männern nachstand.

In jeder Variation einer Gesicht-zu-Gesicht-Dynamik können sich die Liebenden durch ihr jeweils bewusstes Sein miteinander verbinden. Wenn jeder Partner tief atmet und die ineinanderfließenden Schwingungen wahrnimmt, wird das wahre Selbst der beiden Liebenden zusammengeführt. Ohne Worte erfolgt ihre non-verbale Kommunikation höchst intensiv. Über ihre Sinne entsteht zwischen ihnen ein Gefühl erweiterter Kommunikation und tiefen Verstehens voneinander, füreinander und ihres jeweiligen Weges auf der Erde. Spontan können die Liebenden in eine hohe Liebesmeditation übergehen.

Dynamiken von Gesicht zu Rücken

Wenn wir Neuem begegnen, nimmt unser Rücken eine wachsame Haltung an, damit wir uns bei Gefahr sofort anspannen und zusammenkauern können, um die wesentlich verletzlichere Körpervorderseite zu schützen. Wenn uns jedoch ständig Stress in der Außenwelt plagt, führt dies zu dauerhafter Verspannung oder gar Verhärtung unseres »Rücken-Schutzschildes«. Neue Situationen, die mit Angst vor dem Unbekannten verbunden sind, oder Unterdrückung schlagen sich ebenso im Rücken nieder – auch bei Menschen, denen dies gar nicht bewusst ist.

Jedes Liebkosen dieses oft »schwer beladenen« Rückens ist willkommen und hat häufig eine gewisse Heilung zur Folge. Das Lösen des schützenden Schildes durch körperliche Zärtlichkeit ist ein sanfter Wegbereiter in die Dynamik »Verstecken im Canyon«.

Der Mann ist auf ihr, während sie auf ihrem Bauch liegt. Sie kann das Liebkosen seines ganzen Körpers entgegennehmen, wenn er über ihren Körper gleitet.

Beide Partner können dabei ihre »Inneren Flöten« fühlen, die durch die Beine – als Verlängerung des Wurzelchakras – bis in die Fußsohlen spürbar werden. Das parallele Schwingen der Energie in den beiden Partnern verstärkt ihre Empfindung in hohem Maße. Die Frau kann mit ihrem Hara, dem Erdzentrum ihres Körpers, das etwa drei Zentimeter unter dem Nabel liegt, den Kontakt mit der Erde wahrnehmen, während er mit seinem kosmischen Zentrum, das bei Bewusstheit auch auf der

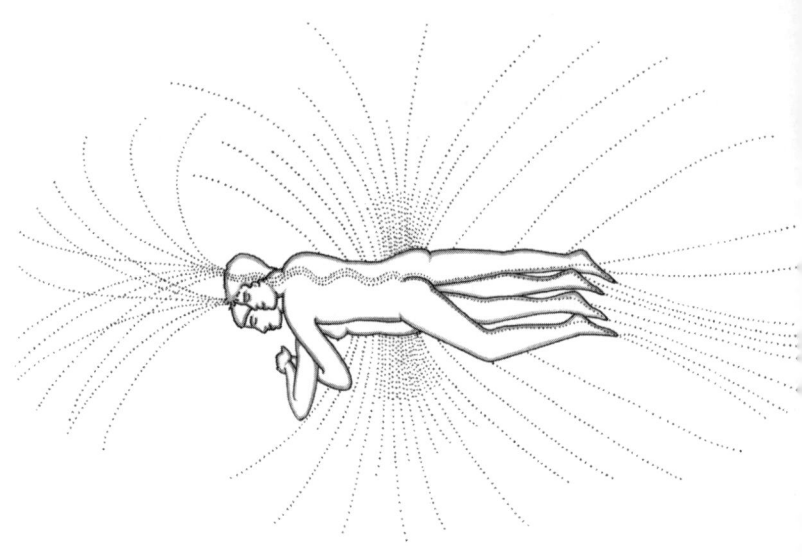

»Vers/ecken im Canyon«

Rückenseite des Körpers energetische Wirkung hat, den Kontakt mit dem Universum herstellt. Im Empfinden dieser Magie kann bei der Frau der Wunsch erwachen, sich in die Dynamik »Reiten des Tigers« hochzudehnen.

Der Mann kann dabei wie beim Kosmischen Koitus Energie vom Universum in sich aufnehmen und über ihre sexuelle Vereinigung an sie weiterleiten. Die Frau lässt dann über ihr siebtes Chakra Energie in die Erde fließen. Auf diese Weise bilden sie gemeinsam einen Energiekanal zwischen Universum und Erde.

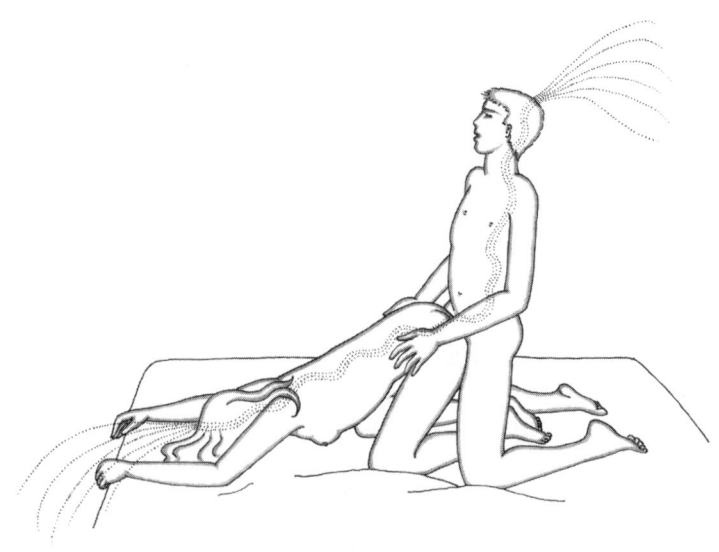

»Reiten des Tigers«

Wenn die Frau auf dem Rücken des Mannes liegt, ist dies erst einmal ungewohnt. Diese Möglichkeit wird kaum bedacht und selten in die Tat umgesetzt. Diese »führende« Stellung kann sie und ihren Geliebten stimulieren. Ihn sanft mit ihren Brüsten zu liebkosen ist nur eine genussreiche Variante dieser Dynamik. Sie kann seinen Rücken, sein Gesäß und seine Beine mit vielen ihrer Körperteile zärtlich streicheln. Relativ viele Männer klagen, dass ihr Po keine zärtliche Berührung kennt. Und viele andere Männer haben darüber noch gar nicht nachgedacht. Das Ignorieren dieser Dynamik, die dem Mann eine ausdrückliche Yin-Position zuweist, ist nur ein Aspekt des patriarchalischen Denkens, das in unserer Psyche noch immer vorherrscht.

Wenn er ihr erlaubt, seine körperliche Schutzhaltung zu durchdringen, indem er sich seine Rückenseite von ihrer weichen Vorderseite liebevoll verwöhnen lässt, löst sich die Verspannung seines Rückens. Eine solche Hingabe hat nichts mit Passivität oder Schwäche zu tun. Doch es erfordert bei vielen Männern eine innere Anstrengung, ein solches Loslassen und freies Geschehen-Lassen zuzulassen.

Dynamiken in Seitenlage
Gesicht zu Gesicht
In dieser entspannten Situation können sich zwei Liebende auf unterschiedlichste Weise näherkommen. Sie können zum Beispiel empfindsame Körperzonen aufspüren und feinste Energiekanäle bewusst wahrnehmen, wenn Sie einander mit einer Feder streicheln. Dieses Empfinden kann natürlich auch zu Erregung führen. Viele Menschen, die in ihrem Leben viel Stress erleben, ertragen solche feinfühligen Empfindungen anfangs gar nicht. Andere sind kitzelig, da sie verinnerlicht haben, ihre sexuelle Energie und ihre orgasmischen Gefühle weitgehend zu unterdrücken. Beginnen Sie in diesem Fall mit einem sanften Anhauchen des Körpers Ihres Geliebten – möglicherweise aus einiger Distanz.

Ein anderes Mal können Sie die Begegnung zunächst durch gemeinsames Ruhen vertiefen, wobei Sie durch intensiven Augenkontakt Vertrauen zueinander aufbauen.

Rücken zu Rücken
Wir denken oft, diese Position drücke Ablehnung aus oder sei ein unmissverständliches Sich-Abwenden. Als eine Form ver-

tiefter Begegnung in vollkommenem Vertrauen kann die Rücken-zu-Rücken-Dynamik in Seitenlage die Liebenden jedoch für ein feineres Strömen und Austauschen der Energie zwischen ihnen öffnen. Dabei müssen sie sich darauf einlassen, ihre Chakren auf der Rückenseite ihrer Körper ausfindig zu machen. Sie können auch Spaß dabei haben, gemeinsam mehr über die oben beschriebene biologische Schutzfunktion des Rückens zu entdecken.

Wenn Synergie zwischen den Liebenden erreicht ist, können sie nun gegenseitig ihre Chakren sowie ihre natürliche Sensibilität am Rücken stimulieren. Aktivierte Chakren am Rücken verfeinern die Wahrnehmung. Eine hoch empfindsame Wahrnehmung ist jedoch nicht mit erhöhter Verwundbarkeit gleichzusetzen. Vielmehr werden Sie erkennen, dass mit einer intensivierten Körperwahrnehmung ein erweitertes Bewusstsein einhergeht. Lügen können dann zum Beispiel unmittelbar durch die körperliche Wahrnehmung der Energieschwingung, die die gesprochenen Worte mit sich bringen, gefühlt werden. Körperwahrnehmung macht Sie sogar für Schwingungen herannahender Gefahr von hinten wachsamer, insbesondere wenn Ihr Rücken entsprechend sensibilisiert ist. Dank dieser Feinfühligkeit fühlen Sie sich in den letzten Jahren des Zeitalters der Dunkelheit und während des Umschwungs zum Zeitalter der Wahrheit unter uns Menschen sicherer. Konsequenterweise wird man bei einer solch erweiterten Wahrnehmung generell nur noch in Übereinstimmung mit den gesprochenen Worten handeln.

Es kann diese subtile Wahrnehmungsfähigkeit in Ihnen erwecken und weiter ausformen, wenn Sie fühlen, wie die

Schwingungen der Stärke und Wärme Ihres Geliebten Ihren Rücken durchdringen. Wenn Sie dabei intensiv atmen, fühlen Sie in der Wirbelsäule vielleicht ein intensives Kribbeln. Es kann sich bis zu einem starken Schwingen Ihres Energieflusses in der Wirbelsäule, Ihrer »Inneren Flöte«, intensivieren.

Eine persönliche Erfahrung

Es ist bereits einige Jahrzehnte her, dass ich auf meinem Heimweg von der U-Bahn-Station spätnachts durch einen langen, spärlich beleuchteten Tunnel gehen musste. Nur ich und ein anderer Fahrgast schlugen diesen Weg ein. Ich konnte diesen Mann, der hinter mir ging, fühlen und die Beschleunigung seines Schrittes wahrnehmen. Ein eigenartiger Schauer an meinem Rücken, besonders in Höhe meines Zentrumschakras und meines Genitalchakras, ließ in mir alle Zweifel bezüglich seiner Absichten verschwinden. Dieser Mann hatte es auf mich abgesehen. Die Art der Vibrationen, die ich von ihm wahrnahm, verstärkte sich – bis sie so intensiv wurden, dass ich mir der drängenden Notwendigkeit bewusst wurde: »Ich muss etwas tun, um mich zu schützen.« Ohne über die Konsequenzen nachzudenken, ließ mich dieser glasklare Gedanke stoppen und ich drehte mich langsam um.

Mit wenigen Schritten hatte er mich eingeholt. Ich sah, dass er offensichtlich ein ausländischer Arbeitnehmer war. Mein Umdrehen hatte ihn offensichtlich verwirrt und er geriet noch mehr aus der Fassung, als ich ihn grüßte. Es dauerte einen Moment, dann antwortete er auf Deutsch. Realisierend, dass es zwischen uns keine Sprachbarriere gab, sagte ich ihm, dass ich seine Schwingungen gefühlt hatte. Mit einem plötzli-

chen Mitgefühl für seine Situation sagte ich ihm weiter, dass ich mir vorstellen könne, wie einsam er sich als Ausländer in dieser großen Stadt fühlen müsse. Er stimmte mir aus vollem Herzen zu. Dadurch begann die Spannung nachzulassen. Seine ehrliche Antwort hatte die letzte Angst verjagt. Ich nahm sein Bedürfnis nach sozialem Kontakt wahr und lud ihn auf eine späte Tasse Tee in meine kleine Wohnung ein.

Der zehnminütige Weg zu meinem Zuhause brachte Teile seiner persönlichen Geschichte, alleine als junger und unverheirateter türkischer Arbeiter in Deutschland zu leben, zutage. Während wir in der Wärme meines Apartments Tee tranken, sprach er von seinem Wunsch, mir körperlich nahe zu sein. Da ich jedoch keinerlei Bereitwilligkeit dazu zeige, würde er mich jetzt völlig respektieren und niemals etwas gegen meinen Willen und meine Wünsche tun.

Rücken-Umarmung

Diese Umarmung, gemeinhin als »Löffelposition« bezeichnet, kann vielfältig, etwa in der »hingebend-nährenden Dynamik« (siehe Seite 249f.) angewandt werden. Eine Abänderung dieser Dynamik ist die Seitenlage in der Art des »Versteckens im Canyon« (siehe Seite 317f.). Zu anderen Zeiten kann sie als entspannende Ruhestellung zwischen den hohen Wellen der Liebesbegegnung willkommen sein.

Wenn Sie als Frau Ihren Geliebten von hinten umarmen, können Sie Ihre Kreativität spielen lassen und sich zum Beispiel während des Ausatmens Ihre Brüste als sich öffnende Knospen vorstellen. Durch Ihre erblühenden Brüste strahlen Sie vitale Liebesenergie in seinen Rücken aus.

Nacken und Schultern haben Zärtlichkeiten oft bitter nötig, da sich im Nacken die jahrtausendelange Aufspaltung von Geist und Körper körperlich als stark verdichtete Energieblockaden niedergeschlagen hat. Diese Blockaden des Energieflusses können so weit gehen, dass Halswirbel völlig außerhalb ihrer richtigen Position stehen. Verletzungen wie etwa ein Schleudertrauma bringen dann noch weitere Komplikationen. Das Liebkosen dieses äußerst wichtigen und oft schmerzenden Körperteils in der Rücken-Umarmung leitet auf angenehme Weise eine grundlegende Heilung ein.

Um bequem zu liegen, verwenden Sie in dieser Position – falls nötig – Kopfkissen. Wenn Ihre Halswirbelsäule verhältnismäßig gesund ist und Ihr Energiefluss ungehindert hindurchfließen kann, können Sie sich wie eine Katze schmiegsam bewegen und hinlegen. Vielleicht kommen Sie dann an den Punkt, nie mehr in Ihrem Leben ein Kopfkissen benutzen zu wollen.

Beinverzweigung

In der seitlichen Form der Beinverzweigung liegt gewöhnlich der Mann in Seitenlage, während die Frau halb auf ihrem Rücken liegt. In dieser sogenannten »Scheren-Position« kann sein Lingam in ihrer Yoni sein oder äußerlich an ihrem zweiten Chakra vibrieren. Sie spürt dabei möglicherweise seinen Herzschlag im Lingam.

Sie werden diese Beinverzweigung manchmal zwischendurch als Ruheposition erleben, wenn Sie die verschiedensten Dynamiken durchlaufen. Sie können dabei durch intensiven Augenkontakt, durch ein innerliches Vibrieren, durch Kontraktionen Ihres Pc-Muskels oder mithilfe von Mudras Ihrer vier Hände verschiedenste Stufen emotionaler, spiritueller und körperlicher Energieverbindungen entdecken.

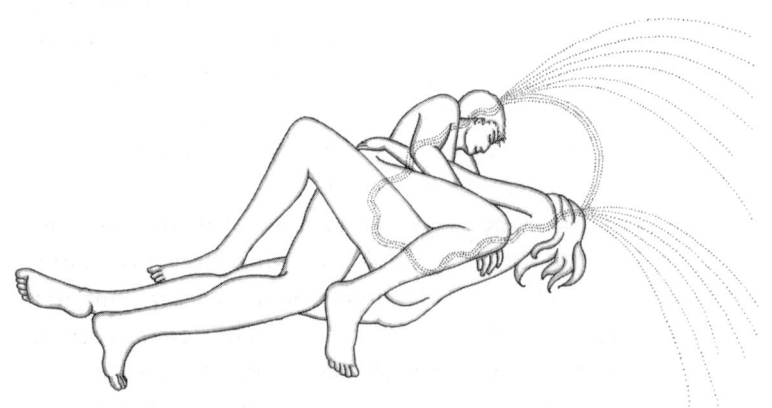

Beinverzweigung in Seitenlage

Die praktische Umsetzung der Dynamiken erfordert oft eine Hilfeleistung von Händen, Armen, Ellbogen, Unterarmen, Knien und Füßen – neben Kissen und Decken –, um unangenehme Muskelbelastungen zu verhindern. Eine Ermüdung verschiedener Körperteile wird jedoch vor allem durch Veränderungen in den Stellungen vermieden. Während von einer Dynamik in eine andere übergewechselt wird, braucht der Lingam die Yoni nicht zu verlassen; der intensive Kontakt kann trotz der Bewegung beibehalten werden. Beide können die Freude eines leichten gemeinsamen Schiebens und Drückens der Becken entdecken, wenn sie fließend in die nächste Dynamik übergehen.

Sie haben sicher schon festgestellt, dass Sie bei vollem Genuss der eigenen Bewegungen höhere orgasmische Stadien erfahren. Lassen Sie sich also von der Weisheit Ihres Körpers leiten. Diese authentischen Bewegungen, zusammen mit der Wahrnehmung all Ihrer Sinne, können zu sprachloser, aber tiefster Kommunikation mit dem Geliebten führen. Da höheres Bewusstsein nichts mit Sprache zu tun hat, sondern im nichtsprachlichen Bereich entwickelt und weiterentwickelt wird, können Sie hier gemeinsam eine höhere Bewusstseinsstufe erreichen. Erinnern Sie sich, dass Meditation ihren Ursprung in der Vereinigung von Mann und Frau hat, in jenem Bereich, in dem die Menschen das erste Mal festgestellt haben, dass es einen nichtsprachlichen, hohen Bewusstseinszustand gibt.

Die körperliche Vereinigung: Das tantrische Maithuna

Im Erreichen voller Ekstase des Maithuna öffnet sich ein Mensch zur Unendlichkeit. Sie können durch die körperliche Vereinigung nicht mehr in der »anderen Hälfte« verloren gehen, nachdem Sie »all-ein« geworden sind. Sie werden jetzt auch nur nach einem Partner Ausschau halten, der selbst »all-ein« ist. Das kann natürlich auch der Lebensgefährte sein, mit dem Sie schon jahrelang zusammen sind und der ebenso wie Sie einen großen Veränderungsprozess durchlaufen hat. Individuell sind Sie eins, ein Mikrokosmos in sich selbst, jedoch Teil des Großen Einen, dem Universum. Tief in Ihnen selbst – in Ihrer DNA[20] – ist das Wissen verankert, dass Blut alle Wesen des Planeten Erde in Einheit verbindet. Genauso wissen Sie, dass diese Erde ein mikrokosmischer Organismus im Makrokosmos – dem Universum – ist.

Mit diesem Wissen ist es kaum noch wichtig, Erklärungen über den Anfang und das Ende des Universums zu finden. Vielleicht tragen Sie sogar eine unaussprechliche Ahnung davon in sich. Sie haben erkannt, dass Zeit und Raum begrenzte Dimensionen des eingeengten Geistes des Menschen sind, der durch seinen materiellen Körper den Weg von Geburt und Tod als linear und zeitlich begrenzt erfährt.

Das intime Verweben und Vereinen von Liebesvibrationen mit einem Partner ist im Tantra im doppelten Sinne grenzenlos. Es ist endlos in seiner Kreativität und es geht weit über sich selbst und über die Paarbeziehung hinaus. Sicherlich brauchen wir einige Anregungen, um auf liebevolle Weise unsere eigene Kreativität zu steigern. Sie liegt im Moment weltweit mehr oder weniger auf Anfängerniveau. Über viele Jahrhunderte hinweg wurde körperlicher Liebesausdruck unterdrückt. Nun ist die Zeit gekommen, die uns erlaubt, uns individuell davon zu befreien. Unsere eigene Befreiung schwingt dann über uns selbst hinaus und hat ihre Wirkung in unserem Umfeld. Die auf sozialem Feld größte Auswirkung ist wahrscheinlich dadurch gegeben, dass ein wirklich befreiter Mensch niemals in der Lage ist, andere zu unterdrücken.

Werfen wir zuerst einen Blick nach Indien, wo der Liebesausdruck in religiöse Rituale der damals herrschenden Kaste der Brahmanen eingebunden war, der Kaste, die mit Brahman, dem Universum, in direktem Kontakt stand:

Die Tradition des Bandha

»Bandha« bedeutet wörtlich »die Energie binden«. Diese ursprüngliche Tradition wurde immer als eine Verbindung energetischer Bande im universellen Kontext verstanden. Bandhas gab es in jeder Liebesbegegnung, und das an erster Stelle stehende Bandha wurde zu Beginn einer lebenslangen Paar-Beziehung geformt. Das wichtigste Bandha ist das der Eltern-Kind-Beziehung. Eltern der höheren Kaste besaßen im frühen Indien eine höhere Bildung hinsichtlich der Komplexität alles Universellen. Daher hielten sie sich durch ihr Wissen und ihre Weisheit auch für befähigt, einen Partner für ihre Kinder auswählen zu können. Diese Kompetenz wurde von einem homogenen religiösen System untermauert. Das moderne Indien weist ernste Verformungen dieser Tradition auf und es gibt heute nur wenige Fälle, in denen eine fundierte Wahl für eine arrangierte Ehe getroffen wird. Dennoch ist die Tradition, die Jungen und Mädchen häufig bereits während der Kindheit ihren Lebensgefährten aufbürdet, immer noch weit verbreitet. Obwohl der Kaste der Brahmanen das Zeitalter der Dunkelheit und dessen Folgen wohl bewusst waren, hat dieses Wissen Indien nicht davor bewahrt, diese Periode ebenfalls zu durchlaufen, bevor es nun das Zeitalter der Wahrheit erreichen kann. In der heutigen Zeit, in der weltweit viele Menschen das Potenzial der Transformation ihrer selbst zur Existenz als Mikrokosmos in sich tragen, um eben diesen Wandel zum Zeitalter der Wahrheit zu ermöglichen, wird in Indien die »Liebesehe« des Westens heftig diskutiert. Auch heute heiraten nur manche indische Paare aus ihrem – authentischen – Liebesgefühl zueinander; ein Grund dafür ist sicher, dass dieses Gefühl auch wesentlich weniger mit der Notwendigkeit der Versorgung zu tun hat, je mehr die Frau ins Arbeitsleben eingebunden ist. Die Intensität der Diskussion der »Liebesehe« und die Zunahme berufstätiger Frauen zeigen, dass sich Indien in diesem Punkt in einem sozialen Wandel befindet. Er wird die alte, überfällige Tradition der arrangierten Ehe über kurz oder lang weitgehend auflösen.

Ein maßgeblicher Teil der Bandhas einer Liebesbeziehung liegt in der übereinstimmenden Schwingung des Liebesgefühls, das zwischen den Herzchakren der Liebenden besteht. Je bewusster die Schwingung der Liebe im Herzchakra, das das einzige nicht im Gehirn liegende Nervenzentrum ist, wahrgenommen wird, desto besser kann ein Mensch die biologische Tätigkeit seines Herzmuskels beeinflussen. Dies erlaubt, den Herzschlag und den Blutdruck bewusst zu verändern, was echte Yogis und Yoginis praktizieren.

Ein weiterer wichtiger Teil der Bandhas zwischen den Liebenden besteht in der Energieschwingung zwischen ihren beiden Sexualchakren. Wenn das Bandha stark ist, kann die Frau die Muskeln ihrer Yoni wie ein vielbesaitetes Instrument – in universeller Harmonie – »spielen« lassen.

Andere fortgeschrittene Anteile der Bandhas zwischen den Geliebten sind jene Energiebande, die sie durch gemeinsame Meditationen, Visualisierungen (Yantras) und Mudras bilden und anwenden.

Sie erinnern sich vielleicht, gehört oder gar selbst erlebt zu haben, dass sich zwei Menschen das erste Mal trafen, und es ihnen so vorkam, als kannten sie sich bereits. Andere treffen sich an einem Ort, zu einem Moment oder bei einer Veranstaltung und wussten vorher, dass sie dort »die« Person treffen würden. Ihre Bandhas haben sie zur richtigen Zeit zusammengeführt.

Bandhas machen müde Teile des Gehirns munter. Als Ergebnis von Energiekreisläufen können sie ihrerseits die Bildung neuer Energiekreisläufe verursachen. Verblüffende, von einengenden Denkweisen befreiende Orgasmen entstehen, wenn in einer Beziehung ein starkes Bandha – gewöhnlich durch eine prä-dominante frühere Lebenszeit – gegeben ist. Ein solcher Orgasmus entfacht Blitze oder eine Serie von Blitzen im Gehirn, wodurch es von alter Programmierung freigeblasen wird. Befähigt durch ein komplexes Energie-Kanal-System, das durch den ganzen Körper und seine Aura hindurch hoch sensibilisiert worden ist, werden von der Yoni oder vom Lingam Botschaften von erlebtem Genuss mit solcher Kraft zum Gehirn übertragen, dass sie die bestehende Angst ersetzen. Diese neu gewonnene Freiheit bleibt bestehen, bis sich alte Ängste wieder einschleichen wollen. Sie können allerdings nicht mehr so rasch die Oberhand gewinnen, da die erhöhte Bewusstheit nun wesentlich schneller auf sie aufmerksam macht. Ein zuvor schweres Gehirn kann nun Leichtigkeit und eine bisher unbekannte Fülle erfahren. Je freier das Gehirn von Energieblockaden ist, desto mehr strahlt es Energie aus. Diese Aura des Gehirns kann klar sichtbar werden. Der Heiligenschein hat wohl darin seinen Ursprung.

Bandhas: Mittel für Heilkünste

Bandhas sind ein Mittel für hoch entwickelte Heilkünste, da sie im physischen Körper und in der Denkweise große Veränderungen bewirken können. Nachdem das Gehirn von Energieblockaden befreit worden ist, was oft, wie beschrieben, durch Blitze im

Gehirn erlebt wird, kann unblockierter orgasmischer Energiefluss leichter in oder durch kranke Teile des Körpers geleitet werden. Durch ein Visualisieren des inneren Energieflusses wird der Heileffekt intensiviert; ernsthafte Krankheiten können auf energetischem und körperlichem Niveau geheilt werden. Echte energetische Bewusstheit kann ebenso Veränderungen in biochemischen Prozessen des Körpers hervorrufen; dies tritt sogar oft als »Nebeneffekt« einer Bewusstseinsveränderung auf. Eine Kräftigung des Immunsystems und eine Heilung war sogar in Fällen von HIV-Infektionen beobachtet worden.[21]

Ein Partner, der Heilung braucht, muss während der Liebesbegegnungen vorübergehend stärker im Yin-Zustand sein, um mit Unterstützung seiner/ihres Geliebten diese äußere Ruhe für seine innere Konzentration zu nutzen.

Dynamiken im tantrischen Maithuna

Bestimmte Dynamiken waren in den Kreisen der Tantriker gebräuchlich. Sie dienten ausdrücklich dazu, als Paar das Bandha mit der Energie des Universums zu erleben und zu erweitern. Man sprach dabei auch von einem Erreichen der »Höheren Realität«.

Das Knien am Tor der Freude

In dieser Dynamik, die auch das »Knien am Tor des Himmels« genannt wird, liegt die Frau auf dem Rücken und lässt ihre Waden auf den Schultern des Mannes liegen. Er kniet und hat seinen Lingam in ihrer Yoni. Sie kann auch ihre Brüste berühren, sensibel mit einer Brustwarze spielen und die dadurch gesteigerte Energie von ihrer Brust zu ihrem Sexualchakra leiten.

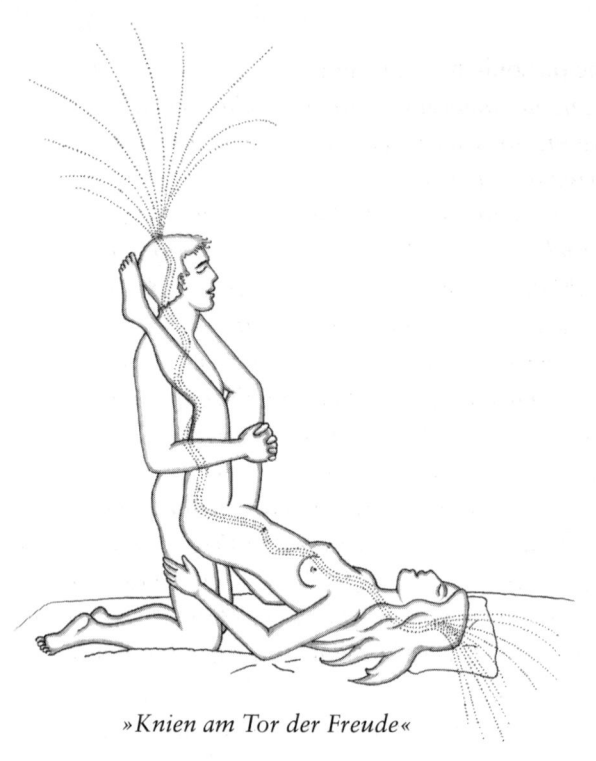

»Knien am Tor der Freude«

Partner, die im Maithuna vereint das Öffnen ihrer Chakren fühlen, können ihre Wahrnehmung der kosmischen Schwingungen, die sie durch das Kronenchakra aufnehmen, erhellen und sich in eine erweiterte Wahrnehmung der Realität einstimmen. Ihr inneres Auge erkennt plötzlich klare Bilder von Orten, Zeiten und anderen Dimensionen, deren Existenz ihnen niemals bewusst war. Seien Sie neugierig auf das, was in Ihnen aufkommen wird.

Eine persönliche Erfahrung

Cesar, ein außergewöhnlich begabter mexikanischer Künstler, vereinte in seiner Person ein genetisches Erbe aus Europa, Afrika und dem alten Amerika.

Nachdem wir uns bisher nur wenige Male gegrüßt hatten, traf ich ihn eines Tages unter einem einfachen Dach aus Palmenblättern an. Er verwandelte gerade ein großes Stück schwarze Koralle in eine Skulptur. Ich musste mich einfach dazusetzen: Die Ruhe, die er mit dem harmonischen Tun seiner Hände ausstrahlte, hatte mich in Bann gezogen. Der Wellengang an der Meeresküste im Hintergrund beruhigte mich, und dieser Frieden führte mich an einen Ort tief unten im Ozean, wo dieses Stück schwarze Koralle herstammen mochte. Ich fühlte mich vom endlosen Ozean getragen, und war so weggetreten, dass ich gleichzeitig die Empfindung verspürte, frei im Universum zu schweben. Mehr als eine Stunde befand ich mich in diesem Stadium. Nur durch die Ausstrahlung seines Seins hatte Cesar meinen bevorzugten Bewusstseinszustand in mir hervorgerufen, der die Begrenztheit von Raum und Zeit überschreitet. Mit einem Kuss bedankte und verabschiedete ich mich.

Dieses Zusammentreffen sollte jedoch nicht unser letztes sein, und mit der Zeit führte unser Bandha zu einer unvergesslichen Liebesbegegnung. In einem großen Dachzimmer, lediglich mit einer Papaya und Wasser ausgestattet, fielen wir in einen endlosen Liebestanz, der zwei Nächte und einen Tag anhielt und nur von sporadischem Schlaf unterbrochen wurde. Als wir uns wieder einmal in das »Knien am Tor der Freude« begaben, zeigte mir eine innere Vision die Umrisse eines in

Stein gehauenen Reliefs, das in vielfacher Ausführung an den Ruinen von Tulum vorkommt.

»Das ist der ›Herabsteigende Gott‹ von Tulum!«, brach es aus mir hervor. (»Tulum« bedeutet: »dort, wo die Sonne geboren wird«.) Meine Begeisterung war für Cesar, der niemals in Tulum gewesen war und von diesen Reliefs des »Herabsteigenden Gottes« niemals gehört hatte, allerdings nicht nachzuvollziehen.

Die Kosmologie der Maya in Zentralamerika kannte offensichtlich verschiedenste Formen tantrischer Praxis. Nachdem ich zehn Jahre meines Lebens überwiegend in der Region der Maya in Mexiko verbracht hatte, gab es für mich keinerlei Zweifel mehr, dass die herrschende Klasse der alten Maya-Kultur, die in manchen Orten, wie zum Beispiel in Palenque, vor etwa 3000 Jahren von Frauen geführt wurde, wusste, wie energetische Bandhas im Universum zu weben sind. Auf diese Weise gewannen die Maya ihre außergewöhnlichen Kenntnisse, die sogenannte Maya-Kosmologie. Zu dieser Überzeugung kam ich, als ich in dieser Region zahlreiche Heilbehandlungen durchführte. Während dieser Behandlungen hatte ich eine Reihe von Visionen über die Maya-Kulturen. Im Leben mit Maya-Indianern wurde ich mit ihrer gegenwärtigen Kultur vertraut. Dabei wurden mir diese Visionen erhellt, welche sich in vielen Meditationen zu einem Gesamtüberblick zusammenfügten.

Dreipunkt-Genuss
Die Frau sitzt in einer katzenähnlichen Stellung rittlings mit weit gespreizten Knien auf ihrem Geliebten, der auf dem Rü-

cken liegt. Ihre Brüste können auf seiner Brust ruhen. Er kann nun energetisch – ohne äußere Bewegung – mit seinem Zeigefinger ihren After anregen und dabei auch ihren Juwel berühren. Sie genießt die natürliche Zunahme erotischer Energie, wenn sein Lingam in dieser Dynamik leichten Druck auf ihren Sakralen Plexus ausübt oder dort nur vibriert.

Im nächsten Schritt begibt sich sein Finger sanft in ihren After, von wo er Bewegungen seines nun leicht penetrierenden Lingams zur indirekten, zunehmenden Stimulation ihres Sakralen Punkts ausführen kann. Mit seinem anderen Finger erregt er feinfühlig ihre Klitoris, entweder mit leichtem Rhythmus oder durch Energie, die er von einer äußerlich ruhigen Fingerspitze ausstrahlt. Schon die energetische Bewegung seines Fingers erweitert die Stimulation des Energieflusses in ihren Nadis. Mit Bewusstheit und einer Ausatmung kann die Frau diese Energie durch ihren Körper, ihre Haut und ihre Aura hindurch nach außen strahlen und dorthin senden, wo Energie gebraucht wird: zu einer geliebten Person, die krank ist; in ein Land, mit dem sie sich sehr verbunden fühlt und in dem ein starker Konflikt herrscht; zu einem Nahestehenden, der sich in einer schwierigen Lebenssituation befindet. Vom Mann auf diese Weise stimuliert, empfindet die Frau eine hohe Energieladung in jenen Zonen, welche ihr Shakti entflammen können und die eine absolute Öffnung zum Universum ermöglichen. Dadurch wird sie mit unendlicher Energie versorgt, die sie aussenden kann.

Achten Sie bei den Berührungen in dieser Dynamik unbedingt darauf, die feine Grenze zwischen Ekstase und Überstimulierung nicht zu überschreiten. Wenn eine Frau in Ekstase ist, braucht sie kaum mehr eine Stimulierung. Dann ist die energetische Ausstrahlung des oder der Finger angebracht.

Des Weiteren möchte ich Sie darauf aufmerksam machen, dass der sanft im After liegende Finger eine sehr positive Auswirkung auf die Befreiung des Kundalini-Kanals in und entlang der Wirbelsäule haben kann. Berücksichtigen Sie zu guter Letzt, dass diese Dynamik nicht bei jedem weiblichen Körperbau möglich ist.

Yab-Yum-Herzverbindung

Wenn Sie in sich als Paar, mit Ihren Sexualchakren vereint, eng in der Yab-Yum-Dynamik umarmen, laden Sie sich durch entgegengesetztes Atmen energetisch auf.

Mit einer langen Einatmung nehmen Sie als Frau die von seinem Lingam in seiner Ausatmung abgegebene Energie auf und lassen sie zu Ihrem Herzchakra hochsteigen, das nun mit der kraftvollen Yang-Energie Ihres Geliebten angereichert wird. Bei Ihrer Ausatmung übergeben Sie diese verstärkte und kraftvolle Energie aus Ihrem Herzchakra in sein Herzchakra – mit einer vielleicht noch engeren Umarmung. Bei seinem gleichzeitigen Lufteinholen nimmt Ihr Geliebter diese Energie in sein Herz auf.

Im Tantra wird das Herz der Männer als von Natur aus »retrograd« (rückläufig) bezeichnet, worüber ich bislang keine näheren Auskünfte finden konnte. Ich vermute, dass diese Ausdrucksweise bedeutet, dass – wie bereits ausgeführt – der Mann sein Herzchakra dann öffnen kann, wenn sein Penis akzeptiert wird.

Wenn Ihr Geliebter nun diese Energie in sein Herz aufnimmt, kann er sich sehr bestärkt fühlen und sein Herz weit öffnen. Somit wird sein Herz in der Tat durch seine eigene sexuelle Energie, die durch Sie als seine Geliebte an ihn zurückfließt, regeneriert und geheilt.

Bis zu einem gewissen Grad bestimmt das Bestreben der Frau – zusammen mit ihren Gefühlen und Handlungen –, ob ein Mann sein Herz öffnen und Intimität im vollen Ausmaß des Maithuna leben kann. Selbstverständlich ist offene Kommunikation bei einer intimen Begegnung vorzuziehen, jedoch kann eine Frau diese Technik in besonderen Fällen auch einmal diskret anwenden, ohne dass er dies wahrnimmt.

Yab-Yum-Dynamik mit unendlichem Kreis

Im Sitz der Yab-Yum-Dynamik können beide Liebende entgegengesetzt atmen, während sie ihre Becken leicht schwingen. Sie vollziehen diese Bewegungen rhythmisch, wobei die übliche Grundregel für das Atmen gilt, dass das Einatmen mit einem Einziehen oder Annehmen von Energie erfolgt und das Ausatmen mit einem Loslassen und der Übergabe von Energie verbunden ist.

Während der Mann mit einer Ausatmung sein Becken nach vorne hinunterschwingen lässt und dabei von seinem Sexualchakra Energie an die Frau abgibt, nimmt die Frau gleichzeitig diese Energie mit einer Einatmung an und bewegt ihr Becken nach hinten und nach oben. Dabei zieht sie den Energiefluss von ihren Genitalien in ihrem stärksten Nadi, dem Sumsumna in der Wirbelsäule, nach oben. Mit ihrer nächsten Ausatmung überträgt sie diese Energie von Mund zu Mund an ihn, während sie ihr Becken wieder langsam und einen Rhythmus findend nach unten sinken lässt. Dort nimmt sie im zweiten Chakra die Energie, die er in seinem Sumsumna in sein Sexualchakra hinterunterfließen ließ, auf. Der Energiekreislauf, der durch beide geht, ist somit geschlossen. Er kann fortgesetzt werden, solange beide es wünschen. Die beiden Körper bewegen sich dabei ein klein wenig wie eine Waage mit zwei Waagschalen.

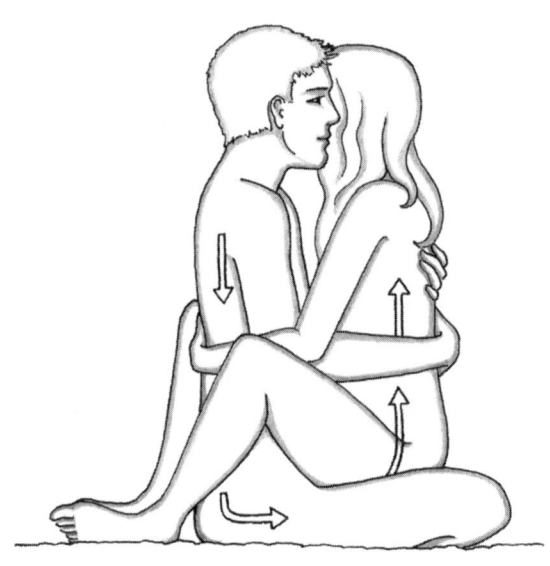

Gemeinsames Schwingen beider Becken
in der Yab-Yum-Dynamik

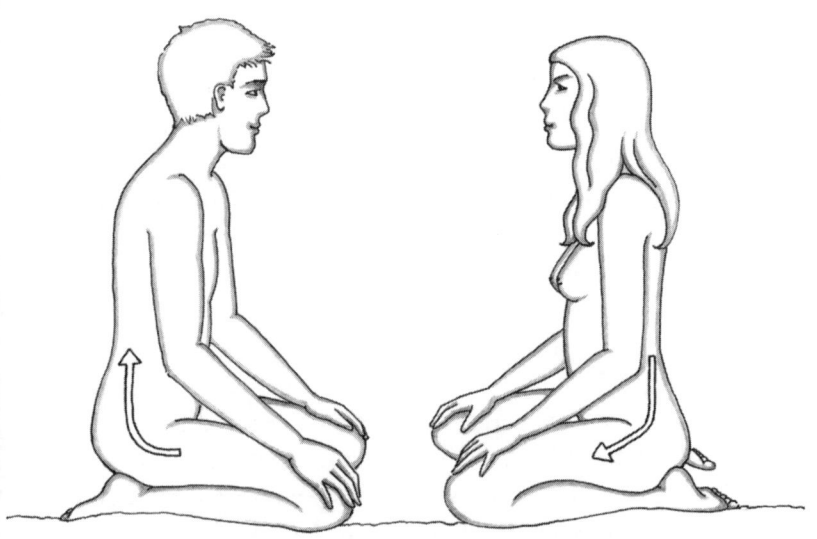

Individuelles Schwingen des Beckens

Je nach der von den Geliebten gewählten Art der Energieübergabe kann die Frau diese Energie statt über den Mund durch ein Chakra an ihn abgeben: über ihr Zentrumschakra, Herzchakra oder Kehlkopfchakra oder durch ihr Drittes Auge. Mithilfe eines Energiebogens kann diese Energieübertragung auch am Kronenchakra beginnen. Lassen Sie diesen Energiekreislauf durch Sie beide hindurchfließen. Mit etwas Übung verstärken sich bei gutem Einklang der Liebenden die Energie und die damit auftretende freudige Erregung.

Sie können diesen Energiekreislauf durch die Aufnahme universeller Energie am Kronenchakra mit größerer Intensität beginnen. Einatmend wird wie beim Kosmischen Koitus (siehe Seite 208) vom Mann die kosmische Energie aufgenommen, die er in seiner »Inneren Flöte« zu seinem Sexualchakra fließen lässt. Dort findet die Übergabe dieser Energie an seine Geliebte statt und der Energiekreislauf schließt sich – wie soeben beschrieben – durch die Übertragung der Energie über den Mund oder an einem der oberen Chakren.

Weitere Variationen dieser Dynamik ergeben sich aus der Bandbreite möglicher Visualisierungen. So kann der Mann zum Beispiel eine aufgehende Sonne an einem sehr schönen Ort in der Natur visualisieren und die Energie dieses Sonnenlichtes mit einer langen Einatmung in sein Drittes Auge aufnehmen. Wenn diese Energie in sein zweites Chakra gesunken ist, nimmt sie seine Geliebte durch die sexuelle Vereinigung einatmend in ihre Yoni auf. Der Kreislauf schließt sich wie oben beschrieben.

Nach einiger Zeit kann die Richtung des Energiekreislaufs umgekehrt werden. Sie kann von ihrem Sexualchakra Shakti-Energie an seine Genitalien abgeben. Mit seiner langen Einatmung absorbiert er diese Energie und zieht sie von seinem Lingam durch alle Chakras in seiner »Inneren Flöte« hoch. Er kann ihr dann diese Energie wieder von Mund zu Mund übergeben. Wenn er die Energie über einen Verbindungsbogen am Kronenchakra an sie überträgt, können Gefühl und Wahrnehmung zu einem unendlichen Kreis erweitert werden. Dazu lässt sie in dem Moment, in dem sie seine Energie in ihr Kronenchakra aufnimmt, die Energie vom Universum in den aufnehmenden Fluss mit einströmen. Wenn sie so das kosmische Bandha mit ins Spiel gebracht hat, bringt ihre lange Einatmung diese fusionierte Energie in ihrer »Inneren Flöte« nach unten zu ihrem Sexualchakra. Der Kreislauf der Energie schließt sich, indem der Energiestrom dort an ihn übergeht.

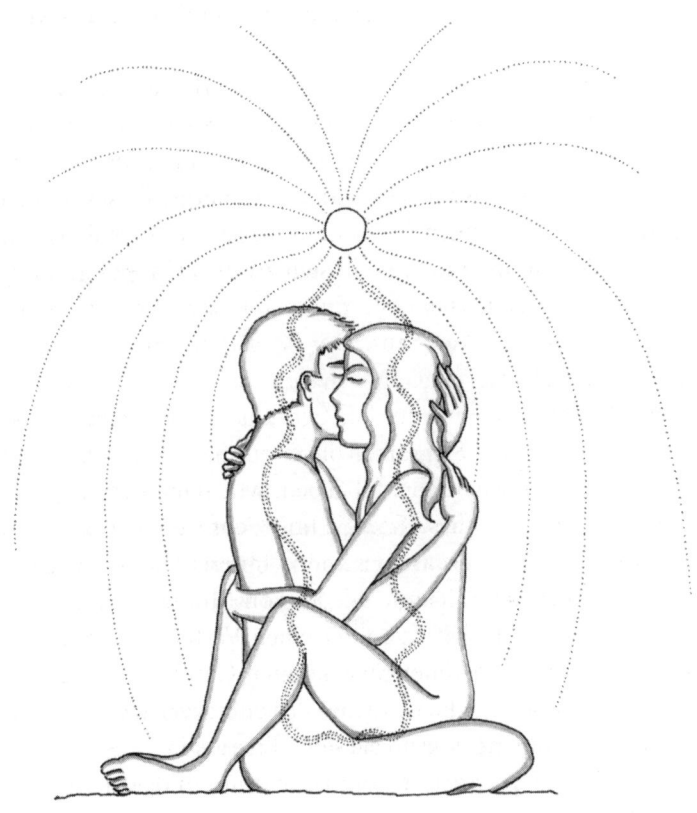

Yab-Yum-Dynamik mit unendlichem Kreis

Fortgeschrittene in der praktischen Anwendung des Tantra können sich in einer meditativen Yab-Yum- Dynamik über das universelle Zentrum im Körper (Nabel) zum Universum öffnen. Sie können an dieser kleinen, aber so wichtigen Körperstelle durch die Einatmung Energie aus dem Universum aufnehmen und durch ihre Ausatmung aus sich ausfließen lassen. Durch die auf diese Art kultivierte Nutzung von Energie fühlen sich die Liebenden möglicherweise in einer solch kraftvollen Verbindung zu universeller Liebesschwingung, dass sie fähig sind, Energie in der Form des Roten Tantra (siehe Seite 64) auszusenden (siehe Illustration). Der Grad der spirituellen Kraft eines Bandhas und dessen bewusste Wahrnehmung entspricht der Wirkungskraft des Roten Tantra, die ein Paar in Bewegung setzen kann.

Besondere Lebenserfahrungen haben mir einen kleinen Einblick in diese erstaunlichen und beinahe vollständig verborgenen Fähigkeiten des menschlichen Wesens geschenkt. Es ist noch zu ergründen, wie weit uns eine zunehmend bewusste und erweiterte Wahrnehmung der Energie des Universums durch unseren Körper bringen kann. Ich spreche hier nicht von Rätseln! In der alten Kultur der Maya waren Menschen fähig, durch ihre Körper vielfältigste Informationen über unsere Galaxie und das Universum zu gewinnen.

Wer mit aller Macht versucht, Dinge im Leben zu forcieren, wird Misserfolg und Enttäuschung ernten. Alles im Leben hat seine Zeit und seinen Ort. Der oder die richtigen Partner für solch tief gehende universelle Begegnungen werden Sie zur rechten Zeit unter den richtigen Umständen finden. Falls Sie

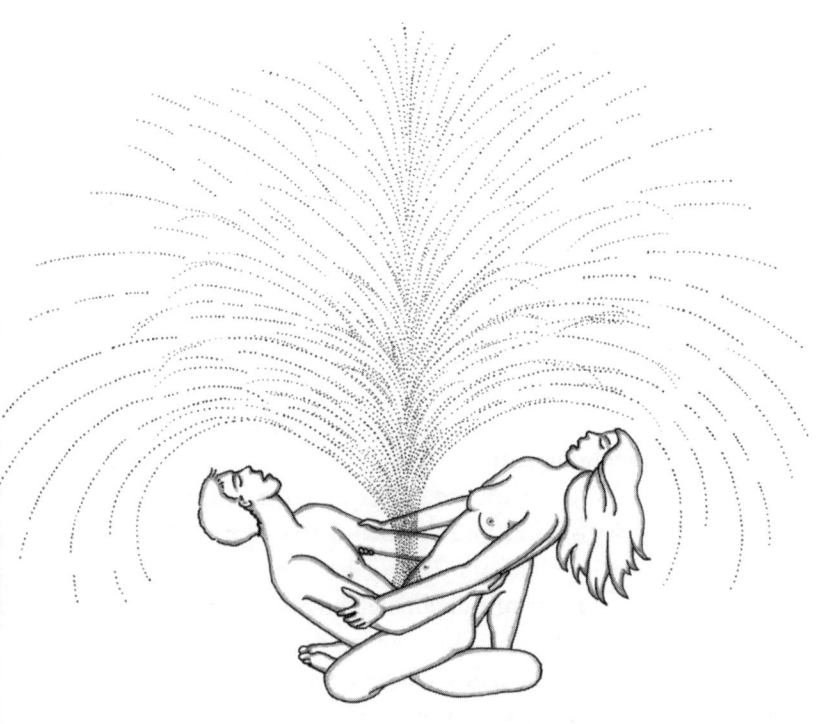

Yab-Yum-Dynamik mit Offenheit zum Universum
und dem Aussenden von Energie

Single sind oder eine/n Geliebte/n haben, der zu solchen Erfahrungen (noch) nicht bereit ist, können Sie einstweilen Ihre bewusste Aufmerksamkeit schulen sowie Ihren physischen Körper durch die Aufnahme gesunder und energiereicher Nahrung und durch Übungen vorbereiten.

Äußerste Vorsicht ist angebracht, wenn Sie den tantrischen Weg mit einer geliebten Person gehen wollen. Versuchen Sie nicht, Ihre/n gegenwärtigen Partner zu diesen Disziplinen zu drängen. Denn dies wäre bereits eine Form der Manipulation. Die Grenze ist hier oft so subtil, dass sie unbemerkt überschritten wird. Ein/e Partner/in, der/die sich auf diese Weise gegen seinen/ihren freien Willen benutzt fühlt, wird letztlich unerwartet in Rebellion ausbrechen oder passiven Widerstand leisten. Das macht den Umgang miteinander schwierig. Oder er/sie wird einen ganz anderen Weg einschlagen.

Turm in Licht gebadet

Wie bereits angeführt wurde, erfahren Tantriker den Lingam und die Yoni als Mikroorganismen des gesamten Organismus, dem Körper. Dies kann man mit den Grundlagen der Fußreflexzonenmassage vergleichen, welche die Füße als Mikroorganismus des gesamten Körpers betrachtet und an ihnen indirekt die verschiedenen Teile des Körpers behandelt.

In dieser Dynamik visualisiert die Frau ihre Yoni als eine Art Tunnel mit Öffnungen, die ringartig um die Tunnelwände bestehen. Stellen Sie sich dabei vor, dass der Penis Ihres Geliebten wie ein Turm vom Licht der Sonne bescheint wird und dieses Licht durch all diese Öffnungen in Ihren »Yoni-Tunnel« fällt. Beginnen Sie nun, die Ringmuskeln Ihrer Vagina zusammenzuziehen. Stellen Sie sich vor, auf einer Wiese in der Sonne zu liegen! Nehmen Sie die Lichtenergie dieser Sonne während Ihrer Einatmung in Ihr Drittes Auge auf und lassen Sie diese mühelos fließende Energie in ihrer »Inneren Flöte« zu Ihrem zweiten Chakra sinken und Ihre Yoni von diesem Licht durchfluten. Geben Sie dem geliebten Mann durch abwechselndes Zusammenziehen und Loslassen der verschiedenen Ringmuskeln Ihrer Vagina eine indirekte, sanft heilende Massage seines ganzen Körpers.

Sie können diese Dynamik wesentlich erweiterten, wenn Sie bei der Einatmung des Sonnenlichts die Energie des Prana, der Lebensenergie, oder universelle Energie, von der die Energie der Sonne nur ein kleiner Teil ist, mit in sich aufnehmen.

Symphonie der Liebe

Eine gute Pc-Muskelkontrolle lässt Sie mit den verschiedenen Ringmuskeln in Ihrer Yoni spielen. Auf diese Weise können Sie während einer sexuellen Vereinigung durch das Bewegen der verschiedenen Ringmuskeln der Vaginawand eine harmonische »Symphonie der Liebe« mit »Akkorden und Intervallen« komponieren und immer wieder Wiederholungen und rhythmische Veränderungen folgen lassen. Sie umschließen dabei auf immer wieder andere Art und Weise den Lingam Ihres Geliebten. Da der Mann sein Herz öffnen kann, wenn sein Penis akzeptiert ist, kann dieses spezielle Musikstück für das Paar in eine »Symphonie universeller Harmonie« übergehen. Die Ringmuskeln im tiefer liegenden Bereich der Yoni haben eine zunehmend sensitive Kraft. Ihre Kontraktionen ziehen Energie in den Oberkörper. Durch die Muskelentspannungen kann die Energie entweder durch Ihre Beine nach unten fließen oder Sie übergeben diese Energie an Ihren Geliebten.

Wie mehrfach geschildert, ist Ihre Yoni, ebenso wie der Lingam Ihres Geliebten, ein Mikroorganismus Ihres Körpers. Dadurch werden die Kontraktionen und Entspannungen der verschiedenen Ringmuskeln Ihrer Yoni während einer sexuellen Vereinigung mit Ihrem Partner zu einer indirekten Massagebehandlung Ihres eigenen Körpers. Durch das Gefühl großer Nähe zu einem geliebten Menschen, mit dem Sie innerlich auf eine ganz besondere Weise schwingen können, besteht nicht nur die Möglichkeit einer psychischen Heilung, sondern auch einer umfassend körperlichen Heilung.

Sollten Sie als Frau anfangs Schwierigkeiten haben, Ihre Ringmuskeln während einer Penetration zu bewegen, stellen Sie sich ein angenehmes Lied oder Musikstück vor. Statt den Takt mit der Hand oder mit dem Fuß zu schlagen, ziehen Sie bestimmte Ringmuskeln Ihrer Yoni zusammen. Nach einer Weile ziehen Sie unterschiedliche Muskeln zusammen. Das ermüdet am Anfang, doch nach einiger Zeit spüren Sie, wie sehr Sie dadurch Energie gewinnen und wie Ihr Energiefluss im Körper in Bewegung gesetzt wird. Sie können dabei Energie am siebten Chakra ausfließen lassen und diese zu geliebten Menschen oder anderweitig in die Welt senden. Sie können die Energie auch ausfließen lassen, ohne sie mit einem Gedanken in eine bestimmte Richtung zu senden. Nach meinen Erfahrungen und den Aussagen eines mexikanischen Meisters geht die Energie dorthin und wird dort aufgenommen, wo sie gebraucht wird.

Samdamsaja – Die Zange
Diese innerliche Umarmung ist eine Variation des »Turms in Licht gebadet«. Die Frau zieht den Lingam oder »Turm« mit starken Kontraktionen ihrer Ringmuskeln tiefer und tiefer in ihre Yoni. Jede Einatmung ist von einer Kontraktion begleitet.

In den Ausatmungen entspannt sie zunächst die Muskeln nur wenig oder gar nicht. Mit dem letzten Zusammenziehen ihrer Vaginawand holt sie den Lingam so nahe wie möglich an ihr Herz heran, während sie ihren Atem möglichst lange anhält. Wenn sie dann in einer langen Ausatmung die Muskelanspannung in ihrer Yoni langsam loslässt – am besten am nördlichen Pol der Vagina beginnend und Muskel für Muskel zum südlichen Pol kommend –, kann sich ihre Shakti-Energie lösen und seinen Lingam umfließen. Gleichzeitig atmet er lang und tief ein und nimmt diese Shakti-Energie an. Er zieht sie in einer verlängerten Einatmung in seine zwei höchstgelegenen Chakren (Drittes Auge und Kronenchakra), welche dadurch für ungewöhnliche Visionen und eine Energieverbindung mit dem Universum frei werden. Der Mann kann die Energie dort selbstverständlich auch an andere Menschen – gesteuert oder ungesteuert – ausfließen lassen (wie am Ende der »Symphonie der Liebe« beschrieben).

Pulsieren
Der interne Teil der Pc-Muskelgruppe der Frau drückt den Lingam mit zunehmender Geschwindigkeit. Zwischen den sanften, den Penis umfassenden Bewegungen in ihrer Yoni entspannt sie ihren Körper völlig, wenn sie ausatmet. Je schneller der Wechsel zwischen Drücken und Entspannen wird, desto rascher wird ihr Atmen oder sie de-synchronisiert ihr Atmen von den Bewegungen in ihrer Yoni. Wenn der Liebesmuskel des Mannes gut trainiert ist, schlägt sein Lingam natürlicherweise im Rhythmus dieser Bewegungen an ihren Sakralen Punkt. Ein letztes langes Drücken und Entspannen kann eine

ekstatische Einführung zu einer fortgeschrittenen Energiedynamik werden.

Spezielle Shakti-Dynamiken im tantrischen Maithuna

Spezielle Dynamiken in der tantrischen Vereinigung werden von der Frau angeführt. Der essenzielle Bestandteil dieser sogenannten Shakti-Dynamiken ist spirituelle Ekstase. Sie ist es, die dabei durch ihre bewusste Empfindung, mit dem Universum eins zu sein, ihrem Geliebten eine kosmische Einheitserfahrung ermöglicht.

Shaktis Kreistanz

Die Frau sitzt aufrecht auf ihrem auf dem Rücken liegenden Geliebten (siehe Illustration auf Seite 311). Mit ihrem Kronenchakra ist sie mit der Energie des Universums verbunden (zum Beispiel in Form des Kosmischen Koitus, siehe Seite 208). Als Frau können Sie nun auf verschiedene Weise Ihre Shakti-Energie mit der Energie des Lingams Ihres Geliebten in Ihrer Yoni erwecken. Durch kreisartige Beckenbewegungen können Sie zunächst spielerisch die Veränderungen von Rhythmus und Tiefe des Lingams in Ihrer Yoni spüren, während Sie Ihren Körper heben und senken. Bei der Variation der Winkel, in denen der Penis in Ihre Yoni eindringt und sich teilweise wieder zurückzieht, bauen Sie Ihre eigene Ekstase auf, und bewegen Sie sich schließlich ein letztes Mal nach unten – langsam und natürlich, wobei Ihr Shakti stark freigesetzt werden kann. Ihr persönliches Gefühl individueller Einheit sowie Ihr Gefühl, Teil des Universums zu sein, das durch die – während dieses Kreistanzes erfolgende – Wahrnehmung innerer Bilder sehr verstärkt werden kann, machen diese Dynamik zu einer wunderbaren, physischen Empfindung. Ihnen wird dabei zunehmend klar, wie sehr diese Empfindung mit Ihrem inneren Energiefluss zusammenhängt. Ihr Partner fühlt dieses intime Fließen der Energie, und kann sich während seiner Einatmungen mithilfe seines kosmischen Zentrums (Nabel) mit der Energie des Universums verbinden, während er Ihnen seinen Lingam aktiv für dieses kosmische Kreisen aus einer stärker »yin-artigen« Position heraus anbietet.

Ihr Partner kann eine oder beide Hände an Ihr Herzchakra und/oder sein eigenes Herzchakra legen. Ein anderes Mal kann er die Grundlagen der Polarität einbeziehen und die Energie zwischen Ihrem Herzen und Ihrem Dritten Auge verbinden, indem er seine negativ gepolte Hand (gewöhnlich die linke Hand, bei Linkshändern die rechte Hand) an Ihr Herz und seine positiv gepolte Hand leicht auf Ihre Stirn legt. Durch das an die Polung gebundene Anziehen und Abgeben von Energie durch die Hände kann er jetzt – über seine Hände, Arme und Schultern – den inneren Energiestrom Ihres Herzens in Ihr Drittes Auge fließen lassen, um Ihr visionäres Auge zu verstärken. Üben Sie als Mann jedoch auf keinen Fall mit Ihrer Hand an der Stirn Ihrer Geliebten Druck aus. Dadurch könnte im Bereich des Dritten Auges rasch Energie angehäuft werden, mit der Folge von Spannung oder Kopfschmerzen.

Shaktis Kobra

Ausgestreckt auf ihm liegend, fühlt die Frau den Lingam ihres Geliebten in ihrer Yoni. Ihre Hände liegen neben seinen Schultern; sie hebt langsam ihren Oberkörper, als würde sie die Kobra-Position des Hatha Yoga einnehmen. Während sie mit ihrem Oberkörper eine Säule oder einen Bogen in den Himmel bildet, kann die Bewusstheit, ihren Körper mit dem Universum zu verbinden, eine innere Vision auslösen. Während ihres ruhig bedachten Streckens nach oben können beide Partner ihre Aufmerksamkeit auf die Energiebande zwischen ihren jeweils vier Chakren lenken, die ihre beiden Körperzentren, ihre Herzen, ihre Sprachorgane und ihre Visionsfähigkeit integrieren. Diese Energie-Strahlenbande bieten einem Paar beim Verlängern und Verkürzen – durch das Vergrößern oder Verringern der Distanz zwischen den beiden Oberkörpern durch ein langsames Auf und Ab des Oberkörpers der Frau – viele Möglichkeiten, ihre Körper als ein physisches »Vehikel« energetischer und spiritueller Verbindung zu erfahren.

Je nach Kondition des unteren Rückens der Frau können die Liebenden sich bei der Hand nehmen und die Hände mit ihrem Oberkörper durch die Armbewegungen in der Luft tanzen lassen. Ihre körperliche Verbindung bleibt dabei nur über ihre vier Hände sowie über ihre Hüften und Beine erhalten.

Shaktis Flug
Gut trainierte Praktiker des Tantra können Shaktis Kobra Flügel verleihen. Sie beginnen mit der Kobra-Dynamik, geben sich dann ihre Hände und heben sie hoch, um damit ihren bevorstehenden Flug zu unterstützen. Mit den starken Muskeln seiner Oberschenkel und der Pc-Gruppe unterstützt der Mann das Becken der Frau so, dass sie nun auch ihre Beine heben kann. Der körperliche Halt dieser fortgeschrittenen Dynamik erfolgt

nur durch die Hände und durch die Vereinigung von Lingam und Yoni. Das Gefühl des freien Fliegens gibt ihrem Geist die Freiheit, dorthin zu »reisen«, wohin ihr Herz und ihr Spirit es wünschen. Die Frau kann in diesem Schweben in einem veränderten Bewusstseinszustand zu starken Visionen kommen.

Mit einem Luftholen kann sie die Energie ihres Flugs und der dabei stattfindenden universellen Verbindung und der Visionen (mittels ihres siebten Chakras und ihres sechsten Chakras) in ihrer »Inneren Flöte« in ihre Vagina leiten. Ausatmend übergibt sie dort dem Partner diese Energie über seinen Lingam. Entgegengesetzt atmend empfängt er durch seine Einatmung diese verfeinerte und kraftvolle Energie. In der Verlängerung seiner Einatmung bewegt sich diese Energie in seiner »Inneren Flöte« nach oben zu seinem Dritten Auge. Wenn er die Freiheit und Spontaneität seines inneren Kindes zulässt, kann er dieselben Visionen wie seine Geliebte haben. In einer guten Bandha-Verbindung (siehe Seite 328) zwischen den beiden sowie der beiden mit dem Universum können sie diese Visionen erweitern. Wenn beide Partner zu diesem Zeitpunkt die Bedeutung dieser Einblicke noch nicht verstehen können, was häufig der Fall ist, werden in ihrem Leben Situationen auftauchen, die damit in Zusammenhang stehen und sie zu klaren Einsichten kommen lassen.

Diese Beschreibung mag Ihnen zunächst zu fantastisch erscheinen. Solange beide oder einer der Partner noch stark im Psychodrama der Kindheit oder früherer Lebenszeiten gefangen sind bzw. ist, lassen emotionale Hindernisse ein solch reiches Erfahren des tantrischen Weges nicht zu. Dies ist auch gut so, da diese psychische Verfassung ein ganzheitliches Verständnis und eine richtige Interpretation solcher Einblicke ins Universum nicht zulassen würde. Wenn es sein soll, dass Sie entsprechende Wahrnehmungen erleben, dann wird dies eines Tages geschehen.

Eine persönliche Erfahrung

Während der vielen Jahre unserer Fernbeziehung, die von einer New Yorkerin als »mystische Ehe« bezeichnet worden war, erhielt ich von meinem »mystischen Ehemann« Vaseles unerwartet eine seiner Collagen zugesandt. Sie stellte einen in den Straßen New Yorks fliegenden Mann dar. Dieses Kunstwerk sprach mich besonders an, obwohl ich sonst Vaseles´ Kunststil nicht immer mochte.

Jahre später, in unserem geheiligten Raum unter dem fast pyramidenartigen Dach unseres Zuhauses in der Highland Avenue (die Straße hieß tatsächlich so!), wurde ich an diese Collage erinnert. Nur von seinen Händen und seinem Penis getragen, flog ich durch den Raum. Es war keine Anspannung gegeben, mein Körper hatte die lockere, entspannte Form eines Kreuzes angenommen und sein Pc-Muskel hielt den unteren Teil meines Körpers mit der Erde verankert. Trotz dieses Erdkontakts schwebte ich durch Raum und Dimensionen, wie ich wollte, und erkannte die Verwobenheit einiger kosmischer Bandhas, die mir zuvor unverständlich gewesen waren.

Mit Vaseles kam ich leider nie zu einer Übertragung dieser Visionen, da unsere Energie auf verschiedenen Wellenlängen schwang und sich daher nicht angleichen konnte.

Die Lebenskraft, die sich im Orgasmus entfaltet, ist voller Magie und kann einen Menschen stark verwandeln. Es scheint, als sei in ihr ein Teil der Kraft des Urknalls, den viele Menschen als Theorie für den Ursprung des Universums anerkennen. Dieser Anfang wird im Hindu-Tantra als die Verbindung von Shakti und Shiva, der weiblichen und der männlichen Urkraft, beschrieben. Entsprechend dem Tantra gibt es nichts, was im menschlichen Leben tiefer verstanden und erlebt werden kann als der psychische und spirituelle Höhepunkt, der sich auf dem Gipfel physischer Ekstase auftut.

Eine Frau, die sich bewusst ist, so weit und offen wie das Universum zu sein, ist ein natürlicher Kanal für die Neugeburt kosmischer Liebesvibration auf der Erde. Die Wahrnehmung unserer tiefsten und höchsten körperlichen Empfindungen vereint uns als Geistseelen und erweitert unser Bewusstsein ins Jenseits der Erde. Die freie Liebesschwingung, die uns eine Verbindung mit dem Universum ermöglicht, verleiht Macht – nicht über jemanden, sondern zu etwas. Dies stattet uns mit dem Grundwissen aus, Teil des Einen, des »Großen Geistes« oder von »Gott« oder der »Göttin« zu sein. (Diese Göttin wird in Indien als »Mutter« geehrt, die die wahre Gestalt des Lebens bildet.) Mit dieser weisen Erkenntnis kann ein Individuum seinem Leben bewusst die gewünschte Form geben und als Mitgestalter aller Schöpfung wirken.

In einer Liebesverbindung angehäufte Energie kann von den beiden Liebenden dorthin geleitet werden, wohin ihr Geist sie bringen will. Die meisten Menschen können bei dem derzeit bestehenden Bewusstseinsstand nicht im Geringsten erahnen, welche Möglichkeiten dieses Geschenk der Liebe eröffnen kann. Wir können zum Beispiel beginnen, Schwingungen zur gesamten Menschheit zu senden, damit jeder von uns in dieser Zeit der großen, weltweiten Transformation die schmerzhaften Erfahrungen seiner Konditionierung loslassen kann. So können wir in die Lage kommen, einen Weg des Zusammenlebens auf unserem Planeten zu finden, bei dem das Leben für alle lebenswert ist. Damit sind wir alle Heiler, Schöpfer und Gestalter der Realität unseres eigenen Lebens sowie der gesamten Menschheit.

Damit wir uns selbst und unseren Planeten heilen können, haben wir einen hohen Bedarf an dieser transformierenden Liebe, die Rotes Tantra genannt wird.

Die Basis-Chakra-Verbindung

Sie haben sicherlich schon viele Positionen und Bewegungen erlebt, die in diesem Buch nicht beschrieben sind. Als Liebende haben Sie wahrscheinlich herausgefunden, dass beim Aneinanderdrücken und Aneinanderbewegen der Becken die Klitoris durch das Schambein und selbst durch die Schamhaare des Mannes wunderbar stimuliert werden kann. Ihre gemeinsamen Entdeckungen als Paar können Sie zu außergewöhnlich verwobenen Dynamiken geführt haben, welche ausschließlich auf der Einzigartigkeit Ihrer besonderen Körperstrukturen basierten.

Infolge unserer westlichen Sozialisation mögen Sie an manchem Punkt einen gewissen Widerstand gegen unbekannte Erfahrungswege gehabt haben. Vielleicht haben Sie manches Mal versucht, »über einen Canyon zu springen«, wenn Sie noch nicht ganz sicher waren, ob Sie dazu zu bestimmten Erfahrungen psychisch in der Lage waren. Der wahrscheinlich sensibelste Schritt dabei ist die Stimulierung des Basischakras.

Die alte tantrische Tradition besagt, dass einer sexuellen Vereinigung die rituelle Reinigung des Körpers vorangehen soll. So macht es auch Sinn, analen Sex mit einem rituellen Bad einzuleiten. Für die Basis-Chakra-Verbindung müssen Sie Handtücher, Kissen und Decken bereitlegen. Raue Fingernägel müssen zuvor manikürt werden. Die Benutzung eines wasserlöslichen Gleitmittels ist sehr zu empfehlen; ölhaltige Cremes und Lotionen verhelfen zwar auch zu einer guten Lubrikation, beeinträchtigen aber stark die Funktion des Darms. Während oder nach der Grund-Chakra-Verbindung beachten Sie bitte Hygienemaßnahmen, bevor Sie mit der Yoni in Berührung kommen – wie gründliches Waschen des Lingams oder der Finger, die zuvor in den After gedrungen waren. Stellen Sie dazu eine Schale mit Wasser und Seife bereit.

Die Stimulierung des Erdchakras beginnt langsam, insbesondere, wenn sie ein neues Begegnungsfeld für die Liebenden ist. Eine sanft rhythmische Massage in der Region des ersten Chakras (Steißbein), wo wir eine starke Energieverbindung mit dem Zentrum der Erde haben, kann mit bewusstem Atmen und inneren Visualisierungen kombiniert werden. Dadurch kann bei manchen Menschen das Kundalini erweckt werden. Diese Massage, die sich dann auf den After ausdehnt, baut chronischen Stress und Überanstrengung ab, sobald die Spannungen im Körper nachlassen. Sie kann zu einer sehr natürlichen Entspannung führen und zu guter Letzt, wenn Sie sie ohne inneren Vorbehalt zulassen, ein weitgehendes Auflösen von Energieblockaden im Körper bewirken. Erinnern Sie sich daran, dass Entspannung und Loslassen immer mit Ausatmung zu tun haben. Dies ist auch hier der Fall. Je tiefer und befreiender die Ausatmung, umso besser können Sie den After entspannen. Eine sanft berührende Massage der Prostatadrüse vom Inneren des Afters aus, dem sogenannten G-Punkt des Mannes, kann ihn von alten Gefühlsblockaden befreien.

Bei dieser Massage werden Sie herausfinden, wie Sie selbst und Ihr Partner sich hinsichtlich einer weiteren Entdeckung dieses »Weges« fühlen. Eine im Herzen spürbare Verbindung ist bei Partnern, die analen Sex miteinander erleben, äußerst wichtig.

Ein aus Indien angereister Mann, der mit einer leitenden Funktion im Hindu-Tempel in Toronto/Kanada beauftragt worden war, wies mich im Gespräch eindringlich auf die Notwendigkeit hin, bei der Basis-Chakra-Stimulierung der Bio-Kosmo-Energie-Behandlungen am Steißbein auch den After meiner Klienten einzubeziehen. Dies würde den Energiefluss im Körper fördern und der Öffnung des Kundalini-Kanals eine größere Chance geben. Da ich mit der Situation im Westen besser vertraut bin als dieser indische Neuankömmling in der westlichen Welt, bin ich seiner Empfehlung bewusst nicht gefolgt. Ich fühle ich mich nicht in der Lage, meine Klienten in einer zweistündigen Ganzkörperbehandlung von diesem damit in Verbindung stehenden Tabu zu befreien, mag ich doch auch selbst davon noch nicht ganz frei sein!

In Ihrer persönlichen, intimen Beziehung mit Ihrem Partner sind Sie jedoch in der Lage, sich auf einen ganz anderen Befreiungsprozess einzulassen. Es ist sehr wichtig, dass die Partner offen miteinander sprechen, bevor der Lingam das erste Mal in ihren bzw. seinen After eindringt. (Obwohl in überlieferten tantrischen Texten nicht ausdrücklich erwähnt, existierte Homosexualität im alten Indien. Sie war jedoch aller Wahrscheinlichkeit nach weitaus seltener als in unseren heutigen Gesellschaften). Das Vorspiel erfordert eine sensitive Stimulierung und den Einsatz eines Gleitmittels. Die Dicke des Lingams und die Form ihres oder seines Gesäßes erfordern möglicherweise den Einsatz von Kissen usw.

Insbesondere bei der Basis-Chakra-Verbindung ist es sehr empfehlenswert, einander anzusehen. Eine Frau von hinten zu »besteigen«, erzeugt schnell Widerstand aus ihrer rationalen Abneigung gegen »tierähnliche Haltungen«. So sind zum Beispiel zunächst die Dynamik »Knien am Tor der Freude« und deren Variationen zu empfehlen, da diese einen problemlosen Augenkontakt erlauben. Dies sichert die innere seelische Verbindung, die besonders für die Frau so wichtig ist, um sich öffnen zu können.

Solange sie oder er die Penetration – wegen noch unzureichender Entspannung des Afters – als unangenehm empfindet, sollte der Partner keine Bewegungen ausführen. Eine strömende Welle an Energie kann durch seinen Lingam fließen und wird von der/dem Geliebten manchmal beinahe als leichte körperliche Bewegung gefühlt. Dies kann beim penetrierten Mann bereits zu ersten Befreiungen des G-Punktes führen. Leichte Beckenbewegungen der penetrierten Partnerin/des penetrierten

Partners verhindern, die Schmerzschwelle zu überschreiten, da sie eine weitere Entspannung des Afters bewirken, deren Intensität insbesondere auch vom loslassenden Ausatmen abhängig ist. Die Bewegungen der Frau, begleitet durch klitorale Stimulierung, die einer der beiden Partner »handhabt«, bringen ihr gesteigerte Erregung. Diesen Genuss kann sie mit ihrem Partner teilen, indem sie mit einem bewussten Bewegen ihrer analen Ringmuskeln reagiert.

Es wäre ein Missverständnis, die Basis-Chakra-Verbindung als ein »Muss« im tantrischen Liebesausdruck zu verstehen und zu behandeln. Die Brahmanen kannten vielerlei Wege, der Liebe bewussten Ausdruck zu verleihen. Es war die Entscheidung des Paares, das entsprechend seiner Vorlieben seine Energien ineinander verwob. Beeinflusst wurde diese Entscheidung durch das Verstehen des kosmischen Bandhas, das die Liebenden miteinander teilten. Im alten Indien gab es kein Ignorieren oder Ablehnen gewisser Körperteile wie in unserer »zivilisierten« Welt, wo nicht wenige Menschen sogar Abscheu gegenüber dem eigenen Schweiß empfinden. Noch intensiver ist die Abscheu gegenüber Exkrementen und dem After, der sie ausscheidet. Infolge unserer Erziehung haben wir eine Gleichgültigkeit gegenüber diesem Körperteil entwickelt und können dadurch auch seine Sensibilität nicht mehr empfinden.

Bisexualität und Homosexualität

Die Unterdrückung dieses Körperteils und der Sexualität schlechthin führte möglicherweise zu einer entgegengesetzten Reaktion. Zumindest ist die Basis-Chakra-Verbindung zwischen Männern mittlerweile anerkannte Tatsache, auch wenn in den verschiedenen Kulturkreisen völlig unterschiedlich damit umgegangen wird.

Generell besitzen wir alle die Fähigkeit zur Bi-Sexualität. In der Zeit, in der wir uns zu bewussten Mikrokosmen entwickeln, schaffen wir die Balance von Yin und Yang in uns selbst. In diesem Prozess gelangen wir an den Punkt, an dem unsere Chakren nicht mehr wie ursprünglich bei Mann und Frau auf die entgegengesetzte Polung festgelegt sind. Damit unterliegen wir nicht mehr der ursprünglich biologischen Anziehungskraft zwischen Mann und Frau, sondern wir wählen dann jenen Menschen als Liebespartner aus, dessen menschliche Ganzheit uns anzieht. Dies ist eine Person, zu der wir eine tiefe Herzverbindung und/oder Bandhas (siehe Seite 328) aus früheren prädominanten Lebenszeiten haben; mit ihr haben wir etwas zu »erledigen«, energetisch zu bereinigen oder weiter zu leben. Oder es ist eine Person, mit der wir etwas völlig Neues zu erleben haben.

Es kann auch als eine Form der natürlichen Regulierung unseres überbevölkerten Planeten betrachtet werden, wenn Männer anstelle des »Spermaausschüttens« die Befreiung hin zur Orgasmusfähigkeit auf dem Weg der Homosexualität suchen. Männer, die ihre weichen Gefühle über Jahrtausende hinweg oder vielleicht gar nie leben durften und als harte Eindringlinge – »Penetratoren« – in die unwirtliche Natur das Überleben der Gattung Mensch sicherstellen mussten, bemühen sich während des gegenwärtigen Umschwungs auf verschiedene Art und Weise um die Auflösung der biologischen Rollenverteilung von Mann und Frau und um ihre eigene Sensibilisierung.

Natürlich kann der männliche »G-Punkt« an der Prostatadrüse nur durch ein Eindringen in den After erreicht werden. In der Annahme, dass er – dem weiblichen G-Punkt ähnlich – ebenso wie in der Frau eine Sammelstelle aller sexuellen und emotionalen Wunden ist, bedarf er ebenso einer Befreiung von altem Leid.

Es gibt also viele Gründe für die stark gelebte Homosexualität in unserer Zeit. Sie haben sicherlich auch wahrgenommen, dass sie besonders oft gerade dort gelebt wird, wo Sexualität mit starken Verboten belegt worden war oder noch ist.

Als Frau kann ich natürlich nur über weibliche Homosexualität authentische Aussagen machen. Mir selbst fehlt in einer lesbischen Liebesbeziehung – auch wenn das dabei erlebte Verflechten der Energie sehr reizvoll ist – der ungeheuerlich starke Ausbruch des Shakti. Diese endlose Energie von der und für die Schöpfung kann ich nur durch das Austauschen von Vitalität mit einem Mann erleben. Diese ursprüngliche, ungeheuerliche Lebenskraft, die dem Zusammenspiel der lebensschaffenden Organe von Mann und Frau innewohnt, ist so voller Kraft, dass sie die Existenz eines Menschen materialisieren kann. Ich persönlich habe mich entschieden, dieses Potenzial zu transformieren und für kreatives Heilen zu nutzen. Mithilfe dieser Quelle ist selbst das Heilen einer Lähmung kein Wunder. Die Lebenskraft selbst ist das Wunder.

Der Höhepunkt ist erreicht

Eine Frau kann ihre Shakti-Energie in einer Reihe von Orgasmen über Stunden hinweg freisetzen. Durch Orgasmen wird ihre Kraft aktiviert, das heißt, sie wird mehr yang. Dies ist insbesondere der Fall, wenn ihre Orgasmen am »nördlichen Pol« der Yoni ausgelöst wurden. Nach einer Ejakulation ist der Mann durch das Abgeben einer großen Menge Yang-Energie mehr yin, was ihn nun für die Fülle der Energie in der weiblichen Vagina empfänglich macht. Seinen Lingam in der Yoni intim »umarmt«, nimmt er mit einer ausgedehnten Einatmung die Shakti-Energie seiner Geliebten in seinem Körper auf. Auf diese Weise können Frauen und Männer in sich selbst das Gleichgewicht von Yin und Yang allmählich fördern. Das ist ein unverzichtbarer Schritt in der Entwicklung hin zum bewussten Leben als Mikrokosmos.

Leider gibt es Frauen, die ihre neu gestärkte Pc-Muskelgruppe benutzen, um einen ejakulationsgeschwächten Penis aus ihrer Vagina zu stoßen. Diese Frauen erkennen nicht, welchen energetischen und psychologischen Schaden sie mit diesem Verhalten in sich selbst sowie in ihrem Partner anrichten. Sogar körperlich wird ihnen selbst Schaden zugefügt, wenn in die sehr warme Vagina plötzlich kalte Luft einströmt.

Liebesintimität in befreiendem und strahlendem Milieu lässt keinen Raum für eine solche Verhaltensweise. Vielmehr stärkt das Teilen dieses Höchsten und Tiefsten, was uns Menschen gemeinsam erreichbar ist, das Interesse für wahres beiderseitiges Wohlbefinden.

Es wird dann auch einsichtig, dass eine Situation niemals wiederholt werden kann. Jeder Austausch von Intimität im Leben erfolgt im »Hier und Jetzt«. Diese Intimität ist eine Schöpfung des Moments und ein Sich-dem-Sein-Hingeben. Das macht jede Begegnung zu einem einmaligen Erlebnis, das innerlich so erhebend ist, dass die knappe Aussage eines Geliebten in Mexiko über einen »One night Stand« völlig zutreffend sein mag: »Zwölf solche Situationen in meinem Leben, und ich bin mein Leben lang glücklich.«

Liebe – frei von Besitzdenken

An einer Liebesbegegnung kann nicht festgehalten werden. Sie kann nicht von einem der Partner künstlich aufrechterhalten und verlängert werden, da sie eine Schöpfung beider Partner ist. Sie kann nur gefühlt und in jedem Augenblick ihres Bestehens geschätzt werden.

Daher ist eine Liebesbegegnung dieser Art in mehrfachem Sinne unbezahlbar. Einfache Geschenke – als Zeichen der Liebe gegeben – können unverbindlich entgegengenommen werden. Ihre Qualität oder Quantität birgt für keinen der Partner eine Verpflichtung. Mit Verpflichtungen beginnt bereits ein Kreislauf der Schuld. Schuld reibt uneingeschränkte Liebe unerbittlich auf. Je bedingungsloser die Liebe ist, desto weniger fällt sie Urteile und schafft Erwartungshaltungen. Alles von ihrem/r Geliebten ist ein Geschenk, insbesondere seine oder ihre Existenz. In der Liebesbeziehung findet ein Lernen über Liebe statt; damit sind Beobachtungen ohne jeglichen be- oder verurteilenden Charakter, subtile Wahrnehmung und ein endloses Sich-Öffnen verbunden.

Eine persönliche Erfahrung
Ich war für längere Zeit als Urlaubsvertretung für die Jugendherberge im Dorf des Grand Canyon in Arizona verantwortlich.

An einem kalten Tag, an dem es nicht aufhören wollte zu

schneien, waren die ersten Gäste erstaunlich freundlich. Zwei deutschsprachige Brüder aus der Schweiz suchten nach einer Übernachtungsmöglichkeit, nachdem sie es als einziges Auto von Flagstaff durch das unaufhörliche Schneetreiben geschafft hatten. »Ein VW-Bus ist einfach jeder Situation gewachsen«, betonte einer der beiden. Sie hatten mit ihrem Bus ein ganzes Jahr auf den Straßen Südostasiens verbracht und waren vor knapp zwei Wochen im Westen der USA angekommen.

Das Haus blieb an diesem Abend vollkommen ruhig, ein in der Tat ungewöhnliches Ereignis! Gewöhnlich kamen jeden Abend bis zu 25 junge Leute aus der ganzen Welt zusammen und jeder Abend brachte etwas Neues.

Wir setzten uns zu einem speziell zubereiteten Mahl vor den offenen Kamin, um es auf rituelle Weise mit Kerzenlicht und meditativer Musik zu genießen. Es ergab sich, dass dieses Mahl zu einer besonderen Feierlichkeit wurde: Unsere Wege hatten den Osten und Westen durchquert, und wir fühlten uns in einer überraschend ganzheitlichen und heilen Atmosphäre vereint. Es war der erste Monat des von George Orwell gefürchteten Jahres 1984.

Um Mitternacht, sicher genug, dass keine späten Trödler auf der Suche nach einer Bleibe mehr kommen würden, machten wir es uns vor dem Kamin gemütlich. Es gab keinerlei Schwingungen zwischen uns, die von irgendeinem negativen Gedankengut gekommen wären. Wir waren drei vollkommen verschiedenartige Seelen, die ihre jeweilige Einzigartigkeit einbrachten und dies schätzten. Wir empfanden es als Geschenk, zusammengeführt worden zu sein. Wir fühlten uns durch unsere Verschiedenartigkeit bereichert und gleichzeitig verbunden.

Da Worte zu oberflächlich und grob erschienen, begannen wir, einander sanft zu berühren, und entdeckten eine äußerst feine Art der Kommunikation zwischen uns. Ich ließ mich selbst irgendwohin treiben, in ein unbekanntes Reich des Seins. Mein Körper schwebte wie ein Vehikel in Dimensionen außerhalb von Raum und Zeit. Beide Brüder erlebten tiefe Freude, den einen Bruder in Ekstase mit mir vereint zu sehen, während ich im Kosmos trieb. Plötzlich wurde ich mir dieser außergewöhnlichen Umstände bewusst, setzte mich einen Moment auf und rief voller Dankbarkeit, dies erleben zu dürfen, aus: »Die Welt verändert sich ja wirklich!« Mir war die Vision der Geschichte der nordamerikanischen Indianer, die mir erst sechs Monate zuvor erzählt worden war, vor Augen gekommen:

»Zu Beginn der Welt waren zwei Brüder. Sie lebten zusammen in Harmonie und teilten alles, was das Leben zu geben hatte. Wann immer einer von ihnen etwas Schönes sah, richtete er auch die Aufmerksamkeit seines Bruders darauf, um auch ihn die Freude dieser Schönheit erleben zu lassen. Wenn einer der Brüder einen lieblichen Gesang eines Vogels vernahm, wurde auch die Wahrnehmung des Bruders darauf gelenkt. Wenn die wärmende Sonne nach einem schweren kalten Regen wieder hinter einer Wolke hervorkam, wurde sie dem Bruder gezeigt. Die Gaben der Erde, die die Existenz ihrer materiellen Körper erhielten, teilten beide völlig unhinterfragt in Dankbarkeit und Freude. Und weil sie so gut in Freude, Frieden und Harmonie miteinander lebten, wurde ihnen ein spezielles Geschenk gegeben.

Dieses Geschenk war eine Frau.

Der eine Bruder stellte nicht im Geringsten ihr unum-
schränktes Teilen infrage und war selbstverständlich bereit,
dieses besondere Geschenk wie alles andere im Leben mit sei-
nem Bruder zu teilen. Der andere Bruder zeigte jedoch bei die-
sem neuen Geschenk Schwäche und versuchte, es für sich zu
behalten. Auf diese Weise wurde der Konflikt in die Welt ge-
bracht.

Die Frau gebar den beiden Brüdern Kinder. Die Kinder des
ersten Bruders bildeten den ›Schlangenstamm‹, die Kinder des
anderen Bruders den ›Schildkrötenstamm‹. «

In dieser Geschichte der Ureinwohner Nordamerikas hat die
von Besitzdenken freie (Liebes-)Schwingung mit der Schlange,
dem Symbol für den freien Energiefluss, zu tun. Erinnern Sie
sich, dass die Fähigkeit des geöffneten Kundalini-Flusses das
»Meistern der Schlange« genannt wird? Für die Indianer
Nordamerikas waren die Menschen, die liebten und nicht im
Besitzdenken verhaftet waren, jene, die gemeinsam den Schlangenstamm bildeten.

Die Geschichte von Adam und Eva und der Schlange

In der abendländischen Geschichte vom Ursprung der Welt ließ
sich Eva von der Schlange, die im Baum der Erkenntnis lebte,
dazu verführen, die Frucht dieses Baumes zu nehmen und sie
Adam anzubieten. In der Schlange, so wurde uns erzählt, steck-
te das Teuflische, und das von der Schlange verdorbene Paar
wurde mit der Vertreibung aus dem Paradies bestraft. Diese
Geschichte stammt offenbar aus der Zeit, in der das Patriar-

chat auf der Welt seinen Anfang nahm. Es ist wohl historisch belegt, dass Adams erste Frau Lilith war. Dies ist seit dem achten Jahrhundert im Alphabet von Ben Shira dargestellt. Nach endlos langen Versuchen, Veränderungen in der Situation bewirken zu können, dass Adam immer »oben auf« sein wollte, sei Lilith dessen letztlich müde gewesen, habe ihn verlassen und an der Küste des Roten Meeres gelebt. Für andere Historiker rief sie Gottes heiligen Namen an und flog weg. Die grundverschiedenen Ideologien der Berichterstatter schildern Lilith völlig gegensätzlich: Für die einen lebte sie als eine – dem Mann gleichwertige – Frau, die großes Wissen über den weiblichen Körper, die Kindsgeburt und die Beziehung zu Männern hatte, für manche war sie sogar die Göttin des Südwindes. Anderen Darstellungen zufolge, zum Beispiel im frühen Babylonischen Talmud, wird sie mit weiblichen Dämonen in Verbindung gebracht. Beschrieben ist auch, dass sie in einer Höhle lebte und Kontakt mit Dämonen oder mit dem gefallenen Engel hatte. Für manche war sie gar selbst eine Dämonin, vor der sich Männer und kleine Kinder hüten mussten. Es gibt auch drei Versionen der Geschichte, wie Gott die Shedim (böse Spirits oder Dämonen) schuf: In der ersten Version vergaß er während der Schöpfung am Sabbat, dem Ruhetag, ihre Körper zu formen und sie existierten daher nur in geistiger Form; in der zweiten sind sie die Nachkommen von Adam und Lilith; die dritte sagt aus, dass sie die Nachkommen von Dämonen in Schlangenform seien.

Um die Schlangen rankt sich also viel Mystisches und es ist nicht weit hergeholt, dass ihre Kraft etwas mit Frau und Mann zu tun hat! Die »Schlangenkraft« geht für unseren derzeitigen

Bewusstseinsstand nicht nur weit über unser Verständnis hinaus,[22] sondern die Schlangen helfen uns auch ganz konkret, unsere Gesundheit zu verbessern oder gar unser Leben zu erhalten. Ohne ein Serum, das von einer afrikanischen Schlange gewonnen wird, würde es zum Beispiel keine Herzverpflanzung geben. Die Körper der Klapperschlange und der südamerikanische Lachesis besitzen einen so hohen Zinkgehalt, dass sie in der Naturheilkunde Mittelamerikas getrocknet und gemahlen als Schmerzmittel gegen Arthritis und Arthrose gegeben werden. Dadurch fördern sie zugleich die Beweglichkeit der versteiften Gelenke. Die Schlangenkraft in uns ist es, die unseren Energiefluss gesund erhält und uns unseren tieferen Seinsgrund erfahren lässt.

Liebe als Seinsgrund des Bewusstseins

Wenn wir nun also in unserer Welt den Wandel vom Zeitalter der Dunkelheit ins Zeitalter der Wahrheit erleben, müssen wir vielen Dingen klar ins Auge blicken und alle versteckten Reste des lange herrschenden Patriarchats aufdecken und loslassen. Wenn Sie bereits bewusst auf dem Weg sind, das Gleichgewicht von Yin und Yang in Ihnen zu erzielen und zu einem Mikrokosmos heranzureifen, dann kommen Sie an den Punkt, an dem es nicht in erster Linie um Ihr Geschlecht geht, sondern um Sie als ganzen Menschen.

Durch Ihren eigenen Entwicklungsprozess wissen Sie dann nur allzu gut, dass Sie eine andere Person nicht wirklich glücklich machen können. Es ist dann »sonnenklar«, dass jeder das Glücklich-Sein nur in sich selbst erreichen kann, was in der Befreiung des eigenen Selbst geschieht.

Sie spüren dann auch, dass Sie nur auf Ihre Art lieben können und Sie Liebe nur auf die Weise annehmen können, zu der Sie momentan in der Lage sind. Wenn Sie so weit gereift sind, Liebe auf volle und verstehende Weise empfangen zu können, werden Sie eines Tages wahrnehmen, dass Sie in der Vergangenheit oft von verschiedenen Menschen Liebe auf eine Art erhalten haben, die Sie damals weder verstehen noch als Liebesausdruck wertschätzen konnten.

Ein erweitertes Verstehen wird Ihre Geist-Körper-Einheit durchdringen. Sie werden ein tiefes Verständnis erlangen, durch das Sie alle Missverständnisse unserer menschlichen Welt erkennen und sogar in den Knochen fühlen können. Eine Person, die die Freiheit universeller Energie und deren Schwingung von Liebe erfahren hat, ist zu tiefstem Vergeben fähig. Diese Person erlebt auch eine Phase der Traurigkeit – über die Art und Weise, wie menschliche Wesen unsere ursprüngliche Materialisation von Liebe verformt haben. Diese Traurigkeit ist ein Grund mehr, Weißes und Rotes Tantra zu praktizieren.

Diese zutiefst befreiende Einsicht hat nichts mit konventionellem Wissen zu tun. Sie verwandelt das gesamte Bewusstsein von sich selbst, den anderen Menschen und der Welt. Der mexikanische Stamm der Yakis bezeichnet dies als »Körperweisheit«. In der Tradition der Hindus wird es Jnana genannt.

Das Bewusstsein einer Kommunikation von »Gen zu Gen«, die in einer intimen Beziehung erfolgt, liegt fast völlig im Nebel unserer begrenzten Wahrnehmung verborgen. In einem kosmisch starken Bandha kann diese Information Schritt für Schritt in das »Stadium des Wach-Seins«, das Bewusstsein, abgerufen werden. Auf einer solchen Stufe der Entwicklung angelangt, können nicht nur frühere prä-dominante Lebenszeiten aus der Versunkenheit auftauchen und uns Klarheit gewinnen lassen. Diese Körperweisheit kann zu Astralreisen im Universum und in die Vergangenheit und Zukunft führen, manchmal sogar gleichzeitig.

Eine persönliche Erfahrung

Ich lebte in San Cristóbal de las Casas, Chiapas, einer von Maya-Indianern gegründeten Stadt. Mein dreimonatiges Renovierungsprojekt des Hauses, das ich gemietet hatte, war beinahe abgeschlossen, als eines Nachmittags meine Türglocke (eine Kuhglocke) klingelte und Norbert, ein blonder Italiener aus Südtirol, dastand. Unsere informellen Unterhaltungen waren immer angenehm gewesen und ich freute mich über die Gelegenheit, meinen südbayerischen Dialekt zu sprechen.

»Ich helfe dir, wenn du magst.« Meines Projektes müde, nahm ich sein Angebot gerne an und antwortete: »Okay, dann mach ich uns nachher ein schönes Essen.« Als die Arbeit beendet war, kochte ich für uns.

Wir aßen genüsslich in meinem besonderen Zimmer, an dessen Wand ich ein riesiges Mandala gemalt hatte. Dieses Kunstwerk hatte mein Renovierungsprojekt eingeleitet und mir inzwischen bereits als Tunnel für Fernheilungen gedient.

Das Darmleiden, das meinen Körper ungefähr sieben Jahre zuvor bedroht hatte, hatte den Heiler in mir wachgerufen. Es hatte mich auch die Bedeutung gelöster Verdauung gelehrt, die durch ausgestreckte Seitenlage während des Essens gegeben ist. Mit meinen Gästen nahm ich jedoch nur selten ein Essen auf diese Weise zu mir. Das Liegen auf einer großen

Matratze auf dem Boden lässt andere Menschen so schnell an Schlafen, Sex oder Krankheit denken lässt, dass es mir unangenehm war.

Mit Norbert war es wohltuend, gemeinsam auf der Matratze zu essen. Wir hatten immer eine angenehme Beziehung wie Bruder und Schwester gehabt. Unser Mitternachtsmahl ließ in ihm die Sehnsucht nach einer anderen Art von Intimität entstehen. Seine diskreten Annäherungen weckten in meinem Körper den Wunsch, seinen Kopf auf meinem Bauch zu fühlen, obwohl sexuelle Absichten nicht vorhanden waren.

Obgleich wir uns nicht ausgezogen hatten, konnte ich – sein Kopf bequem auf meinem Bauch – in meiner Klitoris seinen Herzschlag spüren, der sich den rhythmischen Atembewegungen seiner Brust angepasst hatte. Sein tiefes Atmen ließ eine subtile Welle der Bewegung über seine Brust und seinen Kopf hinweggleiten, die eine Woge voller Energie an mich abgab. Das Entladen seiner Energie schwang mit meinem Bewusstsein zusammen. An meinem siebten Chakra verdichtet, schoss es von dort wie eine Rakete aus meinem Kopf, den Tunnel meines Mandalas benutzend.

Unvermittelt war ich auf dem Mars. In ihrem eigenen Rhythmus nahmen mich meine Beine auf eine endlose Reise, und langsam begann ich, die mich umgebende Landschaft wahrzunehmen. Der Sand unter mir war rötlich und schwer, und die sehr wenigen blattlosen kleinen Büsche erschienen wie tot, obwohl Lebenskraft ihre Zweige nährte. Diese Lebensformen kommunizierten ihr Seinswesen in Schwingungen zu mir, genauso wie Pflanzen auf der Erde es bei vielen Gelegenheiten getan hatten. Die wenigen kleinen Felsbrocken, die auf dem rötlichen Sand verstreut lagen, stachen durch den Mangel an Farbe irgendwie leblos hervor. Ich kam auch an eine Art See, den ich nicht nur sehen, sondern auch riechen konnte, und irgendwie wusste ich, dass er über seine ganze weite Fläche hinweg seicht war. Ich ging lange Zeit, und das Gehen war anders, als ich es gewohnt war.

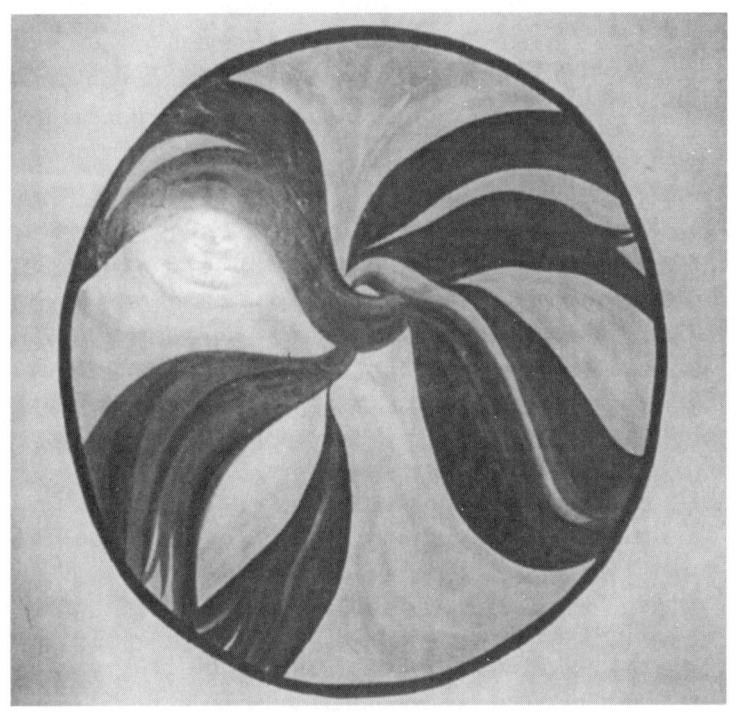

Gemaltes Mandala

Plötzlich fühlte ich mich furchtbar müde, und ohne bewusst eine Rückkehr in meinem Körper erfahren zu haben, hörte ich meine Stimme, deren Ursprung mir kaum bewusst war, zu Norbert sagen: »Ich muss ins Bett, aber du kannst hierbleiben und schlafen, wenn du magst.«

Beim Frühstück am nächsten Morgen fragte ich Norbert: »Was hast du letzte Nacht erlebt?«– »Oh, es war der beste Trip, den ich jemals in meinem Leben gehabt habe«, *antwortete er.* »Ich kann gar nicht glauben, dass wir nicht ›gestoned‹ waren.« *Er wusste, dass ich keine Drogen nahm.*

Sechs Jahre später, nachdem ich zehn Jahre lang nicht in Europa gewesen war, kam ich in meine Heimatstadt zurück. Es war schön, diesen Sommer mit meiner alternden Mutter zu verbringen. Eines Tages war sie besonders beharrlich, als sie mich wieder – das fünfte Mal – an die »wirklich interessante Raum-Ausstellung« im Deutschen Museum erinnerte. Sie überzeugte mich, dass ich sie sehen musste.

In einer Ecke der riesigen Ausstellungshallen war eine Marslandschaft aufgebaut, die nach Bildern und Daten, die von einer amerikanischen Raumsonde zur Erde gesandt worden waren, gestaltet worden war. Wie gut ich diese Landschaft kannte! Aber hier war ihr Pulsieren nicht spürbar. Verbotenerweise bewegte ich einige der blattlosen Gewächse, wie ich es auf meiner Mars-Reise auch getan hatte. Hier, im Deutschen Museum, war keinerlei »Lebenssaft« in ihnen. Die Intensität der Vibration vom Leben auf dem Mars, die ich gefühlt hatte, während Norberts Kopf auf mir gelegen hatte, war dagegen kraftvoll gewesen. Es schien, als habe das riesige Mandala an der Wand als Raum-Zeit-Tunnel gedient.

Das befreite Selbst

Ich bin nur eine Person, die mit ihrem Körper erste Einblicke und Eindrücke in das endlose und faszinierende Feld dessen bekommen hat, was klassisches und vollendetes Tantra in seinem Kern war. Es gibt für mich nicht den geringsten Zweifel, dass sich auch die Kultur der alten Maya damit beschäftigt hat. Die alten Maya haben ihren Körper mit seinen fünf Sinnen als »Raumschiff« benutzt und dadurch ihr hoch entwickeltes Wissen über unser Sternensystem und darüber hinaus gewonnen.

Die Möglichkeit zu diesem Wissen liegt in uns. Es ist einfacher, als wir denken. Wir müssen lediglich unserer Energie freien Fluss für ihre Schwingungen ermöglichen. Und wir müssen einfach nur lieben. Dies beginnt bei jedem Einzelnen von uns.

Im Mittelpunkt der 65 tantrischen Wissenschaften steht diese tiefe Körperweisheit, die jedoch gleichzeitig auch das zu erreichende Ziel all dieser Disziplinen darstellt. Der kosmische Aspekt war im Leben der Praktiker des Tantra im antiken Indien nicht immer bekannt, jedoch ist die Religion des Hinduismus sehr stark von kosmischem Verständnis gekennzeichnet. Die fünf ursprünglichen Disziplinen des Yoga (Hatha, Raja, Bhakti, Jnana und KarmaYoga) sowie die Philosophien der Upanischaden und die gesamten altindischen Schriften und Lehren bauen alle auf der ganzheitlich-kosmischen Einheit und einer entsprechenden Einsicht in die »Natur der Dinge« auf.

Dieser Pfad der Weisheit kann nicht in der Nachfolge einer beeindruckenden Autorität gefunden werden. Die wahren Gefühle des eigenen Selbst – nicht solche, die vom eigenen konditionierten Gehirn manipuliert worden sind – sind die wahre, ehrliche Autorität.

Ein Lehrer oder ein Buch mag zu Beginn der Reise notwendig erscheinen, um Tabus abzubauen und den Zugang zum Wissen mehr und mehr erkennen zu können. Auch wenn es gerne versucht wird, so ist es doch unmöglich, einen Meister zu kopieren. Ein Lehrer kann nur geliebt werden und seine Existenz auf seinem speziellen Weg respektiert werden. In der Tat sind wir alle Lehrer füreinander und Schüler voneinander. Beim Entdecken fließender Energie in meinem Körper waren für mich Kinder in ihren ersten Lebensjahren großartige Lehrer.

> »Gehe weit
> auf der Suche
> nach ehrlicher Freude.
> Lerne von jedem,
> der weise,
> desgleichen ein Kind.«[23]

Die Vedas, die heiligsten Schriften des Hinduismus mit einer Vielfalt an Theorien, haben alle ein Ziel: *moksha*, was »Befreiung« bedeutet. Das Ziel von Tantra ist, *darshana* zu leben, das »befreite Selbst«.

Transformation in eine ganzheitliche Welt

Die ganze Welt spricht momentan von einem Wandel des menschlichen Lebens, an dessen Beginn wir stehen. Der Prozess selbst steht uns jedoch noch bevor. Die NASA gibt bekannt, dass weitere große Sonneneruptionen, wie der Sonnen-Tsunami im August 2010, zu erwarten seien. Deren Auswirkungen auf die von ihr abhängige Erde sind nicht konkret vorhersagbar. Solche haben uns wachgerüttelt und in Bewegung gesetzt. Wir wissen nicht, was tatsächlich auf uns zukommen wird – und so können wir uns nur auf unseren eigenen Wandel einlassen. Die Überwindung von Angst und ein völliges Loslassen erlauben uns, diesen Wandel zu vollziehen. Dabei kommt Frauen, die ihre Körperweisheit bewusst leben, eine besondere Rolle zu.

Bewusst als Einheit leben

Alles in unserem Leben unterliegt dem Kreislauf von Aufbau, Leben und Zerfall (Destruktion). Dieses das Leben bestimmende Prinzip wird in Indien durch die Dreier-Gottheit von Brahma, Vishnu und Shiva (siehe Seite 100) ausgedrückt.

Nach der hinduistischen Religion hat das Universum seinen Ursprung eigenartigerweise in der Vereinigung von Shakti und Shiva, dem Gott der Destruktion, der allerdings in seinem Tanz auch die Destruktion zerstört. Seit Jahrtausenden wird dieser Gott der Zerstörung in Indien in Zehntausenden nach ihm benannten Tempeln glühend verehrt – mit riesigen, in Stein gehauenen Lingams, die von einer großen, runden, mit Blumen geschmückten Basis, dem Symbol für Shakti, gehalten werden. Die Mythen überliefern, dass Brahma, der Gott der Schöpfung und der – ohne Mutter – aus sich selbst geborene Sohn des höchsten Wesens (Brahman), über die Hindus sehr verärgert war, weil sie ihm keinen einzigen Tempel gewidmet hatten. Als sie Brahmas Klagen hörten, forderten sie ihn auf, eine Blume an dem Ort niederfallen zu lassen, wo er einen Tempel haben wollte. Die Blume fiel in den See von Pushkar im Staat Rajasthan, wo seit dem 14. Jahrhundert der bedeutendste der heute sieben Brahma-Tempel in Indien steht.

Die Kraft unserer Gedanken bestimmt die Geschehnisse (»mind forms matter«) und unser menschliches Leben ist voller sich selbst erfüllender Prophezeiungen. Es sei dahingestellt, ob und inwieweit die jahrtausendlange Fixierung auf die intensive Huldigung des Gottes der Zerstörung – Shiva, der zusammen mit Shakti das gesamte Leben gezeugt haben soll (siehe Seite 72) – als dem Erzeuger von Leben indirekt nicht auch eine philosophische und energetische Grundlage für das ebenso lange Zeitalter der Dunkelheit (Kali Yuga) mit ihren zerstörerischen Prinzipien und Verhaltensweisen war.

Doch unabhängig von der Geschichte und dem legendären Hintergrund des hinduistischen Indiens weist uns der tantrische Weg des Lebens, der im Hinduismus entstanden ist, eine Richtlinie für den beginnenden weltweiten Wandel zum Zeitalter der Wahrheit. Dieser Weg führt uns zu einer neuen – bewussten – Einheit. Wir erfahren, wie wir mit dem Universum in Verbindung treten können. Dadurch gelangen wir zu verstärkter Bewusstheit. Je mehr wir unseren Körper als Tempel für das höchste Bewusstsein, unseren wahren Geist, leben, desto weniger brauchen wir teure Kirchen, Tempel und Meditationshallen. Anstelle von ritualisierter Religion erleben wir dann spirituelle Empfindung und Tiefe in unserem täglichen Leben.

Doch auch wenn wir uns mit dem höchst entwickelten Bewusstsein in uns beschäftigen, müssen wir als Menschen immer auch die praktische Lebensgrundlage sehen. Ein Mensch, egal auf welchem Bewusstseinsstand er sich befindet, hat materielle Grundbedürfnisse, um sein Leben zu erhalten. Für die Hindus steht dieser Teil der menschlichen Existenz mit dem Gott Vishnu in symbolischem Zusammenhang (siehe Seite 103). Um unseren jeweils eigenen »Tempel des Spirits auf Erden« zu erhalten, brauchen wir ein Dach über dem Kopf und Bekleidung. Wir müssen unseren Körper vor Hitze, Sonne, Kälte und Wind schützen und wir müssen ihm Nahrung zuführen. Die meisten Menschen haben zudem das grundlegende Bedürfnis nach sozialen Kontakten und einem Minimum an menschlicher Liebe und Zuwendung.

Der Dualismus der heutigen Welt

Wenn wir uns diese Grundbedürfnisse vor Augen führen, erkennen wir schnell, wie unzulänglich wir in unserer heutigen Welt leben. Ein harmonisches Gleichgewicht finden wir nirgends auf der Welt. Es ging verloren, als menschliche Gemein-schaften begannen, ihre Territorien auszudehnen und den »er-oberten« Völkern ihre Ideologien aufzuerlegen.

Jahrhundertelang haben wir diesen Organismus, auf dem wir leben, die Erde, in unzählige Parzellen aufgeteilt. Wir be-zeichnen diese Teile als »mein«, »unser« und »dein«, trennen sie durch Zäune und Grenzen voneinander ab und halten man-che sogar hinter Schloss und Riegel. Wir haben uns auch selbst aufgespalten und leben in einer Dualität von Körper und Geist. Dadurch sind wir anfällig geworden für Krankheiten. Mit un-serer hohen Intelligenz haben wir das Leben analytisch in Teile zerstückelt. Wir entfernen sogar Teile aus unserem Körper, in der Meinung, ihn dadurch zu »heilen«. Wir finden keine Syn-these mehr, um diese einzelnen Teile zu einem Ganzen zusam-menzufügen.

Nun stehen wir am Zenit unseres gespaltenen Daseins und sehnen uns nach Einheit und Vereinigung. Wir suchen verzwei-felt nach einem Sinn unseres Lebens und wünschen, zu der Ein-heit zu finden, die wir mit verschiedenen Begriffen wie »Höchste Energie des Universums«, »das Absolute« oder »Gott« usw. benennen. Doch wir sind schon immer Teil diesen »Großen Geistes« gewesen – wir müssen es nur wahrnehmen und unsere Sinne wieder öffnen, statt uns ausschließlich darum zu bemühen, unsere Existenz durch Geld und materiellen Be-sitz abzusichern. Die Aufspaltung und Entfremdung unseres Lebens hat uns von der Einheit entfernt. Sie hat uns in tiefe Angst versetzt, aus der heraus wir völlig wirr handeln.

Eine persönliche Erfahrung

21 Jahre lang lebte ich völlig angstfrei, mehr als sieben Jahre davon in Regionen, die von Maya-Indianern bewohnt sind. In den Liebesbeziehungen mit Männern der Maya-Kultur waren Gleichwertigkeit, Vertrauen, einfachste materielle Grundlagen, Demut gegenüber der Größe des Lebens und ein Gefühl der Einheit mit allem, was lebt, völlig selbstverständlich.

Nun war ich mit mir selbst in Konflikt geraten, weil ich wieder Angst hatte. Diese Angst führte dazu, dass ich in mir selbst nicht mehr zu Hause war und mich nicht mehr eins fühlte. Einige Zeit zuvor war ich nach Kanada gezogen. Es dauerte geraume Zeit, bis ich akzeptieren konnte, dass ich nach so vielen angstfreien Jahren unter einfachsten Lebensbedingungen wieder Angst erlebte. Als ich es endlich akzeptiert hatte, wollte ich wissen, wie es zu diesem Angsterleben hatte kommen können. Nach etwa eineinhalb Jahren erkannte ich zwei maßgebliche Gründe:

» In meinem dritten Sommer in Kanada nahm ich in der ersten kühlen Nacht Ende August wahr, dass ich seltsam aufgewühlt war. Ich stellte fest, dass mein – im Gegensatz zu Vögeln und anderen Tieren – nackter, nur mit dünner Haut überzogener Körper eine tief greifende, natürliche Angst vor kaltem Klima hat. Glücklicherweise konnte ich diese Angst im Wissen über mein alljährliches Überwintern in Mexiko beruhigen. Neugierig beobachtete ich während der nächsten beiden Jahre die Menschen in meiner kanadischen Stadt. Ich wollte wissen, wie es ihnen erging. Ich hatte bereits wahrgenommen, wie unterschiedlich sich dieselben Menschen im Frühlingsmonat April und im Herbst-

monat September verhielten: Während sie im April generell freundlich und offen waren, verkrochen sie sich im September oft beinahe missmutig in sich selbst, ganz besonders, wenn keine Sonne schien.

Als ich ihnen meine Wahrnehmung mitteilte, bestätigten beinahe alle, dass sie den Winter wegen der Kälte hassten. Ich habe es ja so gut, weil ich weggehen könne.

Für mich bietet diese Beobachtung eine Erklärung dafür, dass der Spätkapitalismus mit seinem Ansammeln von Gütern und der damit verbundenen Lebenshaltung des Habens gerade in kalten Ländern einen so besonders wirkungsvollen Anfang nahm, bevor er sich global ausbreitete.

» *Jedes Mal, wenn ich die kanadische Grenze erreichte, empfand ich eine menschlich kalte Atmosphäre. Jeder schien seine eigene Sache zu machen, die nichts mit dem anderen und dessen Sache zu tun hatte. Jeder war auf sich selbst fixiert, geradezu hermetisch in sich abgeriegelt und vereinzelt. Kam ich hingegen an die mexikanische Grenze, fühlte ich mich mit den Menschen verbunden und konnte selbst mit den Kontrollbeamten Witze reißen. Eine besondere Verbundenheit erlebte ich immer mit den Maya; bei ihnen nimmt dieses Gefühl eine stark kosmische Qualität an, unabhängig davon, ob wir verbal miteinander kommunizieren können oder nicht.*

Aus diesen Erfahrungen zog ich die Schlussfolgerung, dass die Angst des nackten menschlichen Körpers Hand in Hand geht mit der Angst vor Vereinzelung. Dieses »Angstgemisch« liegt in den meisten Menschen tief innen verbor-

gen, verdeckt von beheizbaren Häusern und dicker Winter-
bekleidung. Folge dieser überdeckten und nicht mehr be-
wussten Angst ist, dass jeder kämpfen muss, damit andere
solchermaßen vereinzelte Menschen nicht versuchen, ihn
zu übervorteilen. Diese Situation ist zurzeit weltweit gege-
ben und macht vielen Angst.

Diese tief liegende und deshalb dem Bewusstsein schwer zu-
gängliche Angst hat sich verselbstständigt und erlaubt jede
Form der Verteidigung – außer einen anderen Menschen zu töten. Doch selbst davor schrecken gesellschaftliche Systeme
nicht zurück. All unsere Sinne sind schon infiziert. Am besten
können wir dieser Situation mit Humor begegnen, weil wir
sonst die von uns aus Angst geschaffene Welt – wiederum aus
Angst – gar nicht mehr aushalten können.

Keine Angst vor dem Tod

Nachdem ich an meiner Darmkrankheit beinahe gestorben wäre, stellte ich fest, dass auf eine überwundene Angst eine noch
tiefere Angst folgt. Ist diese überwunden, kommt eine noch tiefere Angst zum Vorschein usw. Am Ende dieser Folge von
Ängsten steht normalerweise die Angst vor dem Tod. Aus dieser Angst heraus versuchen wir in unseren heutigen Gesellschaften mit allen Mitteln, den Tod aufzuhalten – was in den
meisten Fällen nur Unglück und ein Verlängern schon vorhandenen Elends bringt. Wir sind unfähig geworden, den körperlichen Tod als natürlichen Teil des Lebens zu betrachten. Doch
nur Menschen, die nicht voll gelebt haben, haben den Drang,
das Leben künstlich zu verlängern. Nur dann, wenn im geleb-

ten Leben etwas oder gar vieles fehlt, muss mit allen Mitteln versucht werden, das Leben zu verlängern.

Kommen wir auf den »kleinen Tod« zurück, den Orgasmus. Der Orgasmus gibt uns Menschen die Möglichkeit, uns energetisch als Teil des Universums, in dem alles schwingt, zu fühlen. Durch einen Orgasmus bekommen wir einen – unsere Existenz voll einbeziehenden – Einblick in das schwerelose Sein im endlosen Raum, das die Dimensionen Zeit und Raum nicht kennt. Der Orgasmus, dieser genussreiche Energiefluss im Körper, kann in seiner ausentwickelten Stufe weit über den Körper hinausgehen. In ihm können wir die Kraft des Lebens unmittelbar in uns selbst spüren. Dadurch entsteht tiefes Vertrauen, das Angst ersetzt und das Gefühl der Vereinzelung auflöst.

In der Orgasmusfähigkeit werden die Natur und der universelle Raum durch unsere Sinne spürbar und tiefgründig erlebbar. Durch den Energiefluss, der über uns hinausgeht oder – besser gesagt – durch uns hindurchgeht, erkennen wir, Teil der großen Einheit zu sein.

Je mehr Sie durch Ihren Liebesausdruck und den damit verbundenen Energiefluss Ihr authentisches Selbst entdeckt haben, desto besser haben Sie auch Ihren weisen Lehrer – Ihren Körper – kennengelernt. Vielleicht fühlen Sie sich wie neu geboren. Ihr Körper hat tatsächlich bereits eine Transformation erfahren. Dadurch wird der Tod für Sie kein Problem mehr sein, weil Sie »wissen«, dass Sie dann sterben werden, wenn Ihnen ein weiterer Aufenthalt in diesem Körper auf der Erde nichts mehr geben würde. Sie haben das erfüllt, wozu Sie geboren wurden. Sie fühlen sich erfüllt. Dank Ihrer Orgasmusfähigkeit und dem damit verbundenen Loslassen kann Ihr essenzielles Energiefeld nun Ihren Körper verlassen, um sich energetisch mit dem Großen Einen zu verbinden. In diesem Moment leben Sie Ihren größten, Ihren absolut erweiterten Orgasmus, von dem Sie nicht mehr »zurückkehren«.

Sie haben richtig gelesen! Dies ist die gesunde Form des Sterbens. Ihr muss selbstverständlich eine gesunde Form des Lebens vorausgegangen sein. Anders ist diese Form des Sterbens nicht zu erreichen.

Die eigene Authentizität und der universelle Plan

Im Wissen um Ihre eigene Authentizität, das nicht allein in Ihrem Denken liegt, sondern dem ein intensives Körperbewusstsein zugrunde liegt, haben Sie zumindest eine Ahnung vom kosmischen Plan. Mit dieser Einsicht geben Sie sich ganz selbstverständlich diesem Plan hin. Das ist ein natürlicher Prozess, der nichts mit Fatalismus zu tun hat. Mit Ihrer authentischen Willenskraft werden Sie Ihre spirituelle Aufgabe und damit Ihren Teil des gesamtheitlich kosmischen Willens erfüllen. Seien Sie also aufmerksam, wenn etwas nicht so klappt, wie Sie es geplant haben. Der universelle Plan erfordert manchmal im individuellen Da-Sein kleine Umwege mit möglichen Neuorientierungen. Im Rückblick erweisen sie sich in der Gesamtschau oft als Abkürzungen. Wenn Sie in Übereinstimmung mit dem leben, was Sie authentisch fühlen, und Ihre Gedanken bewusst aus diesen Gefühlen heraus entstehen, haben Sie die Chance, zu noch höherer Authentizität zu gelangen.

Um im Leben zur persönlichen Ganzheit und zur Ganzheit im Universum zurückzufinden, müssen wir bei uns selbst anfangen. Dann werden wir uns bald auch vollkommen authentisch in unsere Beziehungen einbringen.

Telepathie und der kosmische Wille

Je mehr wir uns dem Energiefluss hingeben, umso mehr finden wir in die telepathischen Verbindungen hinein, die zwischen uns Menschen existieren. Die meisten Menschen sind sich dieser Verbindungen nicht bewusst. Für dieses telepathische Netzwerk, über welches die einzelnen »Selbst« auf bestimmten Wellenlängen miteinander verbunden sind, wird häufig der Ausdruck des »kollektiven Unbewussten« benutzt. Dieses Netzwerk der Gehirnwellen, die – im Regelfall unbewusst – von bewussten Gedanken und vom Unterbewusstsein ausgesandt werden und die mit der Willenskraft der einzelnen Individuen verflochten sind, dehnt sich derzeit global und universell aus.

Der kosmische Wille, »Gott« oder wie auch immer genannt, ist die Einheit der Willenskraft aller Wesen im Kosmos. Unser Planet ist nur das zeit- und raumgebundene Zuhause der Menschheit im Universum.

Schließlich gibt es für uns Menschen nur eines: voll und ganz zu leben, denn dazu sind wir da. Dies klingt banal; es ist jedoch keineswegs eine banale Sache, diesem simplen Satz gemäß zu leben. Ich wünsche Ihnen, dass Sie bewusst »den Apfel vom Baum des Erkenntnis« essen und dass diese Erkenntnis Früchte trägt. Dann können Sie am Ende Ihres Lebens zu sich selbst sagen: »Es hat sich gelohnt.« Ich wünsche Ihnen, dass Sie in diesem Moment neugierig darauf sind, was Sie als Nächstes in Ihrem Leben, oder besser gesagt in Ihrer vollständigen Transformation in eine andere Art des Seins, erwartet.

Der Ursprung des heute weltweit existierenden Ungleichgewichts liegt in mythischen Zeiten, als die Menschen die Einheit, uns als »Paradies« bekannt, verloren.

Wir haben uns alle auf irgendeine Weise vom Großen Einen abgesondert, egal vor welchem kulturellen Hintergrund dies geschah – ob wir

» vom Apfel des »verbotenen Baumes der Erkenntnis« aßen (Christentum) oder

» als leuchtende Wesen im Universum schwebten (tibetischer Buddhismus) oder

» von der Einheit von Shakti und Shiva geschaffen (Hinduismus) wurden.

Wir erleben gegenwärtig eine langsame, doch weltweite Entwicklung, die durch ein wachsendes Bewusstsein charakterisiert ist. Sie führt uns in das Zeitalter der Wahrheit (Satya Yuga) und damit in eine für den Erhalt der Erde und des menschlichen Lebens notwendige Neuerschaffung des menschlichen Zusammenlebens. Sie hat ihren Ursprung nicht mehr in der Vereinigung von Shakti und Shiva. Sie hat ihren Ursprung in der Vereinigung von Shakti und Brahma, der Vereinigung der Lebensenergie schlechthin (Shakti) mit der kreativen Energie, die einem bewussten Sein entspringt (Brahma).

Die Einheit, nach der wir nach diesem langen Zeitalter der Trennung streben, unterscheidet sich eindeutig von unserer ursprünglichen Einheit, dem sogenannten Paradies. Dort existierte keinerlei Bewusstsein über die Existenz. In der zukünftigen neuen Form der Einheit existiert eine klare Bewusstheit über die Einheit, die wir derzeit zu schaffen haben. Wir mussten wohl den Weg in die totale Trennung gehen, um danach durch unser eigenes Verlangen zur Einheit zu kommen. Nur dann kann sie uns – durch den erlebten Weg der Spaltung und Wiedervereinigung – bewusst sein.

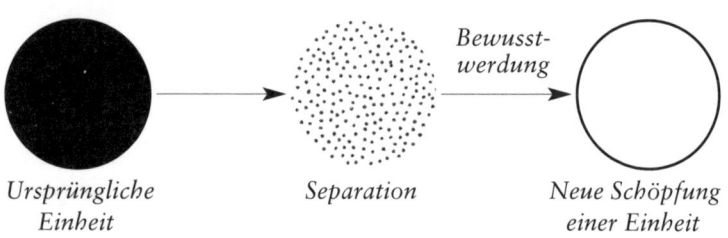

Ursprüngliche   Separation   Neue Schöpfung
Einheit   einer Einheit

Evolution zu bewusster Einheit

Männer lernen von tantrisch bewussten Frauen

Um sich weiterzuentwickeln, brauchen die Menschen Lehrer, die bewusst mit ihrem ganzen Sein in der Einheit des Alls zu Hause sind.

Frauen besitzen aufgrund ihrer Körperbiologie besonders die Fähigkeit, Einheit zu empfinden, sowie Ekstase und Trance zu erleben. Frauen erfahren von Natur aus intensiv diese Einheit, da sie sich im Inneren ihres Körpers mit einem anderen Wesen vereinen können oder biologisch sogar ganz vereint sind: dem Penis eines Mannes oder einem in ihrer Gebärmutter wachsenden Kind. Deshalb ist es sinnvoll, dass wissend-weise Frauen Männern helfen, das »Reich der Einheit« zu erlangen. Diese Schule weiblich-kosmischer Intuition blühte im antiken Indien und auch in Tibet.

Die Tradition der weisen Frauen

Die tibetische Tradition der weisen Frauen, den Dakinis, geht auf die Verehrung und Anbetung altindischer Göttinnen zurück. Sie wurden Yoginis genannt und waren mit speziellen Orten der Natur, bestimmten Dörfern oder außergewöhnlichen Wegkreuzungen verbunden. Lange bevor Shiva – alten Mythen zufolge – seine Heimat am Berg Kailasa weit im Norden des Himalayas im westlichen Tibet verließ, um nach Indien zu kommen, residierten Yoginis auf ihren 108 *pithas* (Sitze) im »Segenshain«. (Englische Schriften aus Indien erwähnten vielfach diesen »Forest of Bliss«). Dieser »Hain« – die Stadt Benares, das heutige Varanasi – wurde später das Zentrum des Brahmanismus in Nordindien. Hier wurde Tantra in religiösen Ritualen kultiviert. Diese vorgeschichtlichen Yoginis waren weise Frauen, die die »Wahrheit der kosmischen Liebe« kannten. Sie lebten mit diesem Wissen und lehrten Männer die Grundlagen kosmischen Liebesausdrucks: »In sechs Monaten kann ein Brahmane, vereint mit einer Shakti, ein weiser Yogi werden.«[24]

Später wurden alle bekannten weiblichen Persönlichkeiten im religiösen und im tantrischen Bereich »Yoginis« genannt. Als sich patriarchalische Strukturen durchsetzten, verloren sie allmählich ihren Einfluss in der Gesellschaft. Dies begann bereits lange bevor Indien englische Kolonie wurde.

In den Sanktuarien indischer Tempel gaben jedoch noch in den 1990-er Jahren einige Yoginis Anleitung in tantrischem Liebesausdruck. Dieser Unterricht war und ist oft in Rituale der Kali-Verehrung eingebettet und richtet sich an eine ausgewählte Gruppe Männer, die von den Yoginis als dazu befähigt erkannt werden. Kali, die Göttin des Todes und der Erde, wird zur Göttin Tripurasundari (siehe Seite 100), wenn die Angst vor dem Tod transzendiert worden ist. Dies kann nur durch die Fähigkeit des Loslassens geschehen. Tantra-Unterricht in Tempeln wurde von den Briten für illegal erklärt; daher ist diese Disziplin bis heute für westliche Augen verborgen. Der Zutritt zu den speziellen heiligen Stätten ist – wenn überhaupt – nur Hindus gestattet. Auch wenn eine Person aus dem Westen dem traditionellen hinduistischen Lebensweg folgt, so bleiben ihr westlicher Körperbau und ihre spezifischen Bewegungen den prüfenden Augen der Hüter des Tempelinneren nicht verborgen. Dies habe ich selbst erlebt, als Hindus wiederholt versuchten, mich in das Heiligtum im Tempel Madurais zu führen.

Frauen als Wegbereiter des neuen Zeitalters

In unserer momentanen Übergangsphase vom Zeitalter der Dunkelheit zum Zeitalter der Wahrheit müssen wir von jenen Menschen lernen, die um die Weisheit der »kosmischen Wahrheit der Liebe« wissen. In alten Zeiten waren weise Frauen diese Lehrer. Heute kommen diese Frauen aus unserer Mitte und helfen uns, den großen Reichtum unserer wahren materiellen Realität zu leben: unseren wunderbaren physischen Körper, der als materielle Erdenergie mit der spirituellen Energie des unendlichen Universums verwoben ist. Durch seine Sinne können wir sogar das Universum entdecken.

Wenn man um diese Weisheit und die Fähigkeiten des weiblichen Körpers weiß, ist es völlig unverständlich, warum sich eine Frau vom Mann als Lustobjekt benutzen lässt und dadurch selbst zum Opfer macht. Im jahrtausendewährenden Patriarchat hatten die meisten Frauen nur so die Möglichkeit, zu überleben. Männer wie Frauen tragen heute noch Überreste dieses Denkens in sich, je nach kultureller Herkunft mehr oder weniger intensiv. Besonders ausgeprägt ist heute noch die Abspaltung von der Großen Einheit. Wir haben die Chance, diese Entfremdung zu überwinden. Dazu brauchen wir Frauen, die riskieren, ihr eigenes Selbst zu entdecken und voll zu leben.

Durch ihre vertiefte Ekstase und ihren Kontakt mit universeller Energie kann die Frau den Mann zur Orgasmusfähigkeit führen. So gibt sie ihm die Chance, sein Ego fallen zu lassen und sein Sein zu erweitern. Sie verleiht der Schöpfung ihre tatsächliche Gestalt. Sie und ihre Energie geben dem Feld des Liebesausdrucks die Form. Es liegt entscheidend an der Frau, wie die Energie von Mann und Frau ineinander verwoben wird.

In der Gestaltung dieser Beziehung liegt auch ganz konkret die Lebensgrundlage für die zukünftigen Generationen. Für ein tantrisches Paar gilt der vedische Satz: »Die Schöpfung entspringt der Freude«.[25] Und so ist Tantra zufolge jene Person heilig, die Liebe und Freude verbreitet.

Wir brauchen heute eine neue Generation von Yoginis, um das gelebte Ende des buddhistischen Mythos von der Erschaffung der Welt abzuändern:

»In der Vergangenheit«, so heißt es im Agganna Sutta, einer buddhistischen Schrift, »waren wir geistgeschaffene, aus Geist bestehende Wesen, nährten uns von Entzücken, schwebten selbstleuchtend durch die Lüfte in unvergänglicher Schönheit. Für lange, lange Zeiten verweilten wir so.

Nach Ablauf endloser Zeiten stieg die wohlschmeckende Erde aus den Wassern. Sie hatte Farbe, Duft und Geschmack. Wir begannen sie in Klumpen zu formen und sie zu genießen. Indem wir aber davon aßen, verschwand unsere Leuchtkraft. Und als sie verschwunden war, traten Sonne und Mond, Sterne und Sternbilder, Tag und Nacht, Wochen und Monate, Jahreszeiten und Jahre in Erscheinung. Wir erfreuten uns der wohlschmeckenden Erde, genossen sie, nährten uns von ihr, und lebten so für lange, lange Zeiten.«[26]

Nach langen, langen Zeiten begann die Erde, Keime und Pflanzen aus sich herauswachsen zu lassen. Unserem Genussstreben gemäß nahmen wir auch diese Teile in uns auf. Fortwährender Genuss der materiellen Erdenergie formte uns zu soliden materiellen Körpern, zu Erdwesen.

Als einstmals schwebende Geistwesen genossen wir auch mit unseren materiellen Erdkörpern weiterhin das Ineinander-

verwoben-Sein von Energie. Dieser Seinszustand führte aber nun zu einer Reproduktion unserer inzwischen geformten irdischen Spezies. Wir entdeckten, dass dieses neue Zuhause begrenzt ist, und begannen mit der Idee von »mein« und »dein«, die Erde in Bereiche aufzuteilen. Wir entwickelten die Idee von »Mein« und »Dein«. Wir bauten Zäune und Grenzen und führten Besitz und Eigentum ein. Das brachte uns Neid und Gier, bis wir völlig im Stofflichen verhaftet waren,[27]
… und begannen, gegeneinander um diese Erde zu kämpfen und sie dadurch zu zerstören.

Möge dieses Buch uns allen auf der Suche, dieser Geschichte ein anderes Ende zu geben, helfen, damit wir Menschen auf dieser Erde als Teil des Universums bewusst und liebend als große Menschenfamilie zusammenleben können.

Anhang

Yin und Yang in der Ernährung

Es war in diesem Buch mehrfach die Rede davon, welche Bedeutung eine ausgewogene Ernährung für den tantrischen Weg hat. Entscheidend ist das Gleichgewicht von yin- und yang-haltiger Nahrung. Im Folgenden sind einige Grundlagen einer ausgeglichenen Ernährungsweise, die den freien Energiefluss im Körper unterstützt, angeführt. Diese Informationen zur Einteilung von Yin und Yang in der Ernährung gehen nicht auf die Traditionelle Chinesische Medizin (TCM) zurück, sondern auf den japanischen Mediziner Sagen Ishizuka. Er ist der Begründer der modernen Makrobiotik (griechisch *makro* = groß; *bios* = Leben). Makrobiotik bedeutet damit langes Leben. Sagen Ishizuka lebte von 1850 bis 1909; er erzielte große Erfolge bei der Heilung schwerer gesundheitlicher Probleme. So wurde zum Beispiel 1911 der 14-jährige George Ohsawa durch eine spezielle, von Dr. Ishizuka entwickelte Diät von einer Tuberkulose der Lungen und des Dickdarms geheilt. Seine Geschwister und seine Mutter starben an dieser Krankheit. George Ohsawa war Dr. Ishizuka für seine Heilung so dankbar, dass er sein weiteres Leben Dr. Ishizukas Arbeit widmete, indem er die von ihm weiterentwickelte Makrobiotik, die sich stärker der TCM annähert, weltweit lehrte.

Makrobiotik – die Lehre des Dr. Sagen Ishizuka

Dr. Sagen Ishizukas Lehre ist in ihrem Grundsatz sehr einfach: Seiner Meinung nach ist für die Gesundheit und ein langes Leben in erster Linie ein ausgewogenes Verhältnis der Mineralstoffe Natrium und Kalium im Körper wichtig. Nur wenn dieses Gleichgewicht gegeben ist, ist der Körper in der Lage, andere Nahrungsmittel zu verwerten. Geografische und klimatische Faktoren sowie Bewegung spielen eine weitere Rolle für die Nahrungsverwertung und damit für die Gesundheit. Es wäre völlig verkehrt, krank machende Mikro-Organismen im menschlichen Körper zu zerstören; vielmehr muss der Mensch in seiner Abwehr gestärkt werden. Laut Ishizuka wird eine gesunde Person nicht krank, wenn sie mit Pathogenen (Keimen) in Kontakt kommt; zum anderen behauptet er, dass alle Krankheiten – akute und chronische – auf schlechte Ernährung zurückzuführen seien.[28]

Dieser Ansatz ist insofern interessant, als Natrium und Kalium als Elektrolyte (griechisch *electron* = elektrisch; *lytikós* = auflösbar) infolge der im menschlichen Körper natürlicherweise bestehenden Spannung von 0,9 Volt elektrischen Strom, also Energie, durch das dabei entstehende elektrische Feld leiten. Natrium pumpt Wasser in die Zellen, während Kalium die Abfallprodukte aus den Zellen herausleitet. Wenn nun die Zellen voller Abfallstoffe sind, können sie keine

Nährstoffe mehr aufnehmen, wodurch die Reproduktion der Zellen und damit der gesunde Erhalt unseres Körpers gestört werden.

Ishizuka veröffentliche seine Studien in seinem Werk »A Chemical Theory of Nutrition on Health and Longevity« 1897 in Japan; es wurde allerdings niemals in eine westliche Sprache übersetzt.

Die von Dr. Sagen Ishizuka stammenden zentralen Grundsätze einer ausgewogenen Yin-Yang-Ernährung, die ich selbst umsetze, gebe ich im Folgenden wieder. Dabei führe ich zusätzlich eine kurze Liste für veganische Ernährung an.

A. Yin und Yang in der normalen Mischkost

Yin-haltige Nahrung dehnt das Gewebe aus, yang-haltige Kost zieht das Gewebe zusammen. Ein hoher Yin-Gehalt in der Ernährung verursacht daher im gesamten Gewebe des Körpers, vom Bindegewebe bis zur Knochensubstanz, ein lockeres Gewebe. Es fehlt ihm an Dichte und es ist verhältnismäßig voluminös, während das Gewebe bei hohem Yang-Gehalt in der Ernährung sehr dicht und straff ist und den Energiefluss behindert.

YIN (Nahrung, die das Gewebe ausdehnt)	Raffinierter Zucker Milchprodukte Süße tropische Früchte Brauner Zucker Honig, Ahornsirup Tomaten[1] Weniger süße Früchte aus kälteren Klimazonen Weißmehl Kopfsalat und grünes Blattgemüse Seegras Gemüse, das über der Erde wächst mit dichter Struktur (wie etwa Weißkohl, Rotkohl, Rosenkohl, grüner Sellerie, Broccoli etc.) Sprossen
YIN und YANG (Nahrung, die ein ausgeglichenes Verhältnis zwischen Ausdehnen und Zusammenziehen des Gewebes schafft)	Getreidekörner Nüsse und Samen[2] Hülsenfrüchte und Sojabohnen/ -produkte[3] Eier
YANG (Nahrung, die das Gewebe zusammenzieht)	Wurzelgemüse, ausgenommen Rote Beete Schweinefleisch[4] Weißer Fisch Rote Beete[5] Hühner- und Putenfleisch[6] Roter Fisch Rindfleisch[7] Wild und Hasenfleisch Büffelfleisch

B) Yin und Yang in rein veganischer Ernährung (vegan)
(Die auf Seite 397 angegebenen Fußnoten entsprechen denen bei Mischkost.)

YIN (Nahrung, die das Gewebe ausdehnt)	Raffinierter Zucker Süße tropische Früchte Brauner Zucker Honig, Ahornsirup Tomaten[8] Weniger süße Früchte aus kälteren Klimazonen Weißmehl Kopfsalat und grünes Blattgemüse Seegras Gemüse, das über der Erde wächst, mit dichter Struktur (wie etwa Weißkohl, Rotkohl, Rosenkohl, grüner Sellerie, Broccoli etc.) Sprossen
YIN und YANG (Nahrung, die ein ausgeglichenes Verhältnis zwischen Ausdehnen und Zusammenziehen des Gewebes schafft)	Getreidekörner Nüsse und Samen[9] Hülsenfrüchte und Sojabohnen/-produkte[10]
YANG (Kontraktion)	Wurzelgemüse Rote Beete[11]

C) Allgemeine Regel

Alles, was über dem Erdboden wächst, ist yin.

Alles, was unter dem Erdboden wächst, ist yang.

Alle Samen, Getreidekörner, Nüsse und Hülsenfrüchte sind in ihrem Yin- und Yang-Gehalt ausgewogen.

1 Rote Gemüse, die über dem Boden wachsen, sind mehr yin
2 Fettere Samen und Nüsse sind mehr yin
3 Größere Bohnen sind mehr yin
4 Fetteres Schweinefleich beinhaltet weniger Yang
5 Rote Wurzelgemüse sind mehr yang als andere Wurzelgemüse
6 Fettes Geflügel ist weniger yang, Huhn mit Östrogen gefüttert ist weniger yang
7 Rind mit Östrogen gefüttert ist weniger yang
8 Rote Gemüse, die über dem Boden wachsen sind mehr yin
9 Fettere Samen und Nüsse sind mehr yin
10 Größere Bohnen sind mehr yin
11 Rote Wurzelgemüse sind mehr yang als andere Wurzelgemüse

Natürliche Geburtenkontrolle

1. Eine Frau ist in ihrem monatlichen Zyklus nur **zehn Stunden fruchtbar.** Diese fruchtbaren Tage liegen 12 bis 17 Tage vor dem ersten Tag der nächsten Menstruation – normalerweise 14 Tage vor dem ersten Tag der nächsten Periode.

Beispiel bei einem **Zyklus von 28 Tagen** und einer **fünftägigen Menstruation:**

letzte Menstr.   Tage, in die die 10 Stunden   nächste Menstr.
                         Fruchtbarkeit fallen

                   Tage vor dem 1. Tag der nächsten Menstruation

1 2 3 4 5   17 16 15 **14** 13 12 11 10 9 8 7 6 5 4 3 2 1 1 2 3 4 5 6 7

1 2 3 4 5 6 7 8 9 10 11 12 13 14 15 16 17 18 19 20 21 22 23 24 25 26 27 28

Zyklus der 28 Tage

398

2. Im Körper der Frau bleiben die Spermien des Mannes mindestens 36 Stunden befruchtungsfähg – bis maximal fünf Tage. Die normale (in Tabelle als norm. aufgeführt) Befruchtungsfähigkeit liegt bei zwei Tagen.

Unser Beispiel bei einem **Zyklus von 28 Tagen** und einer **fünftägigen Menstruation:**

Tage, in die die
Kapazität   10 Std. Fruchtbarkeit
der Spermen\   fallen

nächste Menstr.

letzte Menstr.   stark   norm. \ Tage vor dem 1. Tag der nächsten Menstruation

1 2 3 4 5   17 16 15 **14** 13 12 11 10 9 8 7 6 5 4 3 2 1 1 2 3 4 5 6 7

1 2 3 4 5 6 7 8 9 10 11 12 13 14 15 16 17 18 19 20 21 22 23 24 25 26 27 28

11 Tage möglicher Befruchtung

3. Schlussfolgerung: Falls eine Frau ihre Fruchtbarkeitsstunden nicht fühlen kann und/oder nicht ausreichende Erfahrung hat, muss sie für diese elf Tage Vorsichtsmaßnahmen eines Verhütungssystems eingeplant haben, solange der Mann keine sichere Kontrolle über seine Ejakulationen hat, wenn sie keine Schwangerschaft will.

4. Ihr eigener Zyklus: Sie können dieses System auf Ihren eigenen Zyklus übertragen nachdem Sie seine Dauer mindestens über ein halbes Jahr beobachtet haben.

Falls Sie die Pille genommen haben, notieren Sie nach dem Absetzen alle Veränderungen. Dies ist notwendig, da die Pille das Fruchtbarkeitsmuster völlig verändern kann.

1 2 3 4 5   17 16 15 **14** 13 12 11 10   9   8   7   6   5   4   3   2 1 1 2 3 4 5 6 7

1 2 3 4 5 6 7 8 9 10 11 12 13 14 15 16 17 18 19 20 21 22 23 24 25 26 27 28

Grundzüge der Bio-Kosmo-Energie-Behandlung

Ziel der Bio-Kosmo-Energie-Behandlungen ist es, in uns die bewusste Einheit der materiellen Erdenergie unserer Existenz – unseres Körpers – mit der nichtmateriellen Energie des Universums herzustellen. Diese nichtmaterielle Energie, die unseren Körper bewegt, ist in ihm als Energiefluss fühlbar und geht durch jede Zelle. Die grundlegende geistige und energetische Willenskraft unseres Lebens befindet sich im Nabel in den Nachkommen unserer allerersten Körperzelle.

Die Aufspaltung von körperlicher und geistiger Energie verursacht ein Ungleichgewicht, wenn nicht gar eine Krankheit. Erinnern Sie sich, dass die Schamanen – und Tantra ist als indischer Schamanismus zu betrachten – in Heilprozessen maßgeblich den Spirit zum Körper zurückführen?

Deshalb konzentriert sich die Bio-Kosmo-Energie-Behandlung auf das Zentrumschakra; dort liegt im Nabel das kosmische Zentrum und im darunterliegenden Hara das Erdzentrum. In einem gesunden Körper fließt die Energie und schwingt in einer harmonischen Frequenz, die gleichmäßig durch alle fünf oszillierenden Schichten (siehe Seite 77) unserer ganzheitlichen Existenz geht. Dieses Wissen ist die Grundlage und zugleich die Zielrichtung der Bio-Kosmo-Energie-Behandlung.

Den Rücken befreien

Der Rücken besitzt eine biologische Schutzfunktion für die sehr verletzbare Vorderseite des Körpers; er geht daher in »Habachtstellung«, wenn ihm etwas sehr nahekommt. Diese Schutzfunktion muss erst ausgeschaltet werden, damit der Rücken wirksam behandelt werden kann. Aus diesem Grund steht am Anfang der Behandlung ein indirekter Berührungskontakt mit dem Herzen des Klienten. Der Klient liegt dabei – ähnlich der »Leonardo-da-Vinci-Position« (siehe Seite 65) – mit geöffneten Beinen und seitlich gespreizten Armen auf dem Bauch. Hierzu wird am besten eine extra breite Massageliege benutzt.

Beide Handflächen des Therapeuten liegen nach einem langsamen und einfühlsamen Eintauchen und Verweilen in der Aura des Körpers ruhig in einem offenen Dreiangel auf dem unteren Becken. Durch diese Position gleichen die Hände die weibliche Yin-Seite mit der männlichen Yang-Seite des Körpers aus. Der Therapeut kann nun bereits durch seine Hände Energieblockaden und Unterschiede im Energiefluss in den beiden Körperhälften wahrnehmen. Sie sind oft sogar für sein geschultes Auge sichtbar. Nachdem er dort zumindest eine leichte Schwingung der beiden Seiten gefühlt und durch leichte Bewegungen seiner Hände verstärkt hat, folgen die Spitzen seiner beiden Zeigefinger der Grundlinie, die seine Hände in ihrer Dreiangel-Position angegeben haben. Diese Linie verläuft vom äußeren Teil des Beckens bis beinahe zum unteren Ende der Wirbelsäule (unterster Lendenwirbel oder oberster Bereich des Kreuzbeins). Von dort gleiten die Fingerspitzen schrittweise auf den beiden seitlich der Wirbelsäule liegenden Energiekanälen, dem Nadi Ida und dem Nadi Pingala, in Höhe der jeweiligen Bandscheibe langsam nach oben.

Da diese beiden Nadis gleich verlaufen wie die beiden wichtigsten Blutgefäße unseres Körpers, die Aorta und die untere Hohlvene, nimmt der Therapeut durch diese Berührungen

Kontakt mit dem Herzen des Klienten auf. Dadurch entsteht im Klienten Vertrauen gegenüber der Berührung und die Schutzfunktion des Rückens wird ausgeschaltet. Im Rücken entsteht damit keine Anspannung und der freie Energiefluss kann schneller in Gang kommen.

Wenn die Fingerspitzen zwischen den Schulterblättern angekommen sind, beginnt die Arbeit am energetischen Gleichgewicht der Schulterblätter der Yang-Seite und der Yin-Seite. Bei der Berührung an den beiden Energiekanälen entlang der Wirbelsäule wurde der Zustand des Energieflusses in diesen beiden Nadis, in der Wirbelsäule und den umgebenden Muskeln bereits erkennbar und der Energiefluss leicht angeregt. Nun wird durch gleichmäßige, fließende Handbewegungen in Form des Unendlichkeitszeichens (∞ = Lemniskate) die Energie der Schulterblätter in beiden Körperhälften ausgeglichen. Dabei werden durch die Berührungen der Handfläche und der Fingerspitzen die meist zahlreichen Energieblockaden am Nacken, an den Schultern und in den Oberarmen erkennbar. Diese Behandlung verstärkt bereits den Energiefluss zu den Schultern und in die Arme. Bei einer harten, großen Energieblockade oder vielen kleinen Blockaden kann es jedoch sein, dass der Energiefluss zunächst noch gar nicht oder nur mit vielen Unterbrechungen in Gang gesetzt wird.

Mit derselben fortlaufenden Berührung in Form der Lemniskate wird der gesamte mittlere Rücken behandelt. Die Hand bewegt sich dabei langsam nach unten und nähert sich dem Bereich zwischen Taille und unterem Becken. Beide Seiten des Rückens erfahren auf diese Weise bereits einen ersten Ausgleich. Er ist notwendig, da sich der Energiefluss nahezu bei allen Klienten in den beiden Seiten stark unterscheidet. Ausgeprägte Energieblockaden im Rücken verlangsamen dabei die Geschwindigkeit der sich beständig weiterbewegenden Hand. Mit dem nun einsetzenden Berührungsfluss zwischen Taille und unterem Becken im Zeichen der Lemniskate wird der Energiefluss im unteren Rücken und bis in die Beine hinunter spürbar und zum Teil schon anregend in Bewegung gesetzt. Bei Menschen, die Tätigkeiten vorwiegend im Sitzen oder auf Zementboden stehend ausüben, ist das Becken gewöhnlich stark blockiert. Keine oder seltene Orgasmen führen zu einer zusätzlichen Verdichtung dieser Blockaden.

Den Energiefluss befreien

Durch einen fließenden Übergang der Handbewegung vom Unendlichkeitszeichen in einen Kreis, der wiederholt um das Zentrumschakra gezogen wird, konzentriert sich der Therapeut nun auf die Energie im Nabel (kosmisches Zentrum) und die Energie im Hara (Erdzentrum, siehe drittes Chakra, Seite 80). Zuallererst spürt der Therapeut die Energieverbindung, die der Klient – ihm normalerweise völlig unbewusst – in seinem Hara zur Erde hat. Danach nimmt der trainierte und erfahrene Therapeut die Intensität der Energie im Nabel, dem kosmischen Zentrum, wahr. Die kreisenden Bewegungen seiner Hand um das Zentrumschakra des Klienten wirken durch die beständige Wiederholung wie ein Mantra und vertiefen so die Konzentration auf diese Energie, die dadurch stimuliert und in Bewegung gesetzt wird. Leider besitzen wir in den ursprünglich europäischen Sprachen keine Wörter für den Energiefluss und seine unterschiedliche Beschaffenheit; es fällt

daher sehr schwer, sich diesbezüglich sprachlich klar auszudrücken.

Die durch die Finger des Therapeuten bewegte essenzielle
Energie des Klienten beginnt nun bereits im Zentrumschakra
mit dem Prozess der Lockerung oder Auflösung kleiner Blockaden. Es ist erstaunlich, wie oft bereits im Zentrumschakra
ausgeprägte Energieblockaden anzutreffen sind. Meist beschreiben wir sie mit »Rückenschmerzen«. Erfahrungen zeigen, dass in diesem Fall häufig im Sozialisationsprozess von
klein an versucht worden war, die Willenskraft zu brechen.
Kein Wunder also, dass bei Klienten oft keinerlei Bewusstsein
von dieser Zentrumsenergie vorhanden ist. So wird verständlich, warum so vielen Menschen das tiefe Urvertrauen in die
Lebensenergie, mit der sie in die Welt gekommen sind, nicht
(mehr) zugänglich ist. Aus diesem Grunde sind sie oft in vielerlei Hinsicht so leicht zu beeinflussen.

Die Behandlung der schwächeren Körperseite

Die Behandlung beginnt in der Regel auf der schwächeren und
weniger aktiven, im Normalfall der linken, Körperseite. Bei
Linkshändern wird auf der rechten Körperseite begonnen. Die
uns unbewusste innere Suche des Körpers nach einem Gleichgewicht seiner Hälften wird somit genutzt, um die kräftigere
und gewöhnlich stärker blockierte Seite bereits indirekt mit
zu behandeln. Zusätzlich zu der ständigen Stimulierung des
Energieflusses durch die Berührungen am Körper wird durch
schüttelnde Bewegungen der Schulter und des Armes eine umfassendere Befreiung des Energieflusses erzielt. Aus Blockaden
frei gewordene Energie wird an den Fingerspitzen des Klienten

ausgeleitet und nach der Einbeziehung fließender Berührungen an den Nadis der Beine auch an der Ferse und den Zehenspitzen. Bei starken Blockaden in den Beinen werden zudem vertieft energetische Berührungen, die mit der Atmung des Therapeuten in Verbindung stehen, angewandt. Dies vergrößert die Chance, diese dichten Energieblockaden zu öffnen.

Sehr häufig bestehen in den Ellbogen und den Knien dichte Energieblockaden, die sogar sichtbar nach außen treten können. Sie entstehen beim Schlafen mit angewinkelten Armen und Beinen bzw. werden dabei verstärkt. So führt zum Beispiel Kälte und/oder tief liegende Angst dazu, die Gliedmaßen im Schlaf anzuwinkeln. Vermeiden Sie diese Haltung der Gliedmaßen, um den Energiefluss in den Beinen während des Schlafs nicht zu blockieren. Dadurch bleiben Ihre Beine in einem wesentlich besseren Bewegungszustand. Dasselbe gilt für die Arme. Vermutlich haben Sie schon einmal alternde Frauen gesehen, deren Gewebe am Oberarm dick über die Ellenbogen hing, während die Unterarme viel schlanker erschienen. Dies ist die Folge einer lebenslangen Blockierung des Energieflusses in den Ellbogen beim Schlafen. Wir wissen aus alten chinesischen Schriften, dass der Schlaf mit ausgestreckten Gelenken für den Energiefluss am gesündesten ist. So wird der Schmerz bei Arthritis und Arthrose beim Schlaf mit gestreckten Gelenken stark gelindert, während die Schlafposition mit angewinkelten Gelenken ihn zunehmend verstärkt.

Die langen, wellenartigen, rhythmischen Berührungen der Bio-Kosmo-Energie-Behandlung erfolgen immer wieder aus dem Zentrumschakra. Dort sind sie mit der ureigenen Energie des Klienten verbunden. Starke Energieblockaden bremsen den Bewegungsablauf der Hände und können sie im Extremfall sogar zum Stillstand bringen. Trifft gut schwingender Energiefluss im Körper des Klienten durch die Hand des Therapeuten auf eine Körperstelle, an der eine starke Energieblockade besteht, kann Schmerz empfunden werden. Durch starke Ausatmungen kann der Klient diesen Schmerz verringern, und die Energieblockaden werden besser aufgelöst. Aus diesem Grund soll der Klient während der Behandlung immer wieder bewusst tief mit offenem Mund ausatmen. Gegen Ende der Behandlung einer Körperseite können die Berührungen des Therapeuten fast zu einem rhythmischen Tanz werden, wenn die meisten Energieblockaden weitgehend aufgelöst werden konnten.

Der Klient nimmt nun in jedem Fall einen großen Unterschied zwischen den beiden Körperseiten, der behandelten und der noch nicht behandelten, wahr. Diese Wahrnehmung hat positiven Einfluss auf den weiteren Befreiungsprozess seines Energieflusses. Es ist eine besondere Erfahrung, bei der Bio-Kosmo-Energie-Behandlung zu lernen, den Energiefluss im Körper bewusst zu fühlen. Diese Erfahrung hat gewöhnlich großen Einfluss auf die Orgasmusfähigkeit des Klienten.

Die Behandlung der stärkeren Körperseite

Bevor der Zustand des Energieflusses in beiden Körperseiten zu verschieden wird, um ihn noch ausgleichen zu können, wird nun die stärkere Seite des Körpers behandelt. Diese Seite weist in der Regel wesentlich mehr und härtere Energieblockaden auf, da wir mit dieser Seite die meisten und die anstrengendsten Arbeiten verrichten und in direktem Handlungskontakt mit der Außenwelt stehen. Unbewusst liegt unsere gesamte Aufmerksamkeit in dieser Körperhälfte, während die schwächere sie lediglich unterstützt. Zum Beispiel wird das Gehen von der stärkeren Seite des Körpers angeführt, während die schwächere Seite kurz nach dem führenden Schritt der starken Seite deren Bewegung nur nachahmt.

Um Ihre beiden Körperhälften auszugleichen, richten Sie all Ihre Aufmerksamkeit täglich ein- oder mehrmals fünf Minuten lang in das Bein der schwächeren Seite. Beginnen Sie mit diesem Bein das Gehen und lassen Sie die gewöhnlich stärkere Seite die Bewegung des nun führenden linken Beines nur nachahmen. Nach fünf Minuten richten Sie Ihre Aufmerksamkeit gleichmäßig auf beide Beine und machen jeden Schritt mit jedem Bein bewusst. Fünf Minuten lang führt nun keine Körperseite Ihren Gang, sondern Sie gehen ausgeglichen mit beiden Beinen. Trainieren Sie auf diese Weise Ihren Unterkörper immer länger und erlangen Sie so ein besseres energetisches Gleichgewicht, bis Sie eines Tages Ihre Aufmerksamkeit beim Gehen ständig gleichmäßig in beiden Beinen haben.

Starke Blockaden in der Schulterregion der kraftvolleren Körperseite können in der Regel nicht in einer Behandlung aufgelöst werden. Das Zeitalter des Computers und seiner Maus hat spezifische Energieblockaden in der rechten Schulter, dem Hals und bestimmten Nadis im rechten Arm bis hinunter in die Finger – insbesondere dem Zeigefinger – mit sich gebracht. Ihre Auflösung dauert bedeutend länger.

Halten Sie sich bei der Computerarbeit bitte an eine wichtige Grundregel: Zeigefinger, Hand und Arm sollten keineswegs mit viel Druck auf der Maus arbeiten, sondern vielmehr bei den Klicks Energie aus dem Zeigefinger ausfließen lassen. Das erfordert eine große Umstellung. Üben Sie am besten die »energetischen« Mausklicks zunächst während einer Ausatmung mit offenem Mund. Wenn das Loslassen der Energie beim Mausklick gut eingeübt ist, wird die Atmung von den Klicks völlig unabhängig. Geben Sie sich für das Umlernen sieben bis zehn Tage Zeit. Versuchen Sie dies nicht, wenn Sie unter Druck stehen, weil Sie eine Arbeit beenden müssen. Wählen Sie in diesem Fall einen anderen Zeitpunkt.

Nach der Behandlung beider Körperhälften, der Yin-Seite und der Yang-Seite, erkennt der Klient gewöhnlich in den ersten Behandlungen, inwieweit in der Yang-Seite noch Blockaden vorhanden sind. Generell werden jedoch beide Seiten als wesentlich leichter, beweglicher und/oder weniger müde empfunden.

Die Behandlung der Wirbelsäule und des Kundalini-Kanals

Als Nächstes wird die Energie im Steißbein mit dem leicht pulsierenden Zeigefinger des Therapeuten stimuliert. Anschließend wird vom unteren Ende der Wirbelsäule aus jeder Wirbel an seinem Dornfortsatz individuell mit kreisenden Bewegungen, die zum nächsthöher gelegenen Wirbel weiterführen, behandelt. Anschließend werden die gesamte Wirbelsäule und die mit dem Kundalini-Kanal verbundenen drei Nadis – Sumsumna, Ida und Pingala – integrativ behandelt. Dabei wird ihr Energiefluss intensiviert und zum Aufwärtsströmen angeregt. Am Ende dieser drei wichtigsten Energiekanäle wird die Energie, die sich dabei aus Blockaden gelöst hat, an der energetisch wirksamen Verlängerung der Wirbelsäule, dem siebten Chakra, ausgeleitet.

Als Nächstes richtet sich die Konzentration auf die essenzielle Energie im Zentrum; danach werden der Rücken und die Arme von unten nach oben behandelt und durch ein Schütteln von Händen, Armen und Schultern von angestauter Energie befreit. Da der Therapeut dabei am Kopfende des Klienten steht, nutzt er die Möglichkeit, die beiden Hüftseiten abwechselnd durch ein Wegdrücken nach unten rhythmisch zu schütteln, um sie von Energieblockaden zu befreien und/oder den Energiefluss in die Beine hineinzuführen. Ein von Energieblockaden weitgehend befreiter Körper bewegt sich danach schlangenartig, wenn er abwechselnd am linken und rechten Handgelenk der seitlich ausgestreckten Arme gezogen und dabei leicht geschüttelt wird.

Danach liegen die Arme wieder seitlich vom Körper weggestreckt; nun wird der »Nerv des Bewusstseins«, das heißt, das Zusammenspiel der drei genannten Energiekanäle, die beim Aufsteigen des Kundalini eine Rolle spielen, behandelt. Die Energieansammlung des Kundalini befindet sich – symbolisch ausgedrückt – als zusammengerollte Schlange im Sakralen Plexus (erstes und zweites Chakra). Damit sie sich öffnen kann, wird mehrmals der Energiefluss durch drei verschiedene, schnell gezogene Linien seitlich der Wirbelsäule stimuliert. Sie enden alle am oberen Ende der Wirbelsäule unterhalb des Schädels mit einer pulsierenden Energiestimulation in Richtung Kronenchakra. Die erste dieser drei Linien verläuft auf den Nadis Ida und Pingala entlang der Wirbelsäule, durch deren energetisches Zusammenspiel man auch den Energiefluss im wichtigsten Nadi, Sumsumna, in der Wirbelsäule wahrnehmen kann. Die zweite Linie bewegt sich schlangenartig auf diesen

Nadis nach oben und die dritte Linie bezieht zur Verstärkung zwei weitere wichtige Energiekanäle seitlich der Nadis Ida und Pingala mit ein. Eine orgasmische Person kann bei dieser Vier-Finger-Linie, die gleichzeitig den Energiefluss in fünf Energiekanälen – nämlich auch den Sumsumna in der Wirbelsäule – behandelt, einen energetischen Schauer im Rücken hochsteigen fühlen. Die dabei hochgestiegene Energie wird jeweils am Kopfchakra ausgeleitet und verhilft manchen Klienten zu einer bewussten Energieverbindung mit dem Universum.

Für das Ausfließen der Energie am siebten Chakra ist frühzeitig eine intensive Hilfestellung des Therapeuten notwendig, damit der Klient nicht zu viel Energie im Gehirn ansammelt. Das würde zu Kopfschmerzen führen. Wenn das Gehirn des Klienten bereits sehr viele Energieblockaden aufwies – oft aufgrund alter, immer wiederkehrender, festsitzender Gedanken – und der Kopf zu Beginn der Behandlung schwer wie ein »kleiner Felsbrocken« war (was sich tatsächlich so anfühlt!), muss er bei der weiteren Behandlung besonders intensiv behandelt werden (siehe unten).

Die Beine

Anschließend beginnt die letzte Behandlungsphase der Körperrückseite. Sie nutzt die essenzielle Energie des Zentrumchakras zur Behandlung der unteren Körperhälfte.

In den Hauptnadis an den Beinen finden sich oft viele große und dichte Energieblockaden. Erinnern Sie sich, dass der Körper einer Frau 84 000 und der eines Mannes 72 000 Energiekanäle besitzt? Da die Beine einen wesentlichen Bestandteil unseres Körpers bilden und ständig unser Körpergewicht tragen, müssen sie bei der Bio-Kosmo-Energie-Behandlung entsprechend berücksichtigt werden.

Blockierte Nadis in den Beinen stehen bei Mann und Frau meist unmittelbar mit starker Angst und unterdrückter oder unbefriedigend gelebter Sexualität in Zusammenhang. Angst und Sexualität gehen dabei oft unweigerlich Hand in Hand. Auffällig ist bei der Behandlung von vier energetischen Hauptlinien an den Beinen – einer Außenlinie, einer Mittellinie, einer Hüftlinie und einer Innenlinie – immer, dass die Nadis der Beininnenseite bei beiden Geschlechtern in der Regel sehr blockiert sind.

Inzwischen – etwa zur Halbzeit der zweistündigen Behandlung – haben die Klienten erfahren, dass sie dem Therapeuten vertrauen können. Daher fällt es nun nicht schwer, mit nacktem Unterkörper dazuliegen und im Bereich der Genitalien berührt zu werden. Die intime Innenlinie der Behandlung beginnt am Herzchakra und bezieht die Energie des Zentrumschakras mit ein. Im weiteren Verlauf stimuliert sie am jeweils untersten Endpunkt der beiden Nadis Ida und Pingala, die sich im Schritt befinden, kurz den Energiefluss in diesen nach oben führenden Kanälen. Von dort verläuft die Behandlungslinie am Haupt-kanal der Beininnenseite nach unten zu den Füßen, wo die aus Blockaden gelöste Energie ausgeleitet wird.

In den Fußsohlen enden 250 bis 300 Nervenbahnen, die alle mit Energiekanälen in Verbindung stehen. Dadurch – und infolge der Blockierung dieser Energieausgänge, die durch Stehen und Gehen auf Zementböden verursacht wird – ist diese Energieausleitung häufig sehr intensiv und in der Regel für den Klienten spürbar. (Durch Teppiche, Fliesen oder Holz auf Zementböden wird zwar eine wohnliche Atmosphäre geschaffen, doch ist die Wirkung der Energie-Undurchlässigkeit des Zements weiterhin gegeben. Die Energiezirkulation wird nur möglich, wenn zwischen dem Zementboden und der Bodenoberfläche, auf der wir gehen, eine Luftschicht von etwa zwei Zentimetern besteht.) Die auszuleitende Energie wurde während der Behandlung dieser langen Linie, die am Herzchakra beginnt, von unzähligen Energieblockaden in Becken, Oberschenkeln, Knien, Waden und Knöcheln frei.

Mit dieser Linie werden zudem sowohl die Energie des Herzens als auch die Energie der Sexualorgane behandelt; dadurch wird deren Verbindung unterstützt. Der symbolische Charakter dieser Linie – den Weg des Herzens gehen zu können – bleibt keineswegs Symbol! Obwohl wir erst auf der Rückenseite des Klienten arbeiten, weckt diese Linie, die den Genitalbereich nur wenig einbezieht, vielfältige Erinnerungen an sexuelle Erfahrungen, die in den Zellen der Innenseite der Oberschenkel sitzen. Wenn ein Mann intensiv masturbiert – oft aus einem inneren Zwiespalt und/oder mangelnder Selbstliebe heraus – bestehen hier viele dichte Energieblockaden. Nach einer Vergewaltigung sitzt hier die Energie fest. Ist das Loslassen für einen Orgasmus schwierig, sind der untere Beckenbereich und der Nadi vom oberen Beginn der Beininnenseite bis über das Knie hinunter und auch die Innenseite des Knies energetisch verhärtet. Hier kann auch erkannt werden, ob ein Mann von seiner Mutter sexuelle Unterdrückung erfahren hat; die dadurch im Körper des Mannes entstandenen Energieblockaden können dann aufgelöst werden usw.

Diese Berührungen finden auf der Basis eines inzwischen gut entwickelten Vertrauens statt, sodass die Klienten sich nun oft öffnen. Dabei fließen in den ersten Behandlungen häufig auch Tränen. Sie gehen auf verletzte Liebesgefühle zurück, wobei selbst diese Verletztheit in vielen Fällen über Jahre hinweg negiert oder ignoriert worden ist. Da Liebe mit frei schwingender Energie im Körper einhergeht, haben diese negativen Gefühle den Energiefluss – oft sogar schockartig – blockiert. Jedes Gefühl, so zeigt sich bei den Bio-Kosmo-Energie-Behandlungen, basiert letztlich auf dem Gefühl der Liebe. Leider sind wir uns dessen nicht bewusst. Einige Gefühle und den zugrunde liegenden Mangel will ich hier anführen:

» Angst = fehlende Liebe, fehlendes Einheitsgefühl,

» Hass = (zutiefst) enttäuschte Liebe,

» Ärger, Wut = Beschneidung oder Behinderung der Liebe und ihres freien Energieflusses im Körper; diese Menschen konnten kein Leben nach ihrem eigenen Willen führen.

» Trauer = ein atmosphärisch »warmes« Gefühl; es würde schwingen, wenn die Liebe und ihr freier Energiefluss nicht durch einen Grund behindert wären.

» Enttäuschung = eine (Selbst-)Täuschung in der Liebe zu einem Menschen oder zu einer Sache; sie war Folge einer übersteigerten Erwartung oder Hoffnung.

In vielen Fällen hilft gerade das Fließen-Lassen der Tränen, den Energiefluss im Körper in Bewegung zu setzen. Auch im weiteren Verlauf der Behandlung fließen häufig Tränen der Erleichterung, wenn Altes losgelassen wird.

Fettablagerungen und Zellulitis

Bei Frauen sitzen in den Fettablagerungen in den Oberschenkeln verschiedene Energieblockaden. Im Muskelgewebe der Frauen ist von Natur aus mehr Fett eingelagert ist als in den Muskeln der Männer. Diese sogenannten Yin-Muskeln enthalten Fetteinlagerungen, damit sie in den neun Monaten Schwangerschaft zusammen mit dem während dieser Zeit angesammelten Unterhautfett, das beim Stillen als Vorrat dient, weicher werden und sich das neugeborene Kind mit seinem weichen Körper vom Körper der Mutter nicht abgestoßen fühlt.

In diesem Zusammenhang möchte ich darauf hinweisen, wie wichtig es ist, in der Ernährung sogenannte Transfettsäuren zu vermeiden. Sie sind in Margarine, Back- und Bratfetten mit Ausnahme von Becel, in allen mit Margarine produzierten Backwaren, in industriell hergestellter Erdnussbutter, in Pommes frites, Kartoffelchips und frittierten Speisen sowie in warm gepresstem und/oder erhitztem Olivenöl enthalten. Sie beeinträchtigen erheblich die Elastizität der Zellwände. Bei fehlender oder geringer Elastizität der Zellwände gelangen die im Körper verarbeiteten Nährstoffe sowie der erforderliche Sauerstoff nicht ins Innere der Zellen. Denn sie werden im Blut transportiert und treten normalerweise über die Wände der Blutgefäße dort aus, wo Bedarf besteht. Fehlt die Elastizität der Zellen, lagern sie sich in den Zwischenzellräumen ab, während die Zellen hungern und an Sauerstoffmangel leiden. Die angefüllten Zwischenzellräume bilden durch diese Ablagerungen eigenartige Energieblockaden, die im Gegensatz zu allen anderen Energieblockaden nicht hart sind. Werden diese veränderten Zellzwischenräume mit Giftstoffen aus der Ernährung angereichert, entsteht starke Zellulitis. Diese Form der Energieblockade lässt sich nur sehr schwer auflösen.

Blockaden in der Wade

Das Stehen auf – energieundurchlässigen – Zementböden verursacht viele hartnäckige Energieblockaden in den Waden, deren Auflösung viel Aufmerksamkeit erfordert. Vor etwa eineinhalb Jahren wurde der emotionale Ursprung einer immer häufiger auftretenden, unter den anderen Energieblockaden eingelagerten Blockade in der Wade deutlich. Diese Blockade bildet eine Art große Kapsel – wie von innen aufgeblasen. Kurz bevor sie sich öffnet, entzünden sich die betroffenen Muskeln. Bei allen meinen Klienten, die diese Blockade hatten, zeigte sich, dass sie irgendwann in ihrem Leben lange Zeit mit großem Ärger lebten, den sie nicht zeigen durften oder konnten. Oft ignorierten sie ihn aus psychischen Überlebensgründen selbst. Während zuvor Ärger im Zentrumschakra als gleichartig geformter Energieblock aufgetreten war, der sich relativ rasch auflöste und keine Entzündung aufwies, bedarf diese insbesondere in der Wade der starken Seite anzutreffende Energieblockade eines langwierigen Auflösungsprozesses. Ohne eine Rückführung in die Zeit, in der dieser Ärger gelebt worden war, und ein nochmaliges Eintauchen in jenes alte Gefühl des Ärgers, hat sich diese Blockade bisher bei keinem Klienten auflösen lassen. Gewöhnlich wird bei diesem Prozess »ein Berg an Energie« frei, die lange nutzbar ist. In diesem Zusammenhang gewinnt der Klient oft besondere Einsichten und zieht Rückschlüsse, die auch für das gegenwärtige Leben sehr hilfreich sind.

Nach der Integration der gesamten Rückenseite und mehreren bewussten Atmungen, bei denen der Klient im Ausatmen die Energie aus seinem Zentrum bewusst in seinem Körper strömen lässt, legt er sich auf den Rücken.

Die Behandlung der Körpervorderseite

Auf der sensiblen Vorderseite des Körpers erfolgt nun eine Konzentration auf die Energie der ursprünglichen Essenz im Zentrumschakra des Klienten. Sie wird mit der Energie des Herzchakras in Form der Lemniskate ineinander verwoben. Danach wird die Energie der maßgeblichen Energiequellen im Zentrumschakra selbst, die Energie des kosmischen Zentrums (Nabel) und die Energie des Erdzentrums (Hara), mithilfe des Unendlichkeitszeichens ausgeglichen. Durch diesen Energiefluss aus dem Zentrumschakra werden dann der Oberkörper, die Schultern, die Arme und Hände auf der Vorderseite des Körpers von Energieblockaden befreit. Es fällt dabei sofort auf, dass bei vielen Menschen die Energie in der Achselhöhle so sehr blockiert ist, dass die Blockade dort eine sichtbare materielle Ausformung erzeugte. Es scheint – und viele Klienten bestätigen diese Vermutung –, als müssten sich diese Menschen ständig an etwas festhalten. Dies kann eigentlich nur aus Angst geschehen. Diese Energieblockaden müssen besonders bei Frauen behandelt werden, da sie die Entstehung von Knoten in den Brüsten unterstützen und so zu Brustkrebs führen können. In jedem Falle werden bei einer Behandlung Energieblockaden in der weiblichen Brust wahrgenommen und erfolgreich behandelt. Eine Ausnahme bilden einige wenige Frauen, die generell – aus welchen Gründen auch immer – den Energiefluss in keiner Weise fließen lassen.

Nach einer Reihe verschiedener Behandlungslinien am Oberkörper wird versucht, den ganzen Körper zu schütteln. Dazu wird – ebenso wie bei der Bauchlage des Klienten – abwechselnd leicht schüttelnd an den Handgelenken der seitlich des Kopfes ausgestreckten und leicht angehobenen Arme gezogen. Oft lassen sich dabei infolge der Blockaden im Körper – bei einem gesunden Menschen sind es etwa 80 – nur Arme und Schultern bewegen. Wird der Kopf dabei nicht – aus Angst, Kontrolle oder Gewohnheit – gehalten, bewegt er sich von einer Seite auf die andere und löst dadurch bereits Energie aus bestehenden Blockaden im Nacken auf. Ein Körper mit relativ freiem Energiefluss lässt sich insgesamt spielerisch in schlangenartige Bewegungen versetzen, völlig unabhängig von Größe und Gewicht des Klienten.

Der Nacken ist bei allen Menschen weißer Hautfarbe und bei Farbigen, die in einer weißen Gesellschaft aufgewachsen sind, ein Problempunkt. Er weist unzählige Energieblockaden und damit verbundene krankhafte Veränderungen in der Position mancher Halswirbel auf. Im Vergleich dazu ist es erstaunlich, dass z. B. Maya-Indianer, die in zurückgezogenen Siedlungen leben und häufig schwere Lasten auf ihrem Rücken tragen und einen kaum ausgeprägten Nacken haben, an dieser Verbindungsstelle zwischen Kopf und Rumpf nie ein körperliches Problem oder eine Energieblockade haben.

Am Nacken werden vom Therapeuten verschiedenste Bewegungen der Finger mit besonderer Konzentration auf die Wahrnehmung und Anregung des Energieflusses angewandt. Die tief liegenden Blockaden an diesem Körperteil hängen häufig mit Blockaden im Kehlkopfchakra zusammen und gehen oft auf die Kindheit und eine Unterdrückung des sprachlichen Ausdrucks zurück. Sie sollen bei der Behandlung geöffnet und so weit wie möglich gelöst werden. Die philosophische Basis unserer westlichen Gesellschaft drückt sich anschaulich in Platons Satz »Der Körper ist der Kerker der Seele« aus. Man könnte meinen, der Nacken sei dabei zum Dualitätspunkt zwischen Kopf und Körper geworden. In meiner 25-jährigen Erfahrung als Heilerin habe ich den Eindruck gewonnen, dass die seit der Antike gelebte Haltung, dass der Kopf der »Sitz des guten Geistes« ist, während der Körper eine untergeordnete Rolle spielt, sich in unserem Nacken schon mehr oder weniger genetisch als Blockade niedergeschlagen hat.

Unabhängig davon, wie weit diese große Energieblockade, die in vielen Fällen von vielen kleinen Energieblockaden im Nacken gebildet wird, aufgelöst werden konnte, wird danach der Kopf des Klienten im Zeichen der Lemniskate in beide Richtungen rhythmisch bewegt. Dadurch erfährt der Energiefluss im Nacken eine starke Veränderung. Der Behandelte stellt fest, wie sehr Schmerzen im Nacken nachlassen und der Energiefluss in Bewegung gerät. Der Therapeut stellt danach häufig fest, dass sich eine Fehlstellung der Wirbel teilweise oder beinahe ganz korrigieren ließ. Versuchen Sie aber bitte nicht, diese Kopfbewegung im Unendlichkeitszeichen bei Ihrem Partner oder bei Freunden auszuführen. Sie bedarf äußerst großer Sensibilität und eines langwierigen Trainings. In den meisten Fällen müssen die Klienten jedoch vor dieser ungewohnten Kopfbewegung unter Anleitung des Therapeuten erst lernen, den Kopf von innerem Dialog und Wortdenken zu befreien, da sonst die erforderliche Bewegungsfreiheit des Halses in der Regel nicht möglich ist. Die Ausleitung der gelösten Energie aus den Blockaden im Nacken erfolgt über die Öffnung des siebten Chakras und die Haare, die höchst intensive Energieantennen sind. Bei Klienten ohne Haare wird diese Energie über die Aura des Schädels ausgeleitet. Dabei muss unbedingt darauf geachtet werden, dass im Kopf keine losgelöste Energie aus dem Kundalini-Kanal und den Blockaden im Nacken angestaut bleibt.

Das Gewicht des Kopfes sagt generell viel über den Zustand des in ihm vorhandenen Energieflusses oder Energiestaus aus. Im Regelfall bedeutet Schwere im Kopf, dass der betreffende Mensch seit Jahren Energie angestaut hat und dass er seinen inneren Dialog nicht abstellen kann und weitgehend von diesem beherrscht wird. Dieser Mensch ist gewöhnlich nicht in seinem Körper. Er ist durch sein Denken und seinen inneren Dialog irgendwo anders – und seinem Körper völlig entfremdet. Dennoch muss der Energiefluss im Körper dieses Menschen nicht notwendigerweise schlecht sein. Es gibt viele solcher Kopfmenschen, bei denen der Energiefluss des Körpers sehr gut in Bewegung ist, jedoch keinerlei Körperbewusstsein und noch viel weniger Bewusstsein über den körperlichen Energiefluss vorhanden ist. In der Regel bestehen jedoch intensiv ausgeprägte Energieblockaden im »Dualitätspunkt« Nacken. Betroffene Männer erleben in Beziehungen Sex mit raschen Ejakulationen. Ich beobachte zurzeit, dass unglaublich viele Menschen mit dem geschilderten hohen Grad an gelebter Dualität starke Schmerzgefühle im Körper empfinden, die nicht mehr ignoriert werden können. Somit haben sie die Chance, durch Schmerzgefühle zu lernen, (wieder) zu fühlen und in ihren Körper (zurück) zu kommen. In der Regel suchen sie erst verschiedenste

Ärzte auf, die jedoch keine Krankheit diagnostizieren können. Wir können nur hoffen, dass diese Menschen bei diesem Prozess lernen, nicht nur Schmerzempfindung, sondern auch gute Gefühle im Körper wahrzunehmen. Erinnern Sie sich, wir haben bereits davon gesprochen, dass Schmerz in orgasmisches Gefühl umgewandelt werden kann. (siehe Seite 269).

Klienten, die bereits mehr in ihrem Körper sind, machen durch die Anregung, das eigene biologische Gehirn zu fühlen, interessante Erfahrungen. Sie erhalten eine Behandlung durch verschiedene Zehn-Finger-Berührungen am Kopf. Der Therapeut benutzt dabei bewusst die Magnetwirkung zwischen der negativ und der positiv gepolten Hand, um den Energiefluss im Gehirn des Klienten zu stimulieren. Frei gewordene Energie des Gehirns verlässt den Kopf am Kronenchakra und kann vom sensiblen Therapeuten, der bei diesem Behandlungsteil am Kopfende sitzt, an seinem Herzchakra gefühlt werden.

Wenn die Energie im Gehirn in Fluss geraten ist, zusätzlich unterstützt durch die energetische Öffnung des Dritten Auges, wird mit den Spitzen der beiden Zeigefinger der Akupressurpunkt an den Schläfen mit kleinsten, fast unsichtbaren Kreisbewegungen berührt. Dadurch wird mithilfe des Magnetismus zwischen den Fingern eine Energielinie geformt, die das Gehirn des Klienten von subtilen Blockaden befreit; diese Linie bewegt sich kürzer werdend zum siebten Chakra hoch und leitet dort die Energie aus. Diese Energielinie verdeutlicht dem Klienten oft ein schon vorher erfahrenes verfeinertes Wissen um Energie, das im bewussten Leben oft im Zusammenhang mit seltsamen Ereignissen aufgetreten und als »unerklärbar« in Erinnerung geblieben war. Im Rahmen der kurzen Darstellung der Bio-Kosmo-Energie-Behandlungen ist es hier nicht möglich, die oft tief greifenden Erlebnisse und die daraus gewonnenen Erkenntnisse, die in den esoterischen Bereich gehören, zu beschreiben.

Als Nächstes zieht der Therapeut mit den Daumen sensibel an den oberen und unteren Augenlidern. Der Klient erlebt dadurch eine sehr wohltuende Entspannung seiner oberen Gesichtshälfte. Dieses vollständig andersartige Gesichtsempfinden ermöglicht ihm auch ein völlig verändertes Sehen. Es stimuliert seine innere Visionsfähigkeit. Diese Linie endet wie die meisten Gesichtslinien am siebten Chakra und befreit auf ihrem Weg an den Seiten des Gesichts kleine Blockaden in den dort liegenden Muskeln.

Die mit dem Zeigefinger gezogene klare, lineare Nasenlinie, die von der Nasenspitze über das Dritte Auge zum Kronenchakra verläuft, bewirkt eine nochmalige energetische Stimulierung und verbesserte Öffnung des Dritten Auges und einen Ausgleich der Yin-Seite und der Yang-Seite des Kopfes.

Die Ausführung der Wangenlinie, die an einer kleinen Vertiefung zwischen Nasenbein und Tränenbein oberhalb des Tränensacks beginnt, ist von der Kriegsbemalung indianischer Frauen in Nordamerika, die das Gefühl der inneren Kraft und Stärke unterstützte, inspiriert. Der Therapeut nimmt in dieser Vertiefung in den Spitzen seiner Zeigefinger bei praktisch allen Klienten eine auffallend harmonische Schwingung wahr. Besonders eindrucksvoll ist, dass das ruhige Verweilen der Fingerspitzen in dieser winzigen Nische des Gesichtsknochens – nicht größer als ein Viertel Quadratzentimeter – dem Behandelten sowie dem Behandelnden ein Gefühl tiefen Friedens vermittelt. Von hier verläuft die Behandlungslinie auf beiden Seiten der Nase und entlang dem unteren Ende des Jochbeins zum obersten der drei Akupunkturpunkte vor dem Ohr. Gleichzeitig mit einer Linie, die durch die beiden Daumen weiterhin die energetische Öffnung des Dritten Auges bewirkt, enden die Linien dieser vier Fingerberührungen am Kronenchakra, wo frei gewordene Energie ausströmt.

Nach der Wiederholung der linearen Nasenlinie wird beidseitig am Nasenflügel die Magenlinie begonnen, die seitlich des Mundes zum Kinn führt. Bei der Behandlung der Wangenlinie und der Magenlinie werden fast nur auf der Gesichtshälfte der stärkeren Körperseite energetische Verhärtungen oder harte Blockaden vorgefunden. Sie erfordern eine weitere Behandlung. Wirken Sie dieser einseitigen Blockadebildung im Gesicht entgegen, indem Sie Ihre Nahrung im Mund auf beiden Seiten kauen!

Die Magenlinie geht in eine Kinnbehandlung über; zuletzt muss die Aura um den Mund und das Kinn von der gelösten Energie gereinigt werden. Denn in der Mundregion sind die uralten Erfahrungen der ersten Essensaufnahmen energetisch gespeichert. Konkret bedeutet das, dass dort oft tief gehende Traumen sitzen. Da bei uns Menschen gewöhnlich alle Erfahrungen der frühesten Lebenszeit vollständig im Unterbewusstsein versunken sind, empfindet der Körper die damals begonnenen Verhärtungen des Energieflusses als völlig normal. Jede Veränderung in dieser Region ist deshalb für die dortigen Zellen fremd. Daher holen sie Altgewohntes aus der Aura gern wieder zurück. Als ich vor vielen Jahren das erste Mal die Mund- und Kinnregion eines Klienten intensiv bearbeitet hatte, »sah« ich deutlich, wie sich dieser Mann – völlig unbewusst – alle befreite Energie wieder von der Aura um diesen Bereich zurückholte. Ich war so überrascht – und frustriert – über den Erfolg meiner Arbeit, dass ich lange Beobachtungen und Studien anschloss, um herauszufinden, wie dies möglich sein kann.

Nach einem kurzen integrativen Behandlungsmoment für Nacken und Kopf wird die Behandlungsarbeit am Oberkörper mit einem Schütteln der Schulter, das auch Bewegungen in den Schulterblättern hervorruft, überprüft und mit einer Gesamtintegration beendet.

Nach der feinfühligen Arbeit am Kopf ist beim Klienten das für die Behandlung im Sexualbereich erforderliche Vertrauen gefestigt. Nun wird wie auf der Rückenseite vom Zentrumschakra aus mit einer Außenlinie, die die Seiten des Beckens mit einschließt und an den Außenseiten der Beine entlangläuft und bei den Zehen endet, begonnen. Sie wird mit einer Mittellinie und einer Linie unterhalb des Körpers, die an der Hüfte, am Gesäß und den Beinen verläuft, abgewechselt. Bevor zur wesentlich intimeren Innenlinie übergegangen wird, werden die Energieausgänge an den Zehenspitzen behandelt, damit die aus Blockaden gelöste Energie so weit wie möglich den Körper verlassen kann.

Daraufhin wird die Innenlinie am Herzchakra begonnen. Sie verbindet sich mit dem Energiekreis der Zentrumsenergie und geht in ihrem weiteren Verlauf seitlich des Venushügels oder des Penis in die Innenlinie der Beine über. Hier bestehen häufig noch große Teile jener Blockaden, an deren Auflösung bereits auf der Rückenseite des Körpers gearbeitet wurde. In der Zwischenzeit, während der Nacken und Kopf behandelt wurden, hatte der Klient Zeit, seine Sexualität zu reflektieren. Oft kommen nun alle möglichen damit in Verbindung stehenden Fragen. Oft fließen auch wieder Tränen. Andere Klienten genießen es, ihren Energiefluss in Bewegung zu fühlen und lassen dadurch noch mehr los. Manche lassen ganz los, wobei männliche Klienten eine starke Erektion haben können. Wenn ich feststelle, dass sich der Klient mit der Frage quält, ob er hier eine Erektion zulassen kann, »erlaube« ich es in der Regel, ohne dass diese Frage geäußert worden ist: »Es ist völlig normal und natürlich für einen Mann, bei einem freien Energiefluss im Körper eine Erektion zu haben. Sie ist ja ein wunderbares Symbol der eigenen Lebensintensität. Letztlich kommt es nur darauf an, wie damit umgegangen wird.« Und schon ist die drängend-unangenehme Frage aus der Welt geschafft.

Nach der abwechselnden Behandlung der vier wichtigsten und manch anderer behandlungsbedürftiger Energielinien werden durch einen soliden, jedoch druckfreien Griff (Druck würde den Energiefluss blockieren) unterhalb der Knie die Beine nach außen und nach innen geschüttelt. Dies befreit den unteren Rücken und das Becken nochmals von einem Energiestau. Danach wird durch einen feinen Energiekreis auf den Kniescheiben der dahinter liegende Bereich von Energie befreit.

Eine Integration der Vorderseite des Körpers des Klienten beendet die Behandlung. Der Klient wird gebeten, noch etwa fünf Minuten liegen zu bleiben und dabei einige Male tief in den Bauchraum einzuatmen, den Atem dort kurz anzuhalten und dann in der Ausatmung die Energie vom Zentrum aus im ganzen Körper verströmen zu lassen.

Energiebehandlungen als Meditation

Die Erfahrungen der etwa 8000 Menschen, die ich behandelt habe, haben gezeigt, dass diese Behandlungen – selbst im Fall von krankhaften Energieblockaden wie Krebs usw. – oft zu tiefen Meditationen werden. Therapeuten, die diese Behandlung bei mir gelernt haben und in verschiedenen Ländern praktizieren, bestätigen diese Erfahrung.

Für manche Klienten wird durch das Arbeiten an den Zellen offenbar eine tief liegende Erinnerung frei, sodass sie sich plötzlich zu anderen Zeiten, an anderen Orten und/oder in einem anderen Körper – des anderen Geschlechts, eines Kindes usw. – erleben. Da diese in der Regel mit konkreten Geschichten verbunden sind, sind sie offenbar Wahrnehmungen aus prä-dominanten früheren Lebenszeiten. Dies kann so weit führen, dass ich als Behandelnde – ohne dass wir miteinander gesprochen haben und was sich deshalb erst später herausstellte – dieselben inneren Bilder habe.

Zu diesem Tiefenstadium kommt es meist erst, wenn der Klient bereits viele alte Emotionen aus der Vergangenheit dieses Lebens, die als Energieblockaden im Körper angestaut waren, aufgelöst hat. Eine vorangehende Arbeit mit Psychologen und Psychotherapeuten ist bei der Bio-Kosmo-Energie-Behandlung zu spüren, sofern sie nicht im verbalen Bereich stecken geblieben ist, sondern tatsächlich an alten Gefühlen gearbeitet hat.

Lassen Sie mich mit einem interessanten Erlebnis bei einer Behandlung abschließen:

Ich behandelte einen knapp 50-jährigen Mann zum ersten Mal. Es überraschte mich, wie frei sich der Energiefluss im Körper eines Quebecers dieses Alters bewegen konnte. Als ich jedoch bei der zweiten Körperhälfte, seiner rechten Seite, an sein Bein kam, erschien es wie das Körperteil eines völlig anderen Men-

schen. Es war mir unverständlich, dass es vollkommen blockiert und enorm schwer war. Ich drückte meine Verwunderung aus und mein Klient antwortete folgendermaßen: »Ja, ich weiß, ich hänge mit diesem Bein fest. Unterhalb der Wade spüre ich immer noch, dass ich hier mit einer schweren Kugel angekettet war. Vor vielen Jahrhunderten war ich als Ritter im Krieg zwischen den Franzosen und Engländern von der Gegenseite festgenommen worden und verbrachte die ganze Zeit bis an mein Lebensende im Gefängnis. Ich war jung und ich war in eine Frau verliebt gewesen, die ich nie mehr wiedersah. Es war furchtbar.« Als ich seinen Oberkörper mit den seitlich am Kopf ausgestreckten Armen behandelte, konnte ich das Kettenhemd des Ritters fühlen, das er nun gefühlsmäßig auszuziehen begann. »Weißt du, wo ich in diesem Leben arbeite?«, fragte er mich nach einiger Zeit. Ich verneinte. »Im Gefängnis! Im Laufe meiner Berufsjahre dort wurde mir dies alles durch Träume und plötzlich auftauchende Bilder klar. Es wurde mir auch klar, dass ich eigentlich noch heute ein Troubadour bin«, erklärte er mir.

Monate später besuchte er mich und berichtete, dass er jetzt schon außerhalb des Gefängnisses arbeiten würde. Er kontrollierte die Menschen, die die Gefängnismauern reparierten. Er würde nie mehr wieder ins Gefängnis zurückkehren. Bald danach arbeitete er im Aufsichtsturm des Gefängnisses. Sein Plan für dieses Leben sei, so sagte er mir, sich ganz und gar vom Gefängnis – äußerlich und innerlich – zu befreien.

Unter www.alloneness.com/de/behandlung/videos können Sie sich Ausschnitte meiner Bio-Kosmo-Energie-Behandlung gern ansehen.

Anmerkungen

1 Krishna, Gopi: Ancient Secrets of Kundalini, S. 129
2 Krishna, Gopi, S. 51
3 Nicolson, Reynole A.: Rumi – Poet and Mystic, S. 75
4 entsprechend Buddhas Schriften des »Dhammapada«, siehe Krishna, Gopi, S. 36
5 Bhattacharya, B.: The World of Tantra, S. 333: »›Success‹ in this means to feel the ›bodily‹ without the body, the sensitive without the senses.«
6 Hillebrandt, A.: Upanishaden – Die Geheimlehre der Inder, S.149
7 In vedischen Schriften; siehe Muir, C./Muir, C.: Tantra. The Art of Conscious Loving, S. 50
8 Bhattacharya, B.: The World of Tantra, S. 342
9 Vgl. Rushton, A./ Bond, Shirley A.: Natürliches Progesteron
10 Eiweiße mit allen wesentlichen Aminosäuren sind zumindest zu einem kleinen Teil in der Ernährung notwendig, da der Körper die Eiweiße nicht essenzieller Aminosäuren (alle pflanzlichen Eiweiße mit Ausnahme von Seegras, Spirulina und Quinoa) nur mithilfe der essenziellen Aminosäuren aufnehmen kann.
11 Die weißen Blutkörperchen bekämpfen Infektionen. Personen mit Aids-erkrankung haben in der Regel eine niedrige Anzahl an weißen Blutkörperchen. Ein Reaktivieren des Pc-Muskels ist deshalb für sie von besonderer Bedeutung.
12 Bhattacharya, B.: The World of Tantra, S. 123: »….there is no short-cut to spirit …«
13 Bhattacharya, B.: The World of Tantra, S. 325: »… the instrument of the Master Power.«
14 Uhlig, Helmut: Das Leben als kosmisches Fest, S. 140
15 Vgl. auch Van Lysebeth, A.: Tantra für Menschen von heute, S. 389
16 Vgl. auch Dimock, E., jr.: The Place of the Hidden Moon
17 Van Lysebeth, A.: Tantra für Menschen von heute, S. 390
18 Vgl. http://www.world-science.net/othernews/101026_vibration
19 Burton, R./Arbuthonot, F. F.: Kama Sutra, S. 31
20 Vgl. Narby, J.: The Cosmic Serpent
21 Vgl. auch Bailey, C.-M./Bailey, J.: Diary of a Tantric Priestress or The Way to Shambala
22 Vgl. Narby, J.: The Cosmic Serpent

23 Vgl. auch Ryder, A. W.: The Panchatantra, S. 161f.: » Go however
far to find honest joy. Learn from any who is wise, though a boy.«
Anmerkung der Autorin: Es ist zu vermuten, dass hier ein Reim
versucht wurde und dieser Reim, der das weibliche Kind ausschließt,
in die damalige Welt gut passte: Das Buch erschien erstmals 1949. Es
war nie überarbeitet worden.

24 Bharati, A.: The Tantric Tradition, S. 241. Anmerkung der Autorin: Der
Begriff »Shakti« wurde und wird oft für eine Yogini benutzt.

25 Bhattacharya, B.: The World of Tantra, S. 181

26 Govinda, L. A.: Grundlagen tibetischer Mystik, S. 81

27 Frei nach Govinda, L. A.: Grundlagen tibetischer Mystik, S. 81

28 Vgl. Ronald E. Kotzsch in: Macrobiotics yesterday and today (Japan
Publications, NY, 1985); chapter 2: »Sagen Ishizuka: the Founder of
Modern Macrobiotics«, S. 29

Literatur- und Quellenverzeichis

Anand, Margo: The Art of Sexual Ecstasy – The Path of Sacred Sexuality
for Western Lovers. Edit. Jeremy P. Tracher Inc., Los Angeles, 1989

Argüelles, José: The Mayan Factor. Path Beyond Technology. Bear and
Company, Santa Fe, New Mexico, 1993

Bailey, Claire-Marie/Bailey, Jack: Diary of a Tantric Priestress or The Way
to Shambala. Pilgrims Publishing, Varanasi, 2003

Bharati, Agehananda: The Tantric Tradition. B. I. Publications, New
Delhi, 1965

Bhattacharya, Brajamadahava: The World of Tantra. Munshiram
Maoherial Publishers, Pvt. Ltd., 2nd Edition, New Delhi, 1992

Burton, Richard/Arbuthonot, F. F.: Kama Sutra of Vatsyayana. Diff.
Editions i.e. Jaico Publ. House, Bombay, 17th Impression 1995

Dimrock, Edward C., jr.: The Place of the Hidden Moon. The University
of Chicago Press, 2nd Edition, Chicago, London, 1989

Govinda, Lama A.: Grundlagen tibetischer Mystik. Samuel Wieser, 1969

Hillebrandt, Alfred: Upanishaden – Die Geheimlehre der Inder. Übertragen
und eingeleitet von Alfred Hillebrandt. Heinrich Hugendubel Verlag,
Kreuzlingen/München, 15. Auflage 2001

Hume, R. E. (Übersetzer): The Thirteen Principal Upanishads. University
Press, 2nd ed. rev., London, 1931

Iyengar, BKS: Light on Yoga. Harper Collins Publisher, India, 1994

Johari, Harish: Tools for Tantra. Destiny Books, Vermont, 1986, 1st edition 1934

Kahn, L. Alice/Whipple, Beverly/Perry, J. D.: The »G« Spot. Holt Rinehart & Winston, New York, 1982

Krishna, Gopi: Ancient Secrets of Kundalini. UBS Publishers, New Delhi, London, 1995

Muir, Charles und Caroline: Tantra: The Art of Conscious Loving. Mercury House Inc., San Francisco, 1989

Narby, Jeremy: The Cosmic Serpent – DNA and the Origins of Knowledge. Jeremy P. Tarcher/Putnam, New York, 1998

Odier, Daniel: Tantric Quest. An Encounter with Absolute Love. Inner Traditions, Rochester, Vermont, 1997

Rushton, Anna/Bond, Shirley A.: Natürliches Progesteron. Der alternative Weg bei PMS und Hormonproblemen. Goldmann Verlag, 3. Auflage, 2000

Ryder, Arthur W. (Übersetzer): The Panchatantra. Jaico Publishing House, Bombay, Delhi, Madras, Bangalore, 17th Impression 1993

Satprem: The Mind of the Cells or Willed Mutation of Our Species. Institute for Evolutionary Research, Mount Vernon, Washington, 1992

Schuhmann, Hans Wolfgang: Der historische Buddha – Leben und Lehre des Gotama. Eugen Diederichs Verlag, München, 7. Auflage, 1999

Sri, Aurobindo: Savitri. Legende und Sinnbild. Sri Aurobindo Ashram Trust, Pondicherry, India, 1988

Uhlig, Helmut: Das Leben als Kosmisches Fest – Magische Welt des Tantrismus. Gustav Lübbe Verlag, Bergisch Gladbach, 1998

Van Lysebeth, André: Tantra für Menschen von heute. Körperliche und geistige Entfaltung durch Erotik und Sexualität. Mosaik Verlag, München, 1990

Hinweis: Die angeführten Werke sind, teilweise in anderen Ausgaben, über verschiedene Versender, auch aus dem Ausland, erhältlich.